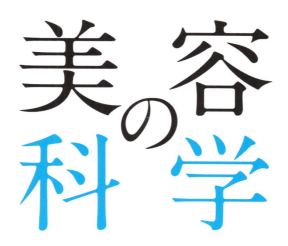

［監修］日本コスメティック協会

［編集］川島 眞　川田 暁　神田 吉弘
　　　　世喜 利彦　能﨑 章輔

じほう

執筆者（50音順）

浅越　　亨　元 長谷川香料株式会社

五十嵐　敦之　NTT東日本関東病院皮膚科

乾　　重樹　医療法人桃恵会 心斎橋いぬい皮フ科

鎌倉　達郎　聖心美容クリニック

川島　　眞　東京女子医科大学名誉教授

川田　　暁　近畿大学医学部皮膚科

神田　吉弘　元 株式会社資生堂

関東　裕美　東邦大学医療センター大森病院皮膚科

菊地　克子　東北大学病院皮膚科

佐伯　秀久　日本医科大学皮膚科

世喜　利彦　上武大学 看護学部 看護学科

髙橋　元次　エムティーコンサルティング

常深　祐一郎　東京女子医科大学皮膚科

能﨑　章輔　株式会社リンバーグ

林　　伸和　虎の門病院皮膚科

山下　理絵　湘南藤沢形成外科クリニックR

山本　晴代　近畿大学医学部皮膚科

CONTENTS

第1章　美容の科学 ································ 1
1　美容学とは ··································· 1
2　美容の科学と美容の技術 ············ 1
3　美容学の中心 ····························· 1
4　本書の役割 ······························· 2

第2章　関係法規 ································· 3
1　法とは何か ································· 3
2　日本の法規 ································· 5
3　美容と健康 ································· 8
4　美容関連の職域 ·························· 9
5　美容関係の法規と管理 ··············· 11
6　まとめ ······································ 14

第3章　皮膚の基礎知識 ···················· 15
1　皮膚とは ··································· 15
2　表皮の構造 ································· 15
3　角層の構造 ································· 16
4　メラノサイト ····························· 17
5　ランゲルハンス細胞 ··················· 18
6　真皮の構造 ································· 18
7　皮下組織 ··································· 19
8　毛器官 ······································ 19
9　脂腺 ·· 20
10　汗腺 ······································· 21
11　爪 ·· 21
12　経皮吸収 ·································· 21

第4章　化粧品学 ······························ 23
1　化粧品の定義 ····························· 23
　はじめに ···································· 23
　1　化粧品の定義 ·························· 23
2　化粧品の歴史 ····························· 26
　1　西洋における化粧の歴史 ··········· 26
　2　日本における化粧の歴史 ··········· 27
3　ヒトの五感と化粧品 ··················· 29
　はじめに ···································· 29
　1　視覚と化粧品 ·························· 29

　2　嗅覚と化粧品 ·························· 29
　3　触覚と化粧品 ·························· 30
　4　聴覚，味覚と化粧品 ················· 30
4　化粧品の重要な4つの要素 ·········· 32
　はじめに ···································· 32
　1　化粧品の安全性 ······················ 32
　2　医薬部外品に新規添加物成分を配合する際に
　　必要な安全性評価試験項目（11項目）と
　　それ以外の安全性評価試験 ········· 33
　3　化粧品の安定性 ······················ 38
　4　化粧品の有用性 ······················ 39
　5　化粧品の使用性 ······················ 40
5　スキンケア化粧品 ······················ 41
　はじめに ···································· 41
　1　クレンジング剤，洗顔料 ··········· 43
　2　化粧水 ·································· 44
　3　乳液 ···································· 44
　4　クリーム ································ 45
　5　美容液 ·································· 46
　6　マッサージクリーム ················· 48
　7　パック ·································· 48
　8　UVケア化粧品 ······················· 49
6　メークアップ化粧品 ··················· 50
　1　メークアップ化粧品の役割 ········· 50
　2　メークアップ化粧品の効果 ········· 50
　3　メークアップ化粧品の分類 ········· 50
7　メンズ化粧品 ····························· 57
　はじめに ···································· 57
　1　男性皮膚生理 ·························· 57
　2　しみ，しわ ···························· 58
　3　男性の生活環境 ······················ 58
　4　男性の肌習慣 ·························· 59
　5　メンズスキンケア化粧品 ··········· 60
8　ボディケア化粧品 ······················ 62
　1　ボディ洗浄料 ·························· 62
　2　ボディローション，ボディ乳液 ··· 62
　3　デオドラント化粧品 ················· 62
　4　ハンドクリーム ······················ 63

5	浴用剤	63

9　ヘアケア化粧品　65
はじめに　65
1　洗髪用化粧品　65
2　シャンプー　65
3　ヘアトリートメント　66
4　ヘアリンス（リンス）　66
5　ヘアスタイリング剤　67
6　ヘアカラー　68
7　パーマネントウェーブ剤　70

10　フレグランス　71
はじめに　71
1　フレグランス化粧品　71
2　歴史の中の香り　71
3　匂いを感じるメカニズム　72
4　香水　72
5　オードパルファム　73
6　オードトワレ　73
7　オーデコロン　73
8　フレッシュコロン　73

11　化粧品を構成する成分（原料）　74
1　化粧品を作るのに必要な諸原料　74
2　化粧品の本体をつくるための原料（基剤原料）　74
3　化粧品を安定に保つための原料（品質保持原料）　74
4　化粧品に薬理的な機能を与えるための原料（化粧品用薬剤）　74
5　基剤原料　74

12　化粧品を構成する成分（香料）　85
1　香料とは　85
2　天然香料，合成香料，調合香料　85
3　フレグランスの使われ方　88
4　フレグランスの安全性　89

13　肌質と肌悩みに応じた化粧品　90
はじめに　90
1　肌質の分類　90
2　皮膚表面形態　90
3　角層水分量　91
4　経表皮水分蒸散量（Transepidermal Water Loss；TEWL）　91
5　皮脂量　91
6　自己申告による肌質判定　91
7　肌質の特徴とスキンケア　91
8　肌質は季節や生活習慣により変化する　92
9　良い状態の肌とは？　92
10　肌の乾燥のしくみとは？　92
11　きめ（肌理）　93
12　日やけ　93
13　化粧くずれ　94
14　体臭　94
15　毛穴・体毛　94
16　敏感肌用化粧品　96
17　機能性化粧品　99

14　毛髪の悩みに応じた化粧品　106
はじめに　106
1　枝毛・切れ毛，および頭髪の変色　106
2　枝毛，切れ毛ケア　106
3　薄毛・抜け毛・脱毛　107
4　脱毛症と発毛剤，育毛剤　107
5　育毛剤　109
6　白髪（しらが）　109
7　毛髪の変色　110

15　化粧品と肌トラブル　112
はじめに　112
1　刺激性接触皮膚炎，アレルギー性接触皮膚炎など　112
2　刺激性接触皮膚炎　112
3　アレルギー性接触皮膚炎　112
4　光接触性皮膚炎（光線過敏性皮膚炎）　113
5　化粧品が肌に合わない場合の対応　113
6　化粧品及び医薬部外品の安全性情報報告制度　114
7　過去の化粧品被害　114

第5章 美容の対象となる皮膚の状態と医療対応 …… 117

1 乾燥皮膚 …… 117
はじめに …… 117
1 角層の水分保持能を規定する因子 …… 117
2 乾燥皮膚とかゆみ …… 118
3 乾燥皮膚とバリア機能 …… 118
4 環境要因によって生じる乾燥皮膚 …… 118
5 乾燥皮膚を症状とする病態 …… 119
6 乾燥皮膚の治療とスキンケア …… 120

2 アトピー性皮膚炎 …… 122
1 基本的診療 …… 122
2 定義 …… 122
3 病態 …… 122
4 診断 …… 122
5 治療 …… 123

3 一次刺激性接触皮膚炎 …… 127
はじめに …… 127
1 急性刺激性皮膚炎 …… 127
2 慢性刺激性皮膚炎 …… 127
3 接触皮膚炎の診断 …… 128

4 アレルギー性接触皮膚炎 …… 130
はじめに …… 130
1 アレルギー性接触皮膚炎の診断 …… 130

5 脂漏性皮膚炎 …… 132
はじめに …… 132
1 脂漏性皮膚炎の皮疹の特徴と鑑別すべき疾患 …… 132
2 脂漏性皮膚炎とふけ症 …… 133
3 脂漏性皮膚炎と過酸化脂質 …… 133
4 脂漏性皮膚炎とマラセチア …… 134
5 脂漏性皮膚炎の治療 …… 134
6 脂漏性皮膚炎のスキンケア（シャンプーを中心に） …… 134
7 患者への生活指導 …… 135

6 紫外線による皮膚の障害 …… 136
はじめに …… 136
1 紫外線とは …… 136

2 紫外線による正常人の皮膚障害 …… 136

7 光老化（photoaging） …… 139
1 太陽光線 …… 139
2 光老化の症状 …… 139
3 しみ …… 140
4 しわ …… 141
5 たるみ …… 142
6 その他の光老化の症状 …… 143
7 光老化による良性皮膚腫瘍 …… 143
8 光老化による皮膚がん …… 143
9 光老化の予防 …… 145

8 肝斑，雀卵斑 …… 147
はじめに …… 147
1 肝斑とは …… 147
2 雀卵斑とは …… 148

9 脱毛症，白髪 …… 150
はじめに …… 150
1 脱毛症 …… 150
2 白髪（しらが） …… 152

10 爪の変形と色調の変化 …… 154
はじめに …… 154
1 爪白癬 …… 154
2 爪に異常を来す疾患 …… 155

11 ホクロ，脂漏性角化症 …… 160
はじめに …… 160
1 ホクロとは …… 160
2 ホクロの治療 …… 161
3 脂漏性角化症とは …… 161
4 脂漏性角化症の治療 …… 161

12 にきび …… 162
はじめに …… 162
1 座瘡の症状と発症機序 …… 162
2 日本における座瘡治療の歴史 …… 162
3 主な座瘡の治療薬 …… 163
4 そのほかの座瘡治療 …… 164
5 実際の座瘡治療 …… 164
6 ニキビのスキンケア …… 164
まとめ …… 165

13	皮膚の機器診断法	168
	はじめに	168
1	角層水分量測定	169
2	皮膚バリア機能測定	171
3	きめ測定	171
4	皮膚力学測定	172
5	しわ測定	173
6	皮膚色測定	174
7	肌のくすみ・透明感，黄色化，くまの測定	174
8	しみ測定	176
9	皮膚内部を調べる*in vivo*生体顕微鏡	176
	おわりに	179
14	メディカルメイク	182
1	メディカルメイクとは	182
2	対象疾患	182
3	メディカルメイクの基本	182
4	実際の症例	183
5	医療の現場での問題点	183
15	脂肪吸引・脂肪幹細胞移植	185
1	はじめに	185
1	皮下脂肪組織の役割	185
2	皮下脂肪組織の構造（解剖学的特徴）	185
3	脂肪組織過多と過少	185
4	脂肪移植	186
5	脂肪幹細胞の発見	187
6	脂肪幹細胞を用いた再生医療	187

第6章　栄養と美容 … 189

	はじめに	189
1	栄養学とは	189
2	機能性食品（サプリメント・健康食品）	192

第7章　エステティック … 195

1	エステティック業界に関する法令	195
2	エステティックサロンで行っている施術	195

第1章 美容の科学

総論

① 美容学とは

　良きに付け悪しきに付け，人は見た目で相手を判断しがちである。第一印象が大切であることは入社面接に限らず，さまざまな場面で実感する。よって他人からの印象を少しでも良くしたいと思う気持ちは当然であり，それに向かって人は努力することがあるが，それを美容と総称しよう。そして，人が自らの印象を改善しようとする美容行動を学として体系的にとらえることを美容学と呼称することとする。

② 美容の科学と美容の技術

　「医学は科学 science と医術 art の統合によって実践される」という。美容学もまた美容の科学と美容の技術の統合からなっている。本書では美容の科学を主とし，医療からエステティック，ネイル，痩身などまで広範囲に及ぶ美容の技術はその概略を述べるにとどめ，必要な場合はそれぞれ成書をお読みいただくこととしたい。

　美容の科学の対象とする臓器は，もちろん顔面を中心とする皮膚であるが，頭髪，爪を含む全身の皮膚と汗腺，皮脂腺などの付属器，さらには脂肪組織，筋肉組織，眼，歯牙に及ぶ。よって，皮膚科学がその基本ではあるが，美容皮膚科学，形成外科学，美容外科学，眼科学，口腔外科学，歯科・審美歯科学，栄養学，婦人科学などの科学も包含する。さらには化粧品学，香料学，色彩学，光学などの領域も当然含まれてくる。

　さらに美容学に欠くべからざるものに感（官）能

がある。自覚的な感触であり，他覚的に評価しづらいところもあり，学としては成立しにくいものではあるが，美容学あるいは化粧（品）学のなかでは何の疑問もなく存在している。

　このように，美容学のなかの美容の科学には，広範な分野が存在しており，現在，医・美容の世界に業を為す者，将来美容を業とせんと期する者，さらには美容施術を受けんと欲する者，己に適切な化粧品を選択して使用したいと願う者には，美容の科学の基本を習得することが，ある人には必須であり，ある人には身に付けることが望ましい科学である。それを学んだ上で，知識に経験を重ねることから生まれる勘と判断力を総合的に発揮する美容の技術，美容術が初めて誕生するのである。

③ 美容学の中心

　では，実際にはどのような知識の習得が望まれるのであろうか。基本は顔の皮膚科学と化粧品学であろう。美容の最たる対象は顔面を主とする皮膚であり，それに対する美容術の最も頻用されるものは化粧品である。皮膚科学の近年の発展はめざましいものがあり，構造学的のみならず，そのバリアとしての機能についてはさまざまな知見が報告され，また免疫組織としての機能が明らかとなり，種々の疾患の病態が理解されるようになっている。化粧品学も，安全性に関する検討の時代から機能を有する化粧品の開発に移行し，医薬品との垣根が不明確となるボーダーレスの時代に急速に転換している。紫外線によるシミ，シワ，タルミなどの皮膚障害を光老

化と称するが，まさにこの光老化を双方向から解明し，改善方法，予防方法を追求してきたのが皮膚科学，美容皮膚科学，美容外科学をはじめとする医学と化粧品学であり，今これらの融合の時代に突入している。この時代において，美容に携わる者は皮膚科学をはじめとする医学と化粧品学の最前線を知識として有するべきであり，またそれを日々更新していく必要もある。

本書では，皮膚科学と化粧品学の最先端の知識を過不足なく修得することを目的としたい。それをベースに，上記した関連領域の知識を加え，美容の技術についても基本的内容は理解できるようになることを目指すこととする。

❹ 本書の役割

真の美はもちろん外見を整えるだけでは得られない。しかし，一方では外見を無視して美が得られないのも事実である。真の美を自ら追求する者においては，化粧品から医療に及ぶ美容に関する正しい知識を身に付け，偽物を排除しうる判断力を養う必要がある。真の美を他人に提供しようとする者は，見た目の美を演出するための基礎知識を習得し，それをベースに経験を積み実践を繰り返すなかから安全かつ確実な美容の術を会得することが望まれる。その一助として本書が存在するのである。そして，本書で身につけた知識を持ってすれば，我々が化粧品とスキンケアについての正しい知識の普及を目指して設立した日本コスメティック協会が主催するコスメマイスター検定，スキンケアマイスター検定に合格するだけの十分な力は当然身に付くことになろう。

本書が，美容に携わる一部の人々の知識の充実に役立つだけではなく，男女を問わず美容を意識する人々に活用されることを願っています。

(川島　眞)

第2章 関係法規

1 法とは何か

(1) 法という視点

「美容学になぜ法が必要なのですか？」「美容の社会的な役割と社会の価値判断，注意すべきことについて，学ぶことができるのです」。

人は自然環境の中にだけ生きているのではない。日本の文化という社会，日本という国家の法の秩序の中に生きている。しかし普段の平穏な生活の中では，法には気づかないでいる。

法という視点を身につけることで，時代と社会の要請が理解できる。社会の価値観の変化に，的確に適応できて，初めて美容界の社会貢献が約束される。

外国を旅行したとしよう。「どちらの国の方ですか？」と問われたら，「日本人です」と答える。欧米人には，中国人も韓国人も区別がつかないのだと思いながら，頭では日本人の根拠を考えるだろう。両親が日本人で，東京で育ったとか，DNAも生活環境も日本だ，等々だ。

しかし，私が日本人である証拠は日本の国籍，パスポートを持っているという別の捉え方がある。自然科学的な事実だけが，日本人であることを決めているのではない。自然科学という，真理に即した世界とは独立した，価値観と手続きを重んずる「法」という視点が社会にはある。

法とか法規という言葉は，法規範一般を表わすのに使われ，法律類を一まとめにした法という言葉で，自然環境とは別の，人間社会の価値観に基づく世界が表現されている。

法は「倫理の最低限度」のルールが定められている。社会生活の「最低限度の規範」だけが，法として定められ，法は大切な決まり事でありながら，日常生活では意識されることが少ない。社会にとっては，空気や水のような存在である。

美容学においても同様で，美容を業として社会活動しようとするときに，初めて法と美容の位置づけを，正しく理解する必要が生まれてくる（図2-1）。

(2) 美容の法環境

美容学には関係するいろいろな法規がある。まず第1に，美容術は身体に施される術であり，用具や設備，化粧品のような物も用いられる。それらはどれも，衛生的に管理され，安全で安心できるものでなければならない。第2に，美容の実践は社会的にいろいろな業態で，いろいろな美容術が行われており資格や業法がある。第3に，技術の進歩と社会の価値観の変化によって，新たな業態が生まれ，法としては明確に整理しきれない，放任領域があるという現実がある。いずれにせよ，美容術は生体を相手にする業であるから，流行やファッションの前に，安全衛生が第一であることを忘れてはならない。これが美容学に関係する法の基盤となる。

優れた美容術を生かすには，法的な間違いを起こすことなく，消費者，顧客に安全と安心，満足を提供し続けることである。これが美容学に法規の章が設けられている所以である。

普段生活している時に人は，法に縛られていると意識しないが，法は網の目のように張りめぐらされている。法は社会生活の中では空気のような存在であるからこそ，その大切さを知る必要がある。美容を業として行う時には，近縁の類似の業種，業態と関連法のことを正しく知っていないと，反社会的な行為にもなるので注意が必要である（図2-2）。

社会生活をする上で，法とその手続きがいかに大

切か，具体的な人の生死の例で考えてみよう。

人は生まれてから死ぬまで，ただ自然界の生物，ヒトなのではない。1人の独立した，個人として周りの人々との間に人間関係を築きながら，社会人として生活をしている。社会は日本という国家の中にある。私たち日本人は皆，日本の社会に，日本国民として生活しているのである。

日本人の親の元に日本で生まれても，出生届という法手続きをしなければ，日本人としての戸籍やパスポートを得ることはできない。国家の法の枠組みには必ず何らかの，法手続きが組み合わされている。

死についても，死亡したことが科学的な事実であっても，医師の死亡診断書を添えた，死亡届が役所に受理されて初めて，1人の日本人の死が，法的に確定されるのである。

人の一生には，いろいろと関連する医事法が関わってくる。単なる生命維持ではなく，健康に生きるための，生活の質（QOL）を高める新たな美容医療も，医事法が中心にあって，現在いろいろな美容分野が拡大している。そして，それぞれに関係した法規制が行われている（図2-3）。

（3）法はいろいろ

美容の科学が確かなエビデンスに基づき，美容技術がどんなに素晴らしくても，法の理に適った，法手続きが行われなければ，法治国家である日本において，合法的に美容関連の業を営むことはできないということである。

成文化された法には，国家のレベルと地方のレベルがある。日常生活で経験する行動規範，掟とか習慣，会社や団体が成文化した規則や，基準も社会の法である。人は国家の定めた公法だけでなく，社会のレベルの法にも包まれて生活しているのである。これらの法が全体として秩序を維持し，社会変化に対応しながら発展している。個人も公序良俗といわれる，社会の価値観に従って，社会人として自律し，自立した生活をしている。

科学は客観的事実に基づいて変化するが，国家が定める法，法律は価値判断の世界である。国家の法も，社会の法も色々な見方がある。人が頭の中で組み立てたものであり，社会の価値観の変化や新たな

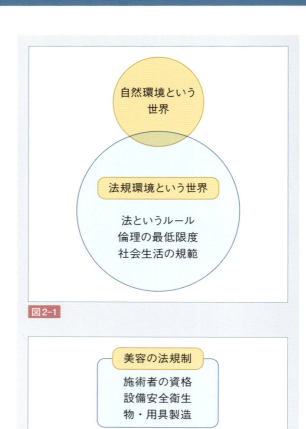

図2-1

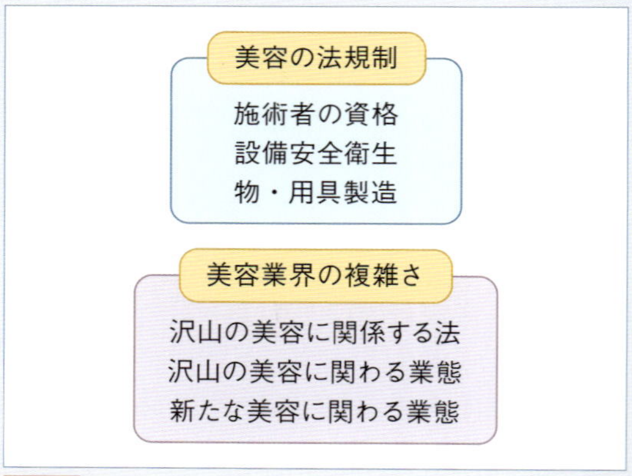

図2-2

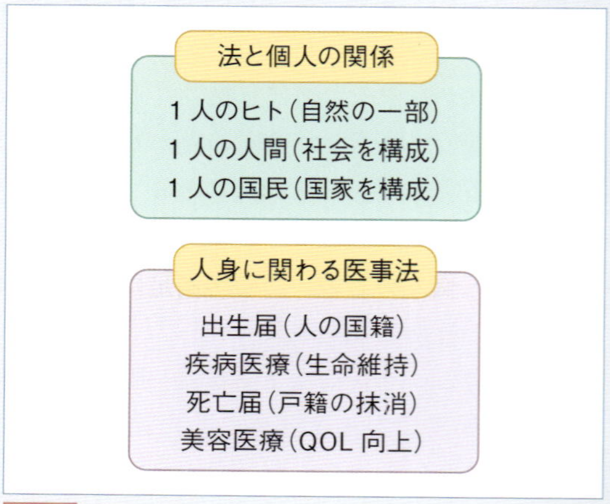

図2-3

技術の進歩によって，継続的に改定されていくものである。

法律の世界は正解が1つとは限らない。価値判断をするとは，いくつもの尺度があるということであり，法を学ぶためにはまず，硬い短絡的な頭ではない，柔軟性が必要である。法は動くもの，固定的なものではなく，時代の変化，社会の要請に応えながら，変遷するのである（図2-4）。

（4）美容の実践と法

美容学は客観的な真理を極める，自然科学を基盤にした美容の科学が支えている。同時に美を求める芸術的センスを人の容貌，姿に求める心と身を一つにした感性が技術の裏打ちをしている。法は正しさを求めるという精神であり，倫理にかなった普遍的な善を心に描くことである。

美容という行為は，人の身体と心を対象にした施術の業である。いかに美の観点が重視されても，その前提として，医事行為や医薬品の管理と同様の，安全衛生の要請が美容関係法の基本にある。

美容に携わる人がいかに美と健康に寄与しようとも，その行動に道理という普遍性がなければ，単なる私利私欲の行いになってしまう。社会的に合法的に美容の業を行うには，いろいろな関係法規を理解しなければならない。その上，現代社会は消費者の時代である。消費者，顧客の立場，お客様の側に立った見方が必要である。現代社会では消費者関係法規が重い役割を担っている。

美容業は，科学的なエビデンス，真理を基に，アートの美のセンスを，社会的な正義を保証するよう関係法規もバランスよく学ぶ必要がある。法の意味を理解した行動が，社会秩序を護り，社会的信頼を確立して，個々のお客様の顧客満足につながっていくはずである。美容業が繁栄することは，そのまま公共の福祉貢献となるのである（図2-5）。

2　日本の法規

（1）法治国家

日本は法治国家である。日本は憲法を最高の法規として，国家を統治する三権分立機構を設け，「国民主権」と「基本的人権の尊重」を基に運営する法治主義の国であり，過去の歴史から学び，権力者の恣意的判断による「人の支配」を排除する，「法の支配」に基づく法治主義の国である。法治国家とは，理性の法によって国家を統治することを意味している。

日本では，あらゆる社会活動が法にのっとって行われるという，原則になっている。人を法で縛るのではなく，法が人を護るために制定されたのであると，憲法から学ぶことができる。

三権分立とは，法治の権力が一極集中しないようにするための仕組みである。国民の主権を代表して法律を作る立法権は国会。行政を行う行政権は内閣にある。それらが法にかなっているか，法の番人の

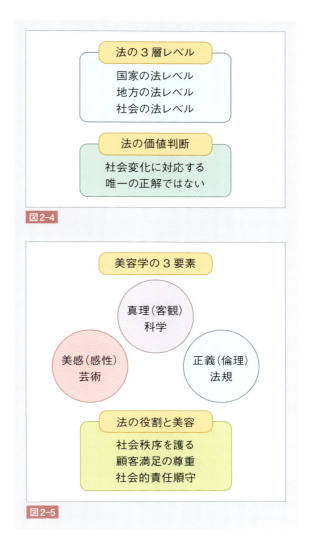

図2-4

図2-5

役割をする司法権は最高裁判所と，3権が分立されている法治である。

日本国憲法は，全世界の国民が平和のうちに生存する権利があるという前提の平和憲法である。国民の権利及び義務の章で，国民に保障された基本的人権は，永久の権利であると強調されている（図2-6）。

(2) 日本の法体系
①憲法の権利と義務

最高の法規である憲法に，国民の権利と義務が記されている。しかも三権分立の国家統治機構によって，その権利が恣意的に侵されないように配慮されている。「すべての国民は法の下に平等」で，「個人として尊重される」そして「生命，自由及び幸福追求権」が「公共の福祉に反しない限り，国政の上で，尊重される」と記されている。

同時に「憲法が国民に保障する自由及び権利」は，「国民の不断の努力によって，これを保持しなければならない」「国民は，これを濫用してはならない」「常に公共の福祉のためにこれを利用する責任を負う」と記されている。「職業選択の自由」についても，「公共の福祉に反しない限り」と，但し書きがあることが重要で，美容業も勝手が許されないのである。

国民の権利と義務は，「公共の福祉」という，社会とのバランスを基盤にした繁栄を目指している。国民の生存権は，「健康で文化的な最低限度の生活権」を「国がすべての生活部面について」「社会福祉，社会保障及び公衆衛生の向上及び増進に努め」と，支援することが明記されている。

美容学に関係するすべての法規の，根幹をなす考え方が憲法の中にある。美容を業とする人も，美容術を施される個人も，法的義務と責任がある。

権利は無制限なものではない。濫用してはいけない。職業選択も無制限なのではない。社会的に問題が生じないことが，最低限のルールであり，公共の福祉貢献が求められているのである。

国家は社会福祉や社会保障制度の向上増進に努めることが明記されている。その上美容学に特に関わる，「公衆衛生の向上及び増進に努めなければならない」という条項が，美容業の実践の場ではいろ

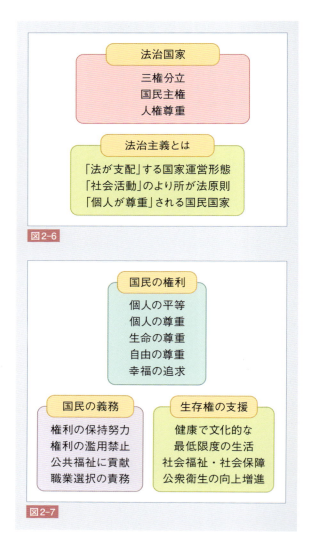

ろな行政指導や衛生法規制が行われる根拠となるものである（図2-7）。

②健康の捉え方

健康を考える時には，世界保健機関（WHO）憲章の前文にある定義が使われるが，「身体的・精神的・社会的に完全に良好な状態であり，単に病気あるいは虚弱でないことではない」と，憲法の条文のように格調高く，わかりにくい。要するに，健康とは，病気でないとか，弱っていないということではなく，身体的にも精神的にも，社会的にも生活すべてが満たされている状態にあることを意味している。

健康の条件には，生存している，生きているだけではなく，日々の生活の実在感，社会的存在感，生

活の質（QOL）が求められている。これが健康の必要条件と十分条件である。この健康の捉え方は，医療や美容に関わる者にとって，重要な意味を持っている。

健康を医学的，科学的側面からだけでなく，価値観的側面からも見ている。健康が総合的なものであり，身体的な健康と心の健康を統合した，全人的な健康である。WHOの健康の定義は，社会の法であると考えることができる（図2-8）。

③美容と行政法

美容という表現が使われる関連業態には，美容皮膚科・美容整形・美容外科・審美歯科など，医師・歯科医師でなければ施術できない分野があるが，医事関連法規はこの章の主題ではない。

しかし，医師以外の施術者による医事類似行為も含めて，人の皮膚を対象にする美容業は，健康に関する，関係法規を学ぶ必要がある。

健康関連の産業である，美容分野は安全衛生関連の厚生労働省（厚労省）の行政指導，規制を受ける。厚労省関係法規は，多岐にわたっており，医療機器や化粧品を規制する，薬機法から施設の管理，理容師・美容師等の資格・業法等がある。さらに注意すべきことは，国が行政指針だけを示し，あとは地方レベルの行政に任せている事例が，美容関連事項にあることである。

施術を受ける消費者の立場の，消費者行政関係法規は消費者庁の管轄である。これらの行政法は国の統治のための公の法，守るべき公法である。知りませんでした，気が付きませんでしたでは許されない，行動規範なのだと認識すべきものだ。

美容術は，人の身体を扱うという施術であるので，医事関連法の考え方が関わってくる。医事関連法とは，医師法から始まって医事類似行為資格等の規制法である。人の健康に害を及ぼすおそれがないということが，基本的な要請であるから，医療行為にはそれに見合った，資格が必要である（図2-9）。

皮膚に針を刺して色素を注入し，眉やアイラインや，唇などを描く「アートメーク」は医療行為である。無資格者の施術は医師法違反となる。

④マッサージと資格

美容に関わりが深い医事類似行為の法規に，「あ

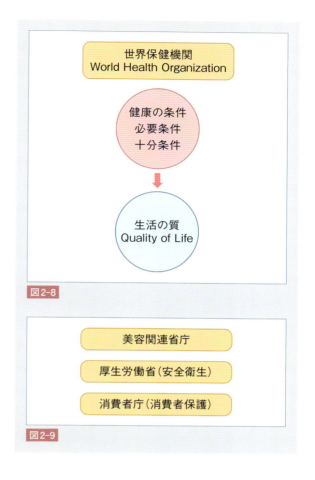

図2-8

図2-9

はき法」がある。あん摩マッサージ指圧師，はり師，きゅう師は国家資格が認められている。

あはき法の資格者もしくは医師でなければ，人体に対して，体表面から「触る，なでる，揉む，叩く，摩る，押す，身体の他動的操作及び自動的運動またはその誘導行為」など総ての手技行為を業として行うことができない，としている。

あはき法の国家資格は医師に準じる「人の健康に害を及ぼすおそれのある医事類似行為」で，半健康人が相手であるという，責任を負っている施術である。職業選択の自由を規制する方が，公共の福祉にかなうというのが法の趣旨である。

あはき法のマッサージ指圧の概念は，施術者が体重をかけて，対象者が痛みを感じるほどの相当程度の強さをもって行うものである。無資格者がこれを行えば，医学的観点から人体に危害を及ぼすおそれがあると禁止処罰の対象となる。

美容術で行えるのは，フェイシャル・トリートメントとしてのマッサージ等で，異次元のものであることを再確認する必要がある。しかも，単に「マッサージ」と広告表現すると，あはき法のマッサージ指圧と誤認される恐れがあり，公衆衛生上も看過できなくなり，法律違反事件にもなりかねないので，注意を要する。

美容のフェイシャル・トリートメント等は，あはき法の「人体の病的状態の除去又は疲労の回復という生理的効果の実現目的」で行われるマッサージとは，明確に一線を画すことが起点となる。美容行為は基本的に，健康な消費者の健康な皮膚を対象に，美容目的で行うものである。病的皮膚を対象にすれば，たとえ美容目的であってもリスクを伴う，医業で取り扱うべき医療領域となる（図2-10）。

⑤消費者関係法規

美容の施術を受ける顧客は，消費者関係法規で情報が十分にない情報弱者である立場にあると，保護されている。残念ながら，美容関連業界では過去に，商取引契約でトラブルが起こった事例があったという現実を重く受け止める必要がある。

2004年に施行された消費者基本法に，消費者の8つの権利が明記されている。ケネディが提唱した消費者4つの権利が基になり現在では世界消費者機構（CI）が認める，消費者の8つの権利と呼ばれている。

美容の専門家にとっては当然のこと，常識と思われることも，情報弱者である消費者，顧客には，十分な説明が必要で，その上での納得した選択，合意でなければならない。この考え方は医師による医療の場においても，現在では当然のこととして行われている。消費者契約法では，消費者と情報を十分に持っている，事業者との契約では，消費者が情報弱者である立場を前提にして，保護されなければならないと記されている。

さらに，消費者との間で契約上のトラブルが起きやすい，訪問販売，エステティック等の商取引でも，消費者保護の立場で，「特定商取引法」が設けられている。美容に携わる事業者は公衆衛生に関わる健康の増進に寄与し，商取引が公明正大であるよう努めるのが，法の精神である（図2-11）。

消費者安全法は別途，美容の健康被害と顧客対応

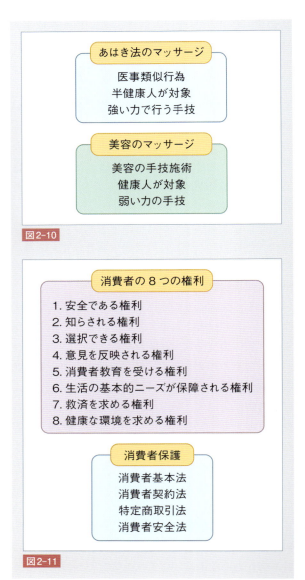

図2-10

図2-11

にかかわる事項として説明する。

3 美容と健康

(1) 健康とQOL

美容の要請は，健康の十分条件を満たす大切な要素である。美容の要素は，「Face & Figure」，美しい容貌と姿かたちのバランスである。健康の必要条件の要素は，程よい身体の運動と健全な食生活であり，生活の質の向上，美容の基礎条件でもある。食は美容の大切な要素である。健康な肌と体型が維持

されて、普段の身のこなし方も美しくなることが、社会的に意味のある美容である。

食するものは何でも手に入り、栄養価は十分にあるのが現代である。逆にカロリーをセーブして、肥満を抑制するために、バランスの良い栄養素の摂取に注意をして、普段の生活の中で健康と社会的な美意識に気を遣う時代になっている。

関連法も時代とともに変わり、昔の栄養改善法は廃止され、健康増進法になったのは平成14年である。「健康な生活習慣の重要性を理解し、健康の増進に努める」という、国の方針が記されていると同時に、健康増進に関わる事業者の責務が「事業者は健康相談等、国民の健康増進を積極的に進めるよう努める」と明記されている（図2-12）。

（2）食品の新たな役割

そのような要請に応えて、一般の食料品とは形状が異なる、くすりと見間違ういわゆる「健康食品」を美容で取り扱う時には、正しい情報を顧客に伝えて、健康被害の未然防止に努めなければならない。美容の施術で使用する、化粧品以上に注意が必要である。

一般食品も含めて、科学的な成分表示や機能表現が多用される時代になった。美容関連業務に携わるには、これらの科学的知識の説明力を身に付ける必要がある。同時に、健康づくりの基本は、あくまでも食事のバランス、適度な運動と休養であることの啓発である。

消費者が情報弱者である前提とは、健康への願望、食品という言葉への安心感、無防備があると認めることである。その上で、効能効果が過大に期待されて、いくら食しても安全な、くすりのようなものと、誤認させてはならない。その法的位置づけと、注意点は別途に記す（図2-13）。

4　美容関連の職域

（1）顧客トラブル

健康食品（サプリメント）のように、社会的な認知が既にあって、法的な定義がまだない商品と同じように、法的な定義や業法がない美容の関連業態が

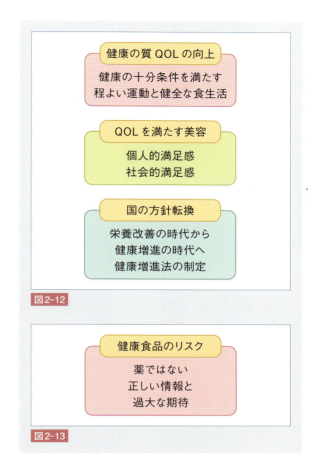

図2-12

図2-13

いろいろとある。法的には現在は放任されているが、社会的福祉に反するとか、人に危害を与えるおそれがあると判断されると、法的な措置を受ける領域であり、実情に合わせて、地方庁の独自の規制に委ねられている。

アロマテラピー、エステティック等々美容に関連する業態は、業法のない医事類似行為業態まで幅広く存在している。

業法はなくとも、エステティック業のように、過去の商取引上の問題事例から、消費者法である特定商取引法に、当該事業が定義された。「特定継続的役務提供」と規定され、業の内容は「身体の美化等で、心身の目的を実現すること」と記載されている。細目を定める政令（閣議決定法）で、継続的な役務提供契約で、トラブルが起きやすい役務の定義が、別表に記されている。

「人の皮膚を清潔にし若しくは美化し、体型を整

え, 又は体重を減ずるための施術を行うこと」とは, 施術者と受益者の側の評価に, ギャップが生じやすい施術であることを示しているものだ。継続的に役務提供するに当たっては, 不用意な長期間の縛りや高額請求を防止するために, 当該の役務規定が定められたのである。いわゆる業法の定義ではないが, 美容業の全般に敷延して考えるべき表現になっている（図2-14）。

(2) 日本標準産業分類

エステティック業界は, 数ある独立団体が大同団結して, 業界のあるべき要を定めた。業の目的施術の内容, 受益者との関わり方から定義をし, 業の統一自主基準を公にしている。これによって,「日本標準産業分類」に, エステティック業として, 既に業の分類番号を獲得している。自ら基準という社会の法を定め, 産業としての独立を果たしたのである。

産業としての公的な認知は, 厚労省の衛生行政上の業法の定義はなくとも, 認知が一歩進んだものと考えられる。安全衛生上のおそれが生じないならば, 職業選択の自由の中で, 顧客に対して誠実な商取引を行う限り, 問題はないのである。

リラクゼーション業（手技を用いるもの）と, ネイルサービス業も新設された。産業分類には, 大分類：生活サービス業, 娯楽業の中の中分類：洗濯・理容・美容・浴場業があり小分類に, その他の洗濯・理容・美容・浴場業がある。さらに細分類されて, 個別の業名が設定される。

ちなみに, エステティック業は小分類番号789, 細分類番号7892, 7893のリラクゼーション業, 7894のネイルサービス業が追加記載されている。小分類789の, 美容に関する事業所の規定には,「手技又は化粧品, 機械等を用いて, 人の皮膚を美化し, 体型を整えるなどの指導又は施術を行う事業所。並びにマニキュア業など個人に対して身の回りの清潔を保持するための他に分類されないサービスを提供する事業所」とある。ネイルサービス業は「ネイル化粧品を用いてネイルケア, ネイルアートなどを手及び足の爪に施す事業所」とある。これに先立って, 厚労省は「ネイルサロンにおける衛生管理に関する指針」を2010年に出している。

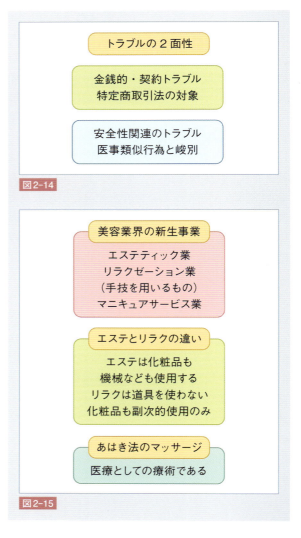

図2-14

図2-15

リラクゼーション業（手技を用いるもの）が新設されたことで, 美容類似行為を分別する大枠が明示された。「手技を用いて心身の緊張を弛緩させるための施術を行う事業所」はエステティックは含まれないこと。医事類似行為を行う事業所も含まれないこと。手技を用いないでその業務を行う事業所も含まれないということである。

リラクゼーション業では, あくまで手による施術, 手技を基本とする。器具等は基本的には使用しない。クリーム, オイル等は使用することがあっても, 施術をスムーズにし, 心理的なリラックス効果を高めるための副次的なものである。リラクゼーションの手技には,「ひじ」は含まれるが, 足によ

る施術は行わない。

美容業が一線を画すべき、医事類似行為はどう位置づけされているか。中分類83医療業、小分類835療術業、細分類3851あん摩マッサージ指圧師・はり師・きゅう師・柔道整復師の施術所と医療の大分類の中に含まれている。美容術は境界を接しているからこそ、安全性に厳格に対応する責任と違法行為にならない、注意が必要である（図2-15）。

5 美容関係の法規と管理

（1）関係法規及び制度

日本の法は、憲法に従って国会で成立した法律と、閣議決定される政令の他に、各省庁から省令・告示により、行政の管理が行われている。法律の細かいルールを決める、省令や告示は安全性に関わる厚労省のものが多い。人の安全にかかわる仕事に、細心の注意が要請されているからである。

安全性の管理には、2つの側面がある。1つは物に関する管理。もう1つは施術などの行い、関連事項を規制して、安全性を確保することである。

物の規制で一番厳しいのは、薬品と食品である。

くすりは昔から、「良薬口に苦し」などと言って、特別の時にしか口にしないものであった。次に医療機器も、人体に直接触れるもので危害を与えるおそれがある物で、規制が厳しい。昔は医療の現場でしか使われなかった機器が、安全性と使用性を高めて、広く普及する時代になったので、規制はより厳しくなっている。それは、社会の常識のレベルが上がり、自己責任で健康を管理するヘルスケア、予防医学の考え方が普及した社会になったからである。

その考え方は食の世界にも広がり、見かけは薬品のような健康食品（サプリメント）が社会的に認知されている。美容に関わりが深い物は化粧品である。美容の施術のポイントは、医療行為との境界を、踏み越えない注意であった。美容に関係する物で注意すべきは何か。それは医薬品、薬効の壁を破らないことである。

機器についても同様で、医療専用の機械を美容使用して、人に危害を与えるようなことになれば、禁止では済まない、犯罪になる恐れがある（図2-16）。

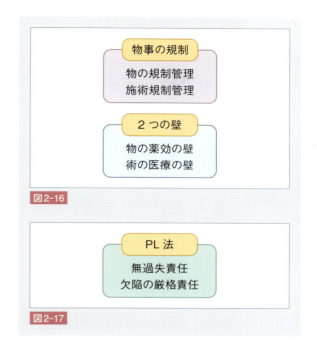

図2-16

図2-17

美容脱毛などは、細心の注意が必要である。

①製造物責任法

製造物はすべて、たとえ過失がなくてもその欠陥があって消費者に不利益を与えたら、弁済しなければならない。無過失責任という、厳格責任が求められるのが製造物責任である。

製造物責任法（Product Liability）、PL法とも呼ばれる民法の特別法で、安全衛生の上位概念となる法律である（図2-17）。

②薬機法（医薬品医療機器等法）

旧「薬事法」が改正され、「薬機法」と略称されることとなった。医療用医薬品から医療機器、化粧品・医薬部外品（薬用化粧品）等の安全性を保証するための法規制である。化粧品は製造から販売管理まで、安全衛生の観点で薬剤師等の有資格者の管理責任が求められている。

化粧品1つであっても、業として製造販売するとしかるべき技術の責任者の下に、「化粧品製造販売業」と「化粧品製造業」の届け出とその許可が必要である。無届で行えば、法律違反になる。医薬部外品となると、永久染毛剤やパーマネント剤のように、酸化還元等の強い化学反応をするものもあり、さらなる安全管理の配慮が必要である。

たとえ物が薬機法の対象以外の物，たとえば，健康食品であっても，薬のような効能効果があると広告したり，言ったりするだけで薬機法違反として摘発される。物の規制だけではなく，物にかかわる効能表現も厳格に管理されている。

　食品はたとえ事実であっても，医薬品的な効能効果を謳うことはできない。食品は，医薬品的な効能効果を標ぼうすると，医薬品と見なされ，承認を得ていない，無許可医薬品として，法律違反に問われる。ポイントは，「生体を構成する栄養素も，栄養素が必要な人または時期に，栄養素が補給できる」という表現は，医薬品的な効能効果表現ではないことである。

　化粧品についても同様で，効能効果は科学的に検証された資料を基に，化粧品の広告表現の枠組みが決められている。それを逸脱すれば，法規則違反である。ポイントは「健康維持に関する一般的な表現は，医薬品的な表現とは見なされない」ということである。美肌や美白は効能効果だが，「美容」は効能効果とは見なされないのである。

　化粧品の品質保証は，原料のレベル，製造のレベルの管理，出荷を起点とした市販後の品質保証の体制を整えるよう要請されている。

　原料のレベルでは，業界自主基準や国際的な基準が，法律を補完する形で，規制緩和と，企業の自己責任体制が業界として定着している。特筆すべきは，化粧品に使用される香料は，国際香粧品香料協会（IFRA）の基準を基に，日本の安全性が設計されていることである。昔から何ごともなく使用されていた，天然精油類も現代の科学で再検討すると，規制が必要なことがわかってきているからである。ポイントは「天然・自然だから安全・安心とは言えない」ということである（図2-18）。市販後の品質保証とは，消費者が化粧品を使い切るまで，製造販売元である企業が商品の品質責任を持つことである。

③保健機能食品制度

　人が口から摂取する物は，食品と医薬品に分類される。食品とは，すべての飲食物のうち，薬機法の医薬品に該当しないものである。健康食品がサプリメントともいわれるのは，Dietary-Supplement を日本語化したものだ。健康食品に法律上の定義はな

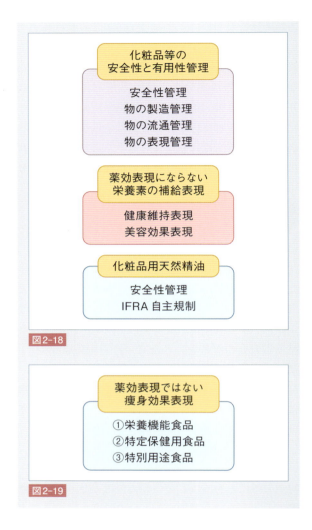

図2-18

図2-19

いが，健康食品の存続理由の1つに，食品による痩身効果が薬効ではないことがある。「カロリーの少ないものを摂取することにより，摂取する総カロリーが減少して結果的に痩せることは医薬品的な効能効果とはいえない」というのが厚労省の見解である。

　ただし，食品衛生法に「新しい技術によって，これまで食経験のないものを摂取して安全性上問題が起こる可能性のある時，厚生労働大臣は必要に応じて，安全性の確認が得られるまで，暫定的に販売禁止することができる」という条項があることは注意しておきたい。

　健康食品はその対象である。新物質や，食品としての経験がないとか，経験はあっても，濃縮されているものなどがある。既に濃縮食品の事故は記録されているので，注意を要する。

健康増進法を基に，いわゆる健康食品のうち，一定の条件を満たすものは，消費者庁所管で保健機能食品制度に整理されている。栄養機能食品は健康増進法（第31条）準拠の規格基準制度。特定保健用食品（通称トクホ）は許可制で，健康増進法（第26条）に準拠し，個別に安全性と有効性が審査されている。特別用途食品も許可制の病者用・妊産婦用・授乳婦用・乳児用等特別の用途に適する表示をする食品である（図2-19）。

④生活衛生関係業法

エステティシャンには国家資格はないが，早くから日本標準産業分類には，エステティック業が記載されている。しかし，エステティックを業とするには多岐にわたる関連法規が関わってくる。

入浴施設を設置する場合には，公衆浴場法が関わる。日本標準産業分類の小分類785，その他の公衆浴場業の規定の中には「薬治，美容など特殊な効果を目的として公衆又は特定多数人を対象として入浴させる事業所」が，小分類784の一般公衆浴場業とは別にある。都道府県の判断に従うべく，保健所等への相談が肝要である。

理容とは，頭髪の刈込，顔そり等の方法により，容姿を整えることをいう，と規定する理容師法。

美容とは，パーマネントウエーブ，結髪，化粧等の方法により，容姿を美しくすることをいう，と規定する美容師法。容姿を整える理容と，美しくする美容と一応定義している。もともとの解釈は，首から上であったが，時代と共にマニキュアもペディキュアまで拡大解釈されている。

国家資格が与えられている，美容所の衛生管理についても，安全衛生の観点から細かく規定されている。一般美容でも見習うべきは，美容の業を行う場合に講ずべき，具体的な衛生管理措置である。

美容師が行う，パーマネントウェーブも永久染毛剤も，取り扱いに注意を要する医薬部外品である。酸化還元等の，激しい化学反応を制御して施術をしているのである。美容ではあるがリスクが高く，一般の美容より安全管理責任の重い領域である（図2-20）。

たとえメークアップの技術であっても，接着剤等の事故のリスクが高い「まつげエクステンション」

講ずべき具体的な措置

1. 皮膚に接する布片及び皮膚に接する器具を清潔に保つこと
2. 皮膚に接する布片を客1人ごとに取り替え，皮膚に接する器具を1人ごとに消毒すること
3. その他都道府県が条例で定める衛生上必要な措置

図2-20

は，美容師の資格者が施術をしなければならない。

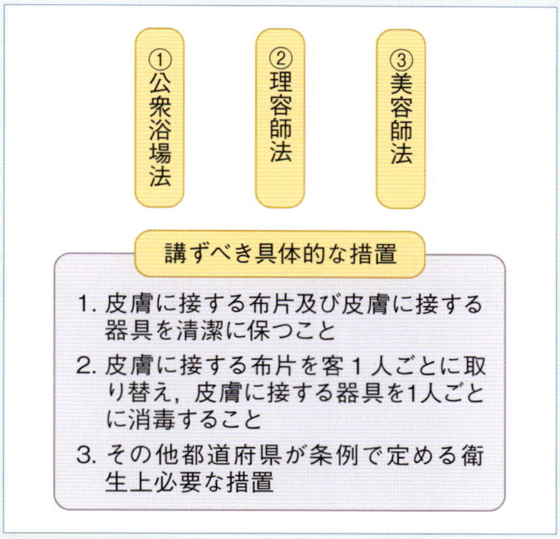

⑤安全衛生管理と健康被害

化粧品とか美容の施術には，安全衛生が最大限に配慮されるのが当然であると，管理されなければならないが，リスクはいつでも身近にある。化粧品のかぶれ等の副作用，アレルギー反応などの健康被害はゼロにはならない。副作用が疑われたら，即使用を中止して，必要があれば即時に医師の診断を仰ぐことが，適正な対応である。

化粧品の事例でも美白の薬用化粧品による白斑という病変や，コムギ成分配合の石けんで強いアレルギー反応である，アナフィラキシーを起こしたという，危険な健康被害の報告がある。

化粧品の重篤な健康被害は，厚労省への副作用報告義務がある。消費者庁は消費者安全法で消費者の安全保護を行っており，健康食品や化粧品の健康被害，副作用情報に対して，非科学的な対応を行っている事例が多いと警告を発している。その最たるものは，この副作用は「好転反応」であるとか，「毒素」が排出されているので，継続使用してよい，というようなものである。

美容を業とする上で，決してやってはいけない非科学的，不誠実な顧客対応である。地域には消費者生活センター，国には国民生活センターがあり消費者安全の指導と相談を行っている。

6 まとめ

　本章は，法律の各条を細かく伝えるために，書かれてはいない。憲法の職業選択の自由が，どこまで許されるか。美容術を業として，実践する時に必ず必要となる手続き等は，法という視点，考え方をあらかじめ理解していると，自分の行動に余裕ができる。社会人として，考え落ちが少なくなる。関連する資格や業法を学ぶと，法をとおして，美容の立ち位置，周囲の境界領域がよく見える。進むべき方向と，一線を画すべき領域が明瞭に峻別できるようになる。

　美容学で法を学ぶのは，時代の要請に適った，社会の価値観で，美容業を理解するためである。法は人を縛るためにあるのではない。人を護り社会を発展させるためのものである。美容学の法のこころを理解すると，自由に羽ばたくことができる，美容の世界が広がってくるはずである。そのためには，法という視点，見方を自分自身の中に持たねばならない。

　法の専門家でない者が，法を理解するにはまず，最高の法である憲法を学ぶことである。国家の法制度の中で，人が国家の保護のもとにあることが理解できる。人の権利と義務の章を読むと，社会のあらゆる場面で，バランス感覚が必要であることがわかってくる。

　人体に危険が及ぶおそれのあることは，そのリスクを背負える資格者が必要になる。「アートメーク」は医事行為である。美容の術は医事行為・医事類似行為とは一線を画して，安全な生活の質・QOL向上に貢献すべきものである。

　美容の術は，人間の社会的存在感を満たすもの。医事行為によって，基本的な生存権が満たされた上で，無限に広がる可能性のある存在感，QOL向上の世界へ広がっているのである（図2-21）。

（能﨑章輔）

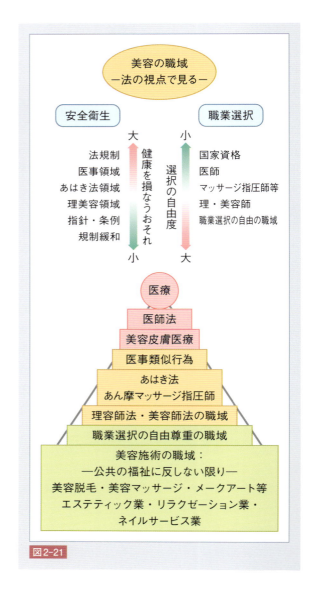

図2-21

第3章 皮膚の基礎知識

1 皮膚とは

　皮膚は成人で約1.6m²の面積があり，全身を覆っており，その重量を含め人体最大の臓器である。皮膚表面には皮溝と呼ばれる種々の深さ，長さの溝が走行している。皮溝で囲まれる細かい隆起を皮丘という。皮丘がいくか集まり，皮野を形成する。「キメが細かい」肌とは皮野が整っている，規則正しい状態と言える。

　毛は皮溝の交わる部分に生える。指腹手掌や足底では毛生はないが，皮溝は平行して走り，特異な紋理を形成する。これらが指紋，掌紋，足紋である。

　皮膚は，上層から表皮，真皮および皮下組織の3層に分けられる（図3-1）。

2 表皮の構造

　表皮は，真皮側から，基底（細胞）層，有棘（細胞）層，顆粒（細胞）層，角質（細胞）層（角層）の4層からなる（図3-2）。

　基底層は1層の細胞層で，盛んに細胞増殖が起こっており，ときに細胞分裂像が観察される。分裂により生まれた娘細胞は，有棘層へ移動し，顆粒層を経て角化し角層を形成し，最終的には体外へ脱落する。この分裂から脱落するまでの時間をturnover timeといい，約45日とみられ，このうち角化するまでは約14日とされている。

　基底細胞は，細胞質に豊富なケラチン線維を有し，細胞膜ではデスモゾームという接着構造を形成し，基底細胞同士，あるいは上層の有棘細胞と接合している。また，表皮と真皮との境界には，基底膜が存在する。表皮真皮接合部のヘミデスモゾームは

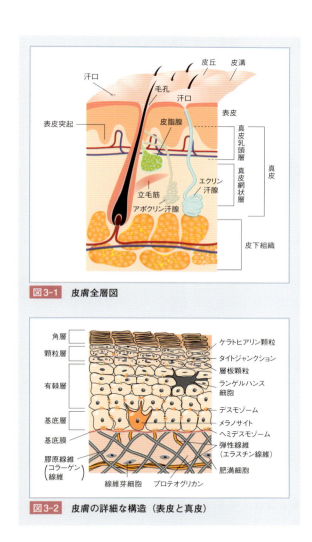

図3-1　皮膚全層図

図3-2　皮膚の詳細な構造（表皮と真皮）

表皮細胞同士の接着構造であるデスモゾームを半分にしたような構造である（図3-3）。

　有棘層は数層の細胞層からなる。細胞膜外方では棘を形成し，隣り合う細胞は棘同士で接合している。これを細胞間橋と呼び，電子顕微鏡的にはデス

モゾーム部分に相当する。

顆粒細胞は扁平な細胞形で，細胞質にヘマトキシリンで紫色に染まる不整形のケラトヒアリン顆粒を有している。

顆粒層の直上で細胞内の形態が消失し，エオジンに染まる均質な層状構造になり，さらに重なりあう膜状構造となる。この層状〜膜状構造部を角層といい，表皮細胞が基底細胞から有棘細胞，顆粒細胞を経由して角層に至る現象を角化と呼ぶ。表皮細胞は角化という分化を遂げる細胞群である。

細胞質内は凝集したケラチン線維で満たされる。ケラチン線維の凝集は，ケラトヒアリン顆粒成分由来のフィラグリン filaggrin の作用による。後述する角層のバリア機能に重要な働きを有する。

3 角層の構造

美容学あるいは化粧品学にとって角層は重要な構造であるため，以下に詳述する。角層は，レンガとモルタルに例えられる。角層細胞（レンガ）とその間を埋める角層細胞間脂質（モルタル）からなり，緻密な層構造（ラメラ構造）を作っている。厚さは顔面では 20 μm 程しかないが，保湿とバリア機能に重要な役割を果たす。

(1) 角層細胞間脂質

角層細胞間脂質は，角質細胞間に脂質二重膜が，層状に何層も積み重ねられたラメラ構造を形成している。構成成分はセラミド（重量比約50%），コレステロール（重量比約25%），脂肪酸（重量比約10〜20%）であり，これらの脂質は，水分の透過に対するバリアや化学的，機械的刺激から表皮を守る重要な要素である。

(2) 天然保湿因子
　　　（natural moisturizing factor；NMF）

角層細胞内には，さまざまなアミノ酸，乳酸，ピロリドンカルボン酸（PCA），尿素，無機イオンなどを主要成分とするNMFが存在している。NMFは水分を吸収し，それを維持する保湿性を併せ持ち，角層の水分保持に関与している（図3-4）。

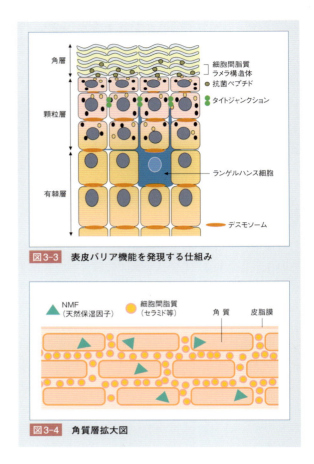

図3-3　表皮バリア機能を発現する仕組み

図3-4　角質層拡大図

顆粒層の表皮細胞内にみられるケラトヒアリン顆粒の主要構成成分はプロフィラグリンである。これはフィラグリンに分解され，ケラチン線維間を充填してケラチンを凝集することにより，角層のバリア機能を高める。また，フィラグリンは角層においてアミノ酸に分解され，天然保湿因子となる。

(3) バリア機能

角層の最も重要な働きはバリア機能である。正常の角層は，通常分子量500ダルトン以上の物質はほとんど透過せず，微生物も侵入しにくい。皮膚のバリアは，体外からの異物侵入の防止，体内からの水分蒸発および体液漏出を防止するために機能し，主に角層の構造に由来している。

角層は層状から膜状の構造を呈しているが，部位によってその層の数は大きく異なっている。例えば，手掌や足底では50層以上みられるが，前腕屈

側では15層前後，顔面では10層前後，外陰部では5層程度と異なっている。この角層の層状構造の間を角質細胞間脂質が埋めており，ケラチンの凝集に関与するフィラグリンも協働して皮膚のバリア機能が維持されている。

正常皮膚（角層）においては，分子量500ダルトン以上の物質は透過しないが，テープストリッピングで角層を除去すると分子量数十万ダルトンの物質でも吸収させることが知られており，皮膚のバリアにおける角層の役割の大きいことが理解される。

また角層の構造の部位的違いにより，部位ごとに物質の吸収率に違いがあることがコルチコステロイドの吸収率から調べられている。前腕屈側の吸収率を1とすると，顔面では6.0〜13.0，手掌は0.83，足底は0.14，陰嚢では42.0とされている。

年令別では乳幼児では角層が成人に比べ薄いため，バリア機能は低く吸収率も高い。またアトピー性皮膚炎などいくつかの皮膚疾患ではバリア機能が低下していることが知られている。

（4）角層の水分

角層内の水分量は，肌の潤いを決定する因子である。角層の脂質やアミノ酸などと分子として結合して存在する結合水と，水の形態をとって存在する自由水とがあり，正常の角層では乾燥重量の33%まで結合水として存在しうる。角層の保湿機能には角層細胞間脂質とNMFが重要な役割を有する。角層細胞間脂質は，角層間において水分子と水素結合のネットワークを形成し，ラメラ構造を呈して層状に分布することで水分を保持している。NMFは水分と結合し，ケラチン線維間において水分保持に寄与する。

（5）角層の機能評価

物質の皮膚透過性は，水分の通りやすさの程度と相関するので，皮膚のバリア機能を測定する方法として，経表皮水分蒸散量（transepidermal water loss；TEWL）がしばしば用いられる。また，角層水分含有量測定には，水分量に相関する皮膚の電気特性（コンダクタンスやキャパシタンス）により評価する方法が汎用されている。

（6）紫外線防御機能

角層は皮膚表面に照射された紫外線を反射，散乱させる作用がある。また，角層に豊富に存在するウロカニン酸は紫外線を吸収する。したがって角層の厚い手掌や足底の皮膚はメラニンが乏しいにもかかわらず，光線に対する抵抗性が強度である。

（7）抗酸化機能

皮膚は常に外気と接しており，大気中の活性酸素にさらされている状態である。さらに皮脂や生体膜は不飽和脂肪酸を豊富に含んでいるため，活性酸素によって容易に過酸化脂質となる。活性酸素や過酸化脂質は皮膚組織に直接障害を与え，炎症や癌などに深く関与している。一般的な影響としては光老化として皮膚に現れてくる。生体にはそのような酸化体に対して防御機能が備わっており，抗酸化酵素としてSOD，カタラーゼ，グルタチオンペルオキシダーゼなどが，そして非酵素抗酸化物質としてαトコフェノール，アスコルビン酸，βカロチン，尿素などが知られている。

角層は物理的なバリア機能を司ると同時に，表皮自身が独自の病原体の認識，排除機能を持ち，抗原特異的リンパ球の関与しない自然免疫の生体防御機構を持っている。それがToll-like receptor（TLR）や抗菌ペプチドと呼ばれるdefencin1である。また，セラミドが分解されて生じるスフィンゴシンも抗菌脂質として知られている。

④ メラノサイト

表皮に存在する細胞としてメラノサイトがある。メラニン色素産生細胞で，皮膚では，表皮基底層と毛母に分布し，産生したメラニンの顆粒であるメラノソームを表皮細胞ないし毛包角化細胞に受けわたす。

皮膚面1mm^{2}あたり1,000〜2,000個のメラノサイトが分布するが，人種間での分布密度の差異はみられない。すなわち，肌の色の違いはメラノサイトの数の違いによるのではない。

メラニンの生成過程を示すと，血中よりメラノサイトへ供給されたチロシンが，チロジナーゼにより

酸化され，dopa，さらにdopaquinoneとなる。

いくつかの転換因子の働きにより，多数の分子が重合してユーメラニン（eumelanin）が形成される経路と，dopaquinoneにcysteineが付加して，同様に重合してフェオメラニン（pheomelanin）が形成される経路があり，ユーメラニンは黒褐色，フェオメラニンは赤褐色調である。

メラノサイトは多数の樹枝状突起を側方ないし上方の細胞間に枝のように伸ばし，成熟したメラノソームを基底層や有棘層下層の角化細胞に受けわたしている。メラノソームは，はじめは球形で次第に楕円体となり，内部に規則的な層状構造が形成され，この構造の上にメラニンが付着し，最終的には内部はメラニンで充満する。メラノソームの発達段階をメラニン沈着の程度によりstage Ⅰ〜Ⅳに分けるが，黒人ではⅣまで成熟し，白人ではⅡ〜Ⅲまでで大きさもやや小型である。

成熟メラノソームは樹枝状突起へと移動し，突起の先端とともに隣接する角化細胞に受けわたされる。移行したメラノソームは角化細胞の分化とともにライソゾーム酵素により消化を受けるが，その消化は不完全で，stage Ⅳのものは形態を保持する。

メラニン生成の主要な意義は，紫外線に対する防御で，これにより日焼け，しみ，しわなどの障害や悪性腫瘍の発生を防ぐ。日光照射の後，短時間にメラニンの色調が黒くなるimmediate pigment darkeningと，数日遅れて黒くなるdelayed pigmentationがある。前者は一時的で可逆的なメラニンの酸化反応で，後者はメラニン産生の亢進と成熟メラノソームの増加による。メラニン生成を亢進する因子として，紫外線のほかにmelanocyte stimulating hormone（MSH），ACTH，妊娠などがある。

⑤ ランゲルハンス細胞

表皮内に常在する，骨髄由来の樹枝状細胞である。細胞質にテニスラケットの形をしたランゲルハンス細胞顆粒（Birbeck顆粒）が存在する。

遅延型アレルギー反応における抗原提示細胞である。その役割については接触皮膚炎の項で詳述する。

⑥ 真皮の構造

真皮は，乳頭層，乳頭下層と網状層の3層からなる。前二者は，脈管，神経や細胞成分に富む。後者は，密な線維成分（膠原線維，弾性線維）からなる強靱な結合織で，血管・神経が走行する。

（1）線維芽細胞

真皮の膠原線維，弾性線維や主要な基質成分を産生し，細長く伸展した細胞である。

（2）膠原線維

真皮の主要な成分で，真皮乾燥重量の約7割を占める。とくに網状層ではよく発達した膠原線維束を形成し，縦横に走行し，皮膚の丈夫な支持組織を形成している。膠原線維は線維芽細胞で作られる。

（3）弾性線維

弾性線維は，線維芽細胞により作られる。真皮乳頭では細く，表皮基底膜に垂直に走る。網状層では，膠原線維束の間に散在し，深層ほど太い線維となる。

皮膚の弾性は弾性線維の働きによる。老人の紫外線の影響を強く受けた皮膚では，弾性線維が減少，消失ないし変性し，皮膚は弛んだ状態となる。

（4）基質

基質は真皮の線維や細胞の間を埋める物質で，主要な成分は糖蛋白質とプロテオグリカンである。糖蛋白質は，コラーゲンやエラスチンと結合し，膠原線維や弾性線維の安定性や配列に関与する。一方，プロテオグリカンは，軸蛋白にグリコサミノグリカンが多数付着した，分子量10^5〜10^6以上の巨大な分子で，液相に浮遊している。真皮のグリコサミノグリカンはヒアルロン酸とデルマタン硫酸が多いが，ヒアルロン酸は水分保持に重要である。これらの多くは線維芽細胞から産生される。

（5）肥満細胞

毛細血管周囲に分布する類円形ないし紡錘形の細胞で，豊富な胞体を持ち，細胞質内顆粒を含有す

る。この顆粒は種々の化学伝達物質を含み，様々な刺激により細胞外へ放出される。この物質としては，痒みをもたらし血管の透過性を高めるヒスタミン，抗凝固作用を示すヘパリン，好中球遊走因子，アナフィラキシー好酸球遊走因子，あるいは各種酵素，また，tumor necrosis factor（TNF）様物質などが知られる。

7 皮下組織

真皮と筋膜との間に存在する組織で，大部分は脂肪細胞で占められる。脂質の大部分はトリグリセライドで，脂肪細胞は単なる脂肪貯蔵庫ではなく，全身のエネルギー代謝を担う重要かつ活発に代謝を営む器官である。また脂肪組織は物理的に保温，外力に対する緩衝作用にも働く。

(1) 血管
筋層以下の深在動脈の分枝が真皮と皮下組織の境界で，皮膚面に平行に網状の皮下血管叢を形成する。ここより分岐した細動脈が真皮を上行し，乳頭下層で再び乳頭下血管叢を形成する（図3-5）。

(2) リンパ管
毛細リンパ管が乳頭下層付近に分布する。真皮深層に向かうと次第に内皮は連続性となり，内腔に弁が出現する。血管に比べ管腔の形は不整で，壁の発達は悪い。集合した皮膚リンパ管は所属リンパ節を通った後に静脈に注ぐ。皮膚局所における種々の有用な物質，老廃物，さらにはリンパ球などの細胞の移動路として働く。

(3) 神経
真皮中〜下層に被膜に包まれた神経線維束が走行し，枝分かれした被膜のない神経線維が真皮浅層や付属器周囲に分布する。知覚神経系と自律神経系がある。知覚神経系としては，痛覚に関係する自由神経終末が真皮乳頭層に分布している。表皮基底層に存在するメルケル細胞には知覚神経終末付着している。触覚，圧覚，振動の受容体として，マイスネル小体，パチニ小体などが知られている。自律神経系

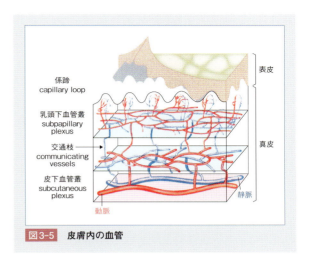

図3-5　皮膚内の血管

として，エクリン汗腺分泌部，立毛筋，血管の近くには多数の無髄神経線維が分布している。末端から化学伝達物質を放出し，分布している器官の機能を調整する。

8 毛器官

毛は，成長期anagen→退行期catagen→休止期telogen→成長期という毛周期hair cycleを繰り返している。毛周期の長さは部位によって異なり，頭毛では成長期が2〜6年，退行期は1〜2週，休止期は数カ月である。頭毛や髭の伸びる速度は0.3〜0.5mm/日であり，1カ月に約1cm伸びる。男性ホルモンは髭，胸毛や陰毛などの発育を促進するが，遺伝的素因のある人では前頭〜頭頂部毛の発育を抑制し，男性型脱毛症の原因となる。

毛器官や脂腺には，男性ホルモンのテストステロンをより強力な5α-ジヒドロテストステロンに変換する酵素5α-レダクターゼ活性がある。5α-レダクターゼの阻害剤が男性型脱毛症の治療薬として使用されている。副腎皮質ホルモンは毛の成長を促進し，甲状腺機能亢進症や低下症では主として脱毛がみられる。

毛器官の最深部は膨隆して毛球と呼ばれ，下方より血管を含む結合織が陥入し毛乳頭を形成する。これを囲むように，細胞群である毛母が位置し，ここで分裂した細胞が上行して細胞層を形成する。毛母

細胞間にはメラノサイトが散在する。細胞層は中心から毛髄，毛皮質と毛小皮で，これらが毛球部の上方で角化して毛を形成する（図3-6）。

毛包は，毛を包み込む構造である内毛根鞘および外毛根鞘からなる（図3-7）。毛周期において毛母の細胞分裂が停止し退行期に至ると，毛母は萎縮し，脱毛し外毛根鞘からなる上皮索となり，次第に上方へ退縮し，休止期となる（図3-8）。

（1）毛乳頭細胞

毛器官の発生や伸長に関与する線維芽細胞様細胞のことであり，成長期毛球部の毛乳頭内で互いに接着したネットワークを作っている。

（2）立毛筋

真皮上層と外毛根鞘毛隆起を結ぶ平滑筋束で，アドレナリン作動性の交感神経が分布し，収縮すると鳥肌となる。

9 脂腺

脂腺は，皮脂を作る外分泌腺で毛包上部に開口する。毛器官のあるところには必ず存在する。頭，前額，眉間，鼻翼，鼻唇溝，頤，胸骨部，肩甲骨間部，外陰部，臍囲など，脂腺がよく発達し皮脂産生の多い部位を脂漏部位と呼ぶ。毛器官のない部位や一部毛器官の存在する部位で，直接表皮に開口する脂腺があり独立脂腺と呼ばれる。口唇，乳輪，肛門，大陰唇，小陰唇，亀頭辺縁，包皮内板や眼瞼にみられる。

皮脂は脂腺で産生され，毛包内，さらに皮表へと分泌される脂質である。前額部の皮脂量は新生児では多いが小児期に一旦減少し，思春期から増加し，女性では10～20歳代に，男性では30～40歳代にピークとなる。以後，女性では急速に減少するが，男性では50歳以後も比較的多い。脂腺の大きさは小児期で小さく，思春期で増大し，皮脂量の変化とほぼ一致する。男性ホルモンは脂腺の増殖と皮脂の産生を促進し，女性ホルモンは抑制する。

皮脂の成分は，ワックスエステル，トリグリセライド，スクアレンであり，このうちトリグリセライ

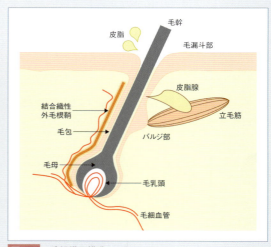

図3-6　毛組織の構造

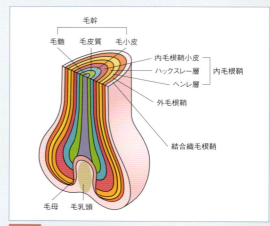

図3-7　毛の断面図

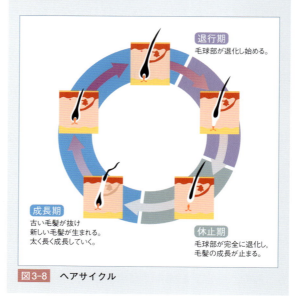

図3-8　ヘアサイクル

ドが毛包内腔でニキビ桿菌などのリパーゼで分解され，遊離脂肪酸を放出する。これがニキビの原因の1つとなる。

皮脂の役割として，脂質フィルムを作り皮表を滑らかにするが，このフィルムは酸性（pH5.5〜7.0）に傾き，いわゆる酸外套として，外界の物質に対する緩衝作用あるいは殺菌作用を示す。

10 汗腺（図3-9）

エクリン汗腺は口唇，亀頭，包皮内板，陰核，小陰唇を除く全身皮膚に分布し，手掌，足底と額に特に多い。分布密度は130〜340個/cm^{2}であり，皮表に直接，開口部を有している。

アポクリン汗腺は腋窩，鼻翼，鼻前庭，乳輪，臍周囲，肛囲，陰嚢，包皮，小陰唇に分布する。思春期になると再び発達して汗を分泌する。発達の程度は性ホルモンの影響を受け，また，部位，人種，個人あるいは年齢により異なる。毛包の毛漏斗部に開口する。

汗は粘稠性でもともとは無臭で，体表に出ると常在細菌により分解されて臭気を放ち，腋臭症（わきが）や体臭の原因となる。

11 爪（図3-10）

爪は角化性の上皮組織で表皮より分化したものである。爪甲は硬いケラチン蛋白からなる板状の構造物で，近位深部の爪母の細胞が増殖して，遠位に伸長し，角化して作られる。爪甲の近位部は皮内に陥入しており，後爪郭で覆われている。後爪郭から角層がわずかに伸びて爪甲を覆うが，これを爪上皮という。後爪郭の前方ではまだ爪甲の角化が不十分なため，乳白色の爪半月がみられる。爪甲の両側縁には側爪郭がわずかに覆う形で存在している。爪床は表皮と同様の組織であるが，その上皮は顆粒層を欠き，角化して爪甲と密着する。正常の爪甲は光沢のあるピンク色で，日に約0.1mm伸長し，爪甲全体の再生には6〜12カ月を要する。さらに老人では，爪の伸長が遅く，肥厚して褐色調を呈する。

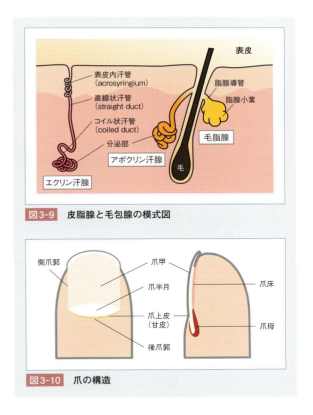

図3-9 皮脂腺と毛包腺の模式図

図3-10 爪の構造

12 経皮吸収

薬理学では，薬物を必要な部位に，必要な量を送達することにより，薬物の有効性を最大限に利用し，副作用を軽減するための薬物送達システム（drug delivery system；DDS）が重要視されている。化粧品に含有された有効成分は皮膚表面を覆うだけで，ほとんど皮膚を透過しないと認識されてきたが，近年開発されている機能性化粧品のなかには，有効成分が皮膚を透過しないと機能を発揮できないものも多く，薬物での考え方を化粧品でも取り入れつつある。

薬物経皮吸収における皮膚透過経路は，表皮を拡散して真皮または皮下組織に達する経表皮経路と，汗腺・毛嚢などの付属器官を透過する経付属器官経路がある。さらに前者には，経細胞経路と経細胞間隙経路がある。

角層は内部からの水の蒸散や外部からの物質侵入に対する強固なバリアとなっているため薬物経皮吸収においては，角層の透過時間の要素が大きい。角

層が全体的に脂溶性の高い密な膜であることより，脂溶性の高い物質ほど分配しやすく，分子量の小さいものほど皮膚組織中を拡散するため，皮膚透過速度は大きくなる．

(1) リポソーム

リポソームとはリン脂質でできたナノカプセルのことで，脂質人工膜であり，細胞膜に似た二分子膜よりなる閉鎖小胞を形成したナノサイズの粒子である．

ナノ化粧品では，リポソームを利用するものがみられるようになってきた．リポソームを用いることにより，保湿剤，美白剤，抗酸化剤などの有効成分の効果や持続時間を延長させることができる．実際の化粧品として脂溶性ビタミンや抗炎症剤を内包したリポソームの使用がみられ，ナノ技術の導入は一般的になってきている．

(2) イオントフォレーシス

イオントフォレーシスは水溶液中で電荷した物質に電場をかけ，能動的に経皮吸収させる方法である．イオン化されることでプラスに荷電した物質は陽極側に，マイナスに荷電した物質は陰極側に含有させ通電を行い，電気的排斥をかけることにより経皮吸収を促進させる．例えば，プラスに荷電した物質を送達するためには，この物質を皮膚表面に適用し，ここを陽極電極とし通電する．その結果，陽イオンの薬物は反発され，体の他の場所に置かれた陰極に向かって引き寄せられる．

美容皮膚科の分野においては，アスコルビン酸（および誘導体）のイオントフォレーシスが主体であるが，最近では，アミノ酸，レチノイン酸，トラネキサム酸などのイオントフォレーシスが試みられている．

イオントフォレーシスは適用電流感受性が高い患者，心臓ペースメーカーのような電流感受性の埋め込み装置を使用している患者，適用物質に接触皮膚炎を起こす患者には禁忌である．

(3) エレクトロポレーション（図3-11）

エレクトロポレーションは以前から分子生物学の

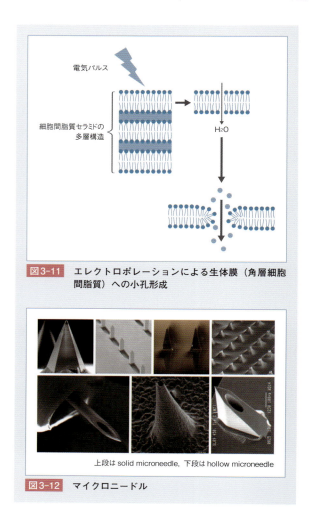

図3-11 エレクトロポレーションによる生体膜（角層細胞間脂質）への小孔形成

図3-12 マイクロニードル

分野においてDNAやRNAを細胞内に導入する方法として用いられてきた．イオントフォレーシスより高い電圧（通常100V程度）を短時間皮膚に適用することで，可逆的な穴（pore）を角層に形成させ，有効成分の経皮吸収を促進させる．

(4) マイクロニードル（図3-12）

マイクロニードルとは，皮膚内に吸収させたい物質をそのまま固形化した長さ約15μmの微細な針で，皮膚に可逆的な小さな穴を開け，成分を表皮に到着させ，自己溶解により有効成分の経皮吸収を促進させる．ヒアルロン酸などの刺入が行われている．なお血管や神経が存在する真皮まで達しないため，痛みは感じない．

（川島　眞）

第4章 化粧品学

1 | 化粧品の定義

はじめに

いつまでも健やかで，美しくありたいと願う気持ちは人類の歴史と同じくらい古くからあるが，現代においても化粧品の最も重要なことは「美の追求」である。これに加えて，健全で美しい身体には，健全で美しい心，そして生きる喜び，生きがいが生まれるという人の生活において化粧品はきわめて大切な役割を担っている。

この章では化粧品の特徴や皮膚の働きとの関係について理解を深めていただくために，化粧品についてなるべくわかりやすい説明を心がけた。

1 化粧品の定義

化粧品，cosmeticsの語源はギリシャ語のkosmetikos（飾ることに熟練した）である。日本では化粧は変化，変身，化かすというような意味で一般に使われるが，現代の化粧の本質は西欧の語源に示されていることがわかる。

私たちが毎日，使用している化粧品とはどのようなものであろうか？ 化粧品は毎日身体に使用することから，その品質，有効性，安全性などについては薬事法[1]（旧薬事法，昭和35年法律第145号）によって定められている。この薬事法は医薬品，医薬部外品，化粧品及び医療機器の品質，有効性及び安全性の確保と適正使用を定めた衛生法規であり，保健衛生の向上を目的とした人間の生命，健康を守るための法律である。この薬事法等の一部を改正する法律，およびその名称が変更され，「医薬品，医療

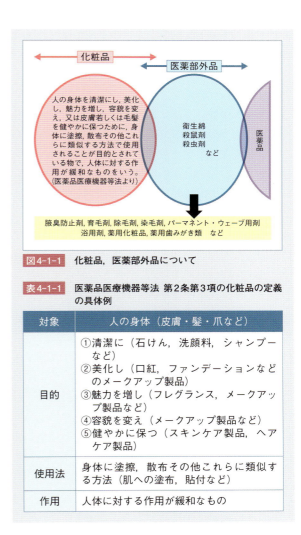

図4-1-1 化粧品，医薬部外品について

表4-1-1 医薬品医療機器等法 第2条第3項の化粧品の定義の具体例

対象	人の身体（皮膚・髪・爪など）
目的	①清潔に（石けん，洗顔料，シャンプーなど） ②美化し（口紅，ファンデーションなどのメークアップ製品） ③魅力を増し（フレグランス，メークアップ製品など） ④容貌を変え（メークアップ製品など） ⑤健やかに保つ（スキンケア製品，ヘアケア製品）
使用法	身体に塗擦，散布その他これらに類似する方法（肌への塗布，貼付など）
作用	人体に対する作用が緩和なもの

機器等の品質，有効性及び安全性の確保等に関する法律」（略称：医薬品医療機器等法，平成25年法律第84号）とされ，平成26年11月29日に施行された。

化粧品および医薬部外品に関しては後述する「副

作用報告の義務」が強化された以外は，大きな内容変更はない。一方，医薬品，医療機器の安全対策強化と実用化促進策を盛り込んだ，「薬事法等の一部を改正する法律の施行に伴う関係政令の整備等及び経過措置に関する政令」（平成26年政令第269号）が平成26年（2014年）11月25日から施行された。これにより，改正法施行後は，医薬品，医療機器の品質，有効性，安全性の確保にかかわる責務が，国や都道府県，製造販売者，医療関係者に課されたのである。一般に，「化粧品」と，薬用化粧品と呼ばれる「医薬部外品」（図4-1-1）をまとめて「化粧品」として捉えているが，医薬品医療機器等法では「化粧品」と「医薬部外品」とを明確に区別している。

（1）化粧品の定義

医薬品医療機器等法における化粧品の定義は「化粧品とは，人の身体を清潔にし，美化し，魅力を増し，容貌を変え，又は皮膚若しくは毛髪を健やかに保つために，身体に塗擦（とさつ），散布その他これらに類似する方法で使用されることが目的とされている物で，人体に対する作用が緩和なものをいう。」である。すなわち，化粧品が保健衛生的および美容的な使用を目的としているのに比べ，医薬品は治療を目的としている点が大きく異なるのである。そして，医薬品は病人が対象で効能が優先であり，好ましくない副作用（薬物有害反応の意味）は効能とのバランスでやむを得ない場合があるのに比べ，化粧品，医薬部外品は対象が健常人の皮膚，毛髪，爪への外用であり，好ましくない副作用は許されないことが医薬品と大きく違うところである。具体的な医薬品医療機器等法における化粧品の定義と製品の関連は表4-1-1に，また，化粧品の効能の範囲を表4-1-2に示した。

（2）医薬部外品の定義

医薬部外品は，医薬品医療機器等法で表4-1-3のように定義されていて，疾病の予防的なものも使用目的とされている。肌荒れ防止，美白，紫外線防止，ニキビ防止などは，医薬品医療機器等法により医薬部外品として認められる効能・効果を持つ薬用化粧品の育毛剤，染毛剤などのように，人体に対す

表4-1-2	化粧品の効能
No.	効能
1	頭皮，毛髪を清浄にする
2	香りにより毛髪，頭髪の不快臭を抑える
3	頭皮，毛髪をすこやかに保つ
4	毛髪にはり，こしを与える
5	頭皮，毛髪にうるおいを与える
6	頭皮，毛髪のうるおいを保つ
7	毛髪をしなやかにする
8	クシどおりをよくする
9	毛髪のつやを保つ
10	毛髪につやを与える
11	フケ，カユミがとれる
12	フケ，カユミを抑える
13	毛髪の水分，油分を補い保つ
14	裂毛，切毛，枝毛を防ぐ
15	髪型を整え，保持する
16	毛髪の帯電を防止する
17	（汚れを落とすことにより）皮膚を清浄にする
18	（洗浄により）ニキビ，アセモを防ぐ（洗顔料）
19	肌を整える
20	肌のキメを整える
21	皮膚をすこやかに保つ
22	肌荒れを防ぐ
23	肌をひきしめる
24	皮膚にうるおいを与える
25	皮膚の水分，油分を補い保つ
26	皮膚の柔軟性を保つ
27	皮膚を保護する
28	皮膚の乾燥を防ぐ
29	肌を柔らげる
30	肌にはりを与える
31	肌につやを与える
32	肌を滑らかにする
33	ひげを剃りやすくする
34	ひげそり後の肌を整える
35	あせもを防ぐ（打粉）
36	日やけを防ぐ
37	日やけによるシミ，ソバカスを防ぐ
38	芳香を与える
39	爪を保護する
40	爪をすこやかに保つ
41	爪にうるおいを与える
42	口唇の荒れを防ぐ
43	口唇のキメを整える
44	口唇にうるおいを与える
45	口唇をすこやかにする
46	口唇を保護する。口唇の乾燥を防ぐ
47	口唇の乾燥によるカサツキを防ぐ
48	口唇を滑らかにする
49	ムシ歯を防ぐ（使用時にブラッシングを行う歯みがき類）
50	歯を白くする（使用時にブラッシングを行う歯みがき類）
51	歯垢を除去する（使用時にブラッシングを行う歯みがき類）
52	口中を浄化する（歯みがき類）
53	口臭を防ぐ（歯みがき類）
54	歯のやにを取る（使用時にブラッシングを行う歯みがき類）
55	歯石の沈着を防ぐ（使用時にブラッシングを行う歯みがき類）
56	乾燥による小ジワを目立たなくする

注1.：たとえば「補い保つ」は「補う」あるいは「保つ」との効能でも可とする。
注2.：「皮膚」と「肌」使い分けは可とする。
注3.：（ ）内は，効能に含めないが，使用形態から考慮して，限定するものである。
［平成23年7月21日 薬食発0721 第1号医薬食品局長通知：平成12年12月28日医薬発第1339号別表第1に「乾燥による小ジワを目立たなくする。」を追加。］

る作用があっても作用が緩和であるものをいうのである。

メーカーが医薬品的な作用すなわち，穏やかながら人体になんらかの薬理作用が認められる製品として，厚生労働省（厚生労働大臣）に申請して承認されたもので，医薬品医療機器等法および承認内容の範囲内でその効能を訴求することが認められている。医薬部外品の種類は特定の使用目的別に表4-1-3，表4-1-4に記載した。「薬事法等の一部を改正する法律の施行に伴う関係政令の整備等及び経過措置に関する政令」第2条の規定により，医薬部外品等の製造販売の承認申請の政令について関連通知[2~4]が出された（平成26年11月）。これらの通知の中で厚生労働省医薬食品局長による通知「医薬部外品等の承認申請について」には，医薬部外品の承認申請の際に用いる用語および申請区分が変更されていることが記載されている。今回の改正により，医薬部外品の承認審査上の取り扱いの明確化を図るため，申請区分を5区分から11区分に改訂している。詳細については，前述の関連通知[2~4]および，PMDA（Pharmaceuticals and Medical Devices Agency：独立行政法人医薬品医療機器総合機構）のホームページを参照いただきたい。

（世喜利彦）

参考文献

1) 薬事法研究会編：逐条解説 薬事法（五訂版，電子書籍），（株）ぎょうせい，2012
2) 厚生労働省医薬食品局長通知：医薬部外品等の承認申請について（薬食発1121第7号，平成26年11月21日）
3) 厚生労働省医薬食品局審査管理課長通知：医薬部外品の承認申請に際し留意すべき事項について（薬食審査発1121第15号，平成26年11月21日）
4) 厚生労働省医薬食品局審査管理課：医薬部外品の製造販売承認申請に関する質疑応答集（Q＆A）平成21年11月25日付け事務連絡

表4-1-3　医薬品医療機器等法 第2条第2項の医薬部外品の定義の具体例

使用目的	具体例
①吐き気その他の不快感又は口臭若しくは体臭の防止が目的とされているもの	口中清涼剤，腋臭防止剤
②あせも，ただれなどの防止が目的とされているもの	てんか粉（ボディパウダー）など
③脱毛の防止，育毛又は除毛が目的とされているもの	育毛剤，養毛剤，除毛剤など
④人又は動物の保健のためにするねずみ・はえ・蚊・のみなどの駆除又は防止が目的とされているもの	忌避（きひ）剤（虫よけ剤）など
⑤これらに準ずるもので厚生労働大臣が指定するもの	表4-1-4に記載

表4-1-4　厚生労働大臣の指定する医薬部外品

(1)	衛生上の用に供されることが目的とされている綿類（紙綿類を含む）
(2)	次に掲げる物であって，人体に対する作用が緩和なもの
1	胃の不快感を改善することが目的とされている物
2	いびき防止薬
3	カルシウムを主たる有効成分とする保健薬（18に掲げるものを除く）
4	含漱（そう）薬
5	健胃薬（1及び26に掲げるものを除く）
6	口腔（こうくう）咽喉（いんこう）薬（19に掲げるものを除く）
7	コンタクトレンズ装着薬
8	殺菌消毒薬（14に掲げるものを除く）
9	しもやけ・あかぎれ用薬（23に掲げるものを除く）
10	瀉下（しゃげ）薬
11	消化薬（26に掲げるものを除く）
12	滋養強壮，虚弱体質の改善及び栄養補給が目的とされている物
13	生薬を主たる有効成分とする保健薬
14	すり傷，切り傷，さし傷，かき傷，靴ずれ，創傷面等の消毒又は保護に使用されることが目的とされている物
15	整腸薬（26に掲げるものを除く）
16	染毛剤
17	ソフトコンタクトレンズ用消毒剤
18	肉体疲労時，中高年期等のビタミン又はカルシウムの補給が目的とされている物
19	のどの不快感を改善することが目的とされている物
20	パーマネント・ウェーブ用剤
21	鼻づまり改善薬（外用剤に限る）
22	ビタミンを含有する保健薬（12及び18に掲げるものを除く）
23	ひび，あかぎれ，あせも，ただれ，うおのめ，たこ，手足のあれ，かさつき等を改善することが目的とされている物
24	薬事法第二条第三項に規定する使用目的のほかに，にきび，肌荒れ，かぶれ，しもやけ等の防止又は皮膚若しくは口腔の殺菌消毒に使用されることも併せて目的とされている物
25	浴用剤
26	5，11又は15に掲げる物のうち，いずれか二以上に該当するもの

2 | 化粧品の歴史

1 西洋における化粧の歴史

（1）ボディペインティングから始まった？

　化粧の起源は，西ヨーロッパの中心に居住していたネアンデルタール人の時代（約20万年前頃）と考えられる。彼らは生活のための道具を使い，死体を墓に埋葬し，狩猟の儀式では黄土を体に塗り，ペインティングを施し，鷹の羽を髪に挿していたといわれている。その後，約4万年前の現代人と同じホモ・サピエンスに属し，現在のヨーロッパ人の直接の祖先であるクロマニヨン人は，赤い粘土，赤い顔料を体に塗って飾っただけでなく，歴史上初めて動物，家畜や生活様式を洞窟の壁画に描いた。これが，よく知られているスペインのアルタミラ洞窟やフランスのラスコー洞窟であり，洞窟からは赤く塗った人骨も発見されている。これは，皮膚に塗った鉱物質顔料が，死後，肉体が分解して消失後に骨に染み付いたと考えられている。

（2）メークアップとスキンケアの歴史

　西洋の化粧文化については古代エジプトからの流れが，多くの文献に記述されている。これは化粧瓶や化粧パレット，手鏡などの化粧道具が，紀元前3000年の遺跡から数多く発掘され，壁画に化粧の様子などが描かれていたからである。紀元前1350年頃のツタンカーメン墳からの芳香性軟膏や極彩色の副葬品，特にツタンカーメン王の黄金マスクにはアイラインが明瞭に描かれ，またアンクエスエンアメン妃が王に香油を塗っている情景（図4-2-1）が描かれていて，メークアップとスキンケアの両方がすでに行われていたことがわかる。古代エジプトの美容の基本は香りのよい水で沐浴（もくよく）することであった。沐浴の後で香油や軟膏を塗り，肌を乾燥から守り，アイメークとしてアイライナー，アイシャドーを使用していた。また，爪，手のひら，足裏を，植物のヘンナで赤橙色に染めたり，肌を黄土色で明るく見せたり，オレンジ色で塗り分けたり，染毛などのメークアップが行われていた。特に

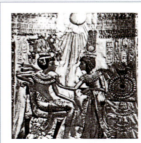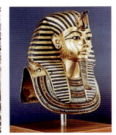

スキンケアの始まり
王妃が王に香油を塗っている

メークアップの始まり
アイラインが明瞭に描かれている

図4-2-1　スキンケアとメークアップの始まり

アイメークは女性だけでなく，古代エジプトでは男性も同様な化粧を行っていたことが彩色立像からうかがえる。

　古代ローマでは色白であることが美しさの基準であったことから，肌を白く見せるために鉛白（えんぱく：塩基性炭酸鉛）や白亜（チョーク）を塗っていた。古代ローマでは色白な肌になるため，そして社交生活の一部でもあった入浴が盛んに行われ，多くの公衆浴場があった。女性が夜，睡眠前に行うパックが始まったのもこの頃であった。

　中世時代のキリスト教社会では，化粧が否定・批判されていた。しかし，聖書には化粧を否定・批判する記載がないことから，中世の聖職者たちが人工的に人の体に手を加えることは神への冒とくであるという思想，すなわち，神がご自分にかたどって創造された人の姿はそのままで美しく，化粧する必要がないという考えが広がっていったと考えられる[5]。このため，キリスト教世界では化粧はあまり進歩しなかった。しかし，アラビア半島を中心としたイスラム教世界では化粧は大きく進歩した。イスラム社会では，女性たちは家に閉じこもることがほとんどであり，この習慣により化粧が非常に洗練されたのである。資本家・地主など有産階級の女性たちは半月に1度，ハンマム（美容院）へ行き，顔の化粧に入る前にボディケア，ヘアケア，体と顔の脱毛，手足のマニキュア，マッサージなども行っていた。数

多くのハンマムの存在，また化粧品を作る産業も活発であったことから化粧が大きく進歩したのである。

16〜17世紀のイタリアの女性には，顔が白くてつや消しの状態が好まれた。このため，女性は，鉛白で顔を白くし，パックをして眠りに入った。白粉（おしろい）や紅（べに）は濃厚になり，17世紀には男性も化粧するようになった。

18世紀に入ると化粧は多少変化し，白粉を塗った頬の上に紅を丸く塗り，しっかり口紅を塗るようになった。入浴して体を清潔にする習慣がなくなっていたが，体を洗うことが再度，習慣となった。18世紀にフランスで起きた市民革命は風俗革命ともいわれており，濃厚な化粧で高く結った髪型の女性たちに代わって，化粧気のない小さな髪型で自然な女性たちが登場してきたのである。

19〜20世紀には，それまでの濃厚な化粧は少なくなり，再び白い肌が好まれた。そして19世紀末には鉛白に代わって，亜鉛華（酸化亜鉛）が発見され，白粉（おしろい）に用いられた。女性の社会進出が盛んになり，第一次世界大戦後には日やけした小麦色の肌が健康的な美しい肌と考えられた。白粉と頬紅はごく薄く，唇はまだ濃く塗っていたが，アイシャドーなどで目にアクセントを置くようになり，20世紀初めには再び日やけを嫌うようになった。その後，マスメディアの発達により化粧法が大衆化されていったのである。

(3) フレグランスの歴史

紀元前1930年頃のエジプトでは，すでに香料の通商も盛んであったことが史料に訳されている。古代ギリシャ・ローマ時代には，贅沢を好んだローマ人は浴室などで香油を体にすりこむなど，多くの香料をこの時代に使用したといわれている。16〜17世紀のルネサンス期に入ると体を清潔にする入浴の習慣がなくなり，香水を使用することがもてはやされ，この考え方は17世紀になっても続いた。香水は官能を刺激するだけでなく，ペストなどの伝染病の予防薬と考えられていた。

18世紀には香水が男女間で非常に流行しており，この時代のほとんどの化粧品は香りが強いのが特徴

であった。皇帝ナポレオンが流行させたことでも知られるオーデコロン（フランス語で「ケルンの水」という意味）は香水，オードパルファム，オードトワレに次ぐ賦香率（香料濃度）のフレグランス化粧品で，この頃よく使われていた。

② 日本における化粧の歴史

(1) 古代

古代の日本は長い間，固有風俗で，外国からの影響はほとんどなかったと考えられる。古代の化粧法は原始的な赤土粉飾であった。日本では赤土を，邪悪を祓（はら）う魔除けとして使用していたことを示す話もある。このように，赤（赤土）を使うことで身体の保全や安全願望があったようである。また，中国の後漢書（200年代）の「魏志倭人伝」（3世紀頃の日本人の生活を伝えているといわれている）には，「朱丹を以って身を扮すること中国の粉（ていふん）を用ふるが如くなり」と記載されており，この朱丹は辰砂・硫化水銀のことである。古代の日本では，赤の化粧，眉引き，お歯黒が行われていた。香木（こうぼく）が初めて日本に到来したのは595年であり，610年には紅（べに）の原料の紅花（べにばな）の種が伝えられた。そして，日本で初めて白粉が作られたのは700年頃である。

(2) 飛鳥・奈良〜平安時代

飛鳥・奈良時代は唐の影響が大きく，紅，白粉，朱，香料などが大陸や半島文化の輸入とともに入ってきた。紅花から作られた紅による紅化粧が行われていた。

平安時代に入ると京都の宮廷中心の貴族階級が安定し，遣唐使廃止後これまでの唐風模倣から日本独自の文化として日本的な生活風習が生まれてきた。風俗も男女共に奈良時代の軽快さから品位を高める重々しさを見せるようになった。平安貴族の宮廷における薄明での暮らし，日本的で静的な美意識，屋外作業（日やけ）をしない階級の証（あかし）などから，顔に白粉を塗り顔の白さを強調する化粧が主流となった。

（3）鎌倉・室町時代

　質実剛健な精神が反映された武家社会が始まり，公家をまねてお歯黒や薄化粧をする武家の階級も出てきた。これは，やがて武家の嗜み（たしなみ）として全国に広がっていった。化粧は鉛白粉や水銀白粉をヘチマ水で練った練り白粉が使われた。室町時代には乱世の崩れた秩序を回復しようと礼儀作法が盛んになり，化粧法も規定され，眉一本までも所作が決められていた。武士はお歯黒を行わず女子のみ行われた。16世紀半ばには明国以外にポルトガル，スペインの商船の来航もあり香水も伝えられた。

（4）安土桃山時代

　戦国時代が終わるとその反動で豪華絢爛な時代が到来し，武士までも派手作りとなり，女性はさらに美しくなるために衣裳を凝らし，髪型も外出時には上げてその美しさを誇示した。西欧では石鹸工業が最盛期で，日本にもシャボン（石けん）が伝わった。日本は海に囲まれ，温泉も多く，多くの河川があり，清く豊富な水が流れ入浴好きの国民性を作り上げていった。このことが日本の「水の文化」を形成したのではないかと考えられる。

（5）江戸時代

　白粉がはやりだしたのは江戸時代からである。また髭面がはやり，髭用化粧品が考案された。また，鬢付け油（びんつけあぶら）や男性の前髪を整える伽羅（きゃら）の油，女性が毛髪の垢（あか）を除くために髪を梳（す）く際に使用する梳（すき）油が作られた。今日のマニキュアといえる爪紅（つめべに）が売り出され，はやりものとなった。爪紅は女性美の象徴であった。また，口紅は唇を青く光らせるのがはやった。化粧は江戸では薄化粧が好まれ，上方（関西）では濃艶な化粧になる傾向があった。この頃，化粧水も広く使用されている。また現代のマッサージ法も記載されている。

　一方，庶民は美肌用には自家製の糸瓜（へちま）水や果物の皮を使用し，冬の肌荒れには酒や柚子（ゆず）汁，かぶを焼いて酒に浸したもの，ひび，あかぎれには烏瓜（からすうり）の果肉を塗った。

（6）明治・大正時代

　明治維新が起き西欧諸国の新しい文化が次々と導入され，風俗革新が進んでいった。華族にお歯黒と眉剃りが禁止された。今まで使われていた鉛白粉による鉛中毒が問題となり，社会問題にまでになったがその後，無鉛白粉が研究開発された。日露戦争以降，欧米の化粧が導入されたこともあり，一般の人々も化粧に関心を持つようになった。明治から大正にかけ，化粧水，無鉛白粉，香油，香水，石けん，クリームが売り出された。大正から昭和にかけて，化粧は洋風化していった。

（7）昭和時代以降

　第二次世界大戦後，化粧品も多様化し，その後メークアップ化粧品が注目され，関心が高まった。昭和35年以降になると，化粧のポイントがアイメークと口元を強調するようになり，アイシャドーも流行した。その後は，ライフスタイルやファッションに合わせてさまざまな化粧，そして自分らしさの表現としてのメークアップへと移行してきている。

（世喜利彦）

参考文献

5）平松　隆円：聖書世界の美粧，佛教大学教育学部学会紀要，第6巻，161-181，2006

参考書籍

・村田　孝子：3化粧品の歴史，化粧品事典，日本化粧品技術者会編，丸善，11-29，2003

3 ｜ヒトの五感と化粧品

はじめに

化粧品にはそれぞれの使用目的である洗浄効果，メークアップ効果などがあり，これらの目的に応じて十分な機能がなければならないが，単に機能だけ優れているだけでは化粧品としての価値がない。すなわち，化粧品は美意識の世界のものであるから美的感覚に優れたものでなくてはならない。化粧品は外観，香り，使用感などはもちろんのこと，容器，包装のデザインまでも美的に魅力的でなければならないのである。すなわち，化粧品を実際に使ってみて心地良いかどうかなどの感覚的なものまでが，非常に重要な要素となっているのである。化粧品が感性商品，情緒商品といわれる理由はここにある。医薬品は十分な薬効があることが最重要であるが，化粧品に求められているものは，優れた有用性だけではないので，医薬品と比べると大きな違いである。この感覚的なものとは，人間の五感である視覚，嗅覚，触覚，聴覚，味覚である。これらの五感と化粧品について考えてみる（図4-3-1）。

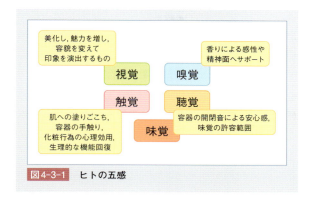

図4-3-1　ヒトの五感

1　視覚と化粧品

私たちは日常生活の中で，人の外見，顔の表情や動作を見てその人がどのような人であるか，また，自分の発言，行動に対して，人がどう考えているかを瞬時に判断していることが多いようである。最近の研究によれば，人と人との情報交換は言葉が主ではなくて，外見の見せ方，活かし方が主であるとされていて，顔を含めた外見は他の人との関わりにおいて重要な役割を持っている。「人は見た目が9割」（竹内一郎 著）[6]というベストセラーがあるが，見た目の重要性はすっかり社会に定着しつつある。

化粧，特にメークアップ用，フレグランス，ヘアカラーなどの「美化し，魅力を増し，容貌を変えて印象を演出するもの」は外見の見せ方，活かし方が主役であり，人と人とのコミュニケーションに深く関与し果たす役割・効果は大きいといえる。一方，スキンケア，ヘアケア化粧品の「皮膚や毛髪を清潔にし，健康を維持するもの」もまた肌や髪の魅力を増し，好印象を演出するのである。すなわち皮膚や毛髪を清潔にし，保護や整えること，肌や毛髪に活力を与えて健やかに保つことで，皮膚や毛髪のトラブルを予防し外的刺激から肌を守り，健康的な美しい魅力的な肌を維持することができるからである。

2　嗅覚と化粧品

匂いや香りを感じ取る嗅覚には2つの役割がある。1つ目の役割は動物が匂いで餌を探し，外敵から身を守り，種族保存・繁栄のために異性をフェロモンで誘い，群（むれ）社会の維持や，犬のマーキング（なわばりを誇示するために，雄犬が電信柱や壁にオシッコをかける行動）などの生活圏の管理である。もう1つは，人の嗅覚についての役割であるが，このような動物の本能的な基本的役割は人では大いに減少し，代わって精神的な意味が大きくなった。快い香りをかげば気持ちが落ち着き，精神的に豊かな，うるおいのある気分，幸福感，満足感に浸ることができる。最近，よく話題にのぼるQOL（Quality of Life：生活の質）の向上に香りは貢献することができる。香りによる感性や精神面へのサポートは心身の内面の美を引き出し，化粧を健康や生きるという領域に高めてくれるのである。

嗅覚には種々の特性があり，順応，記憶，個人差，

鋭敏さ，強さと質などの性質がある。嗅覚の順応とは同じ匂いをかぎ続けていると，次第にその匂いを感じなくなる。嗅覚の記憶とはある匂いをかいだ時に，その匂いをかつてかいだ時の情景が彷彿と思い出される特性である。これは，若い時に聴いた音楽によりその時の情景がよみがえるのと同様である。嗅覚の個人差とは同じ匂いをかいでも，その感じ方の強弱は個人差がきわめて大きい。一般的には女性のほうが嗅覚の感度が良く，20代後半〜30代前半の女性が最も感度が良いといわれている。シャンプーやスキンケアの賦香（ふこう：香りをつけること）は，その製品のコンセプトにより香りが選択される。

③　触覚と化粧品

　皮膚に対して触れたり，圧力が加わるという力学的な刺激に対する感覚を，触覚または触・圧覚という。私たちほ乳類では授乳期に母親との温かい触れ合いが，こどもの発育に大きな影響を与えること，また免疫力を高めることが知られている。しかし人は成長するにつれて，他の感覚が発達し触覚の地位は下がってくる。触覚の重要性が復活してくるのは思春期以降である。恋愛感情はお互いに深い接触を求めてくるのである。日本人は欧米人よりも接触の少ない民族であるが，恋愛中は異性への接触にも最近は寛大になってきている[7]。

　化粧品は手に取った時の製剤の手ざわり，および化粧水の浸透感，乳液，クリーム，ジェルやファンデーション，パウダーなどの肌への，そして口紅やリップクリーム，グロスの唇（くちびる）への塗りやすさ，塗り心地も重要である。化粧品を皮膚に使用した際の「のび」，「のり」，「べたつき」，「しっとり」，「さっぱり」，「つっぱり」，「かさつき」など触覚に視覚も加わった感覚が化粧品にとって重要な要素となる。すなわち，いつまでもべたつきが残ると好まれず，塗りやすく肌にスーと入りすぐになじんでべたつかず，さらっとした肌触り（はだざわり）が求められている。

　また，心理効用だけでなく生理的な機能をも回復させるものがマッサージである。マッサージには主に顔を中心的にケアするフェイシャルマッサージと身体を中心的にケアするボディマッサージがある。フェイシャルマッサージは肌の表皮ターンオーバーが規則的になることで，きめ（キメ）の細かい美しい健常な肌を維持し，血行やリンパの循環を促進させて新陳代謝を活発にし，小じわやたるみなどの肌の衰えを予防する目的で実施されている。表皮ターンオーバーは表皮において生じる表皮細胞の生まれ変わりのことで，最終的には最外層で垢（あか）となって剥離（はくり）し，健康な肌では一定のリズムで繰り返している。またボディマッサージは血行やリンパの循環を促進させて新陳代謝を活発にするだけでなく，肌の温度も上昇させて発汗を促進したり，脂肪低減により脂肪をつきにくくしたり，スリミングを目的に実施されることも多い。また頭皮が硬くなると血行やリンパの流れも悪くなるため，頭皮マッサージは育毛効果や白髪予防などにつながると考えられる。

④　聴覚，味覚と化粧品

　ヒトの五感のうち，聴覚や味覚は化粧品と関係がないように思われるかもしれないが，各種化粧品の容器のキャップ，ファンデーションのコンパクトなどを閉める時のパチン，カチャッという音も嗜好品としての化粧品ゆえ，日本の消費者は大切に考えている。同じファンデーションのコンパクトでも閉める音がほとんどしない場合あるいは，非常に低音で鈍く閉まったかがわかりづらい音，やや高い音でコンパクトが閉まったことが，はっきりわかる音のどちらを皆さんは選ぶのだろうか。もちろん，コンパクトがしっかり閉まったのがわかる音を選ぶであろう。バッグの中でうまく閉まっていなかったコンパクトからファンデーションが出てしまったら大変であるから，きちんと閉まったことを当たり前のように音で確認している。また消費者は味覚についても許容できる範囲であることが，唇に使用する口紅やリップクリーム，リップグロスにとって大切な要素の1つとして考えており，各化粧品メーカーは化粧水や洗浄料など口に入りやすい化粧品についても，その苦味などに注意を払うのである。

（世喜利彦）

参考文献

6）竹内 一郎：人は見た目が9割，新潮社，2005
7）竹内 一郎：「見た目」で選ばれる人，講談社，2009

4 | 化粧品の重要な4つの要素

はじめに

　品質（クオリティー）とは，その製品を使用する消費者が自ら求める目的に対して満足感（快適さ，楽しさ，生きる喜びなど）が得られるかどうかによって決定されると考えられる。化粧については『人がいつまでも健康で若々しく美しくありたい』という願いが，人の毎日の生活において，やりがい，楽しさ，充実感，自分の存在意義，そして生きる喜び（生きがい）を心の底から感じられることに結びつくための人間特有の表現であり，自己実現なのである。それゆえ，現代の化粧品は最終的に心を飾るもの，心ときめくものという心の充実を得るきわめて重要でなくてはならないものとなっている。そして，この役割を十分に果たすための化粧品の機能（品質）は1つの要素だけでは不十分であり，4つの基本的で重要な要素である「安全性」，「安定性」，「有用性」，「使用性」が総合的に合わさることにより発揮されるのである（図4-4-1）。肌に直接つける化粧品はまず，「安全性（＝安心して使い続けられるということ）」が品質の鍵を握る重要なポイントである。この「安全性」に「安定性」，「有用性」，「使用性」を加えた4つの要素が化粧品の品質に欠かせないのである。4つの要素が十分に満たされ，常にその状態を保ち続ける努力を怠らないことで，化粧品は最高の品質を維持でき，消費者の満足へと結びつくのである。

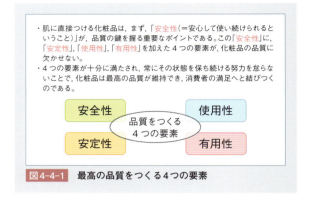

図4-4-1　最高の品質をつくる4つの要素

1　化粧品の安全性

（1）安心・安全と化粧品安全性の歴史

　最近，消費者は多くの商品の「安心・安全」について高い関心を持つようになっている。それはいうまでもなく，数多くの「安心・安全」に関して消費者を裏切る大きな多くの問題が次々に生じているからである。そして，化粧品についても石けんによるアナフィラキシー発症，さらには美白化粧品による白斑発症が生じ，大規模な訴訟問題となっている。

　化粧品の安全性について歴史的に見てみると，明治27年（1894年）歌舞伎役者の九代目団十郎や福助が鉛白粉（なまりおしろい）の鉛の中毒で重体となり世間を驚かせ，一種の公害として当時の社会問題となった。その後，明治時代の後半には無鉛白粉が開発された。そして，昭和45年（1970年）頃に化粧品の色素不純物（赤色219号の不純物，スダンⅠ[8]）による顔面黒皮症（リール黒皮症：本章の「15｜化粧品と肌トラブル」において詳細に記載する。）という重大な皮膚障害が社会問題[9]となった。その後，原料を含めた化粧品の安全性に関する徹底した研究（基礎研究から安全性評価試験の開発など）が推進され，原料の不純物を除去するために十分に精製して，安全性が非常に高い化粧品が開発されるようになった。そして，この化粧品アレルギーの社会問題化を背景として，1970年代に化粧品メーカー数社がアレルギーを引き起こさない化粧品開発を開始している。

（2）安全性に対する基本的な考え方

　化粧品は皮膚を清潔に保ち，健康を維持するために使用される。このために健康な人の皮膚に繰り返し毎日，長期間にわたり使用されるので，皮膚に対して安全であることは必須条件である。医薬品は疾病の治療，予防，検査を目的とした製品であり，薬効のほかに好ましくない副作用（薬物有害反応の意

味）があるのは状況によってはやむを得ないという考えに立つが，化粧品は疾患患者を対象とした製品ではなく健康な人が対象であるため，いかに美容効果が高い製品であっても有害な副作用のある製品では，化粧品としての存在価値がまったくないのである。

化粧品の安全性を確保するためにわが国では化粧品基準，製造，販売，表示などについて他国に例を見ない厳しい規制が実施されている。また，各化粧品メーカーもさらに高い安全性の自主基準を設けて消費者の安全面に細心の注意を払っている。そして，多くの化粧品メーカーから構成された日本化粧品工業連合会では各委員会を設置し，安全性を向上させるための現状問題について検討し積極的な努力を続けている。また，化粧品・原料メーカーの研究者は専門分野の研究を推進し国内外の学会，学会専門誌において研究成果を発表しており，わが国の化粧品は品質，特に安全性において世界で高く評価されている。

（3）安全性を確保するための法制度

化粧品および医薬部外品の安全性を確保するために，薬事法などの各種規制により化粧品原料および製品の品質向上を図ってきた。また，化粧品原料基準，化粧品種別配合成分規格などにより原料の規格が決定され，原料に混入する不純物の安全性リスクが低減され，化粧品による皮膚トラブルも減ってきている。このため，薬事法の改正（2001年）により「企業の自己責任において安全性を十分確認した上で配合の可否を判断すること。安全性に関する資料は製造業者において収集・作成・保管すること」と明記され，化粧品原料は一部を除き，企業の裁量，責任で配合可能となった。また，化粧品原料基準も廃止され，使用する原料の規格も企業の自己責任となった[10]。そして，化粧品の成分表示については，これまでの指定成分表示（指定成分とは，人により皮膚障害を起こす可能性があり，表示が義務づけられている成分）を廃止し，薬事法の改正（2001年）により，配合された全成分を邦文で表示する（全成分表示）ことが義務づけられた。しかし，全成分表示の実施によりカタカナ，アルファベットで表示

表4-4-1　医薬部外品等の承認申請について

安全性に関する資料
1. 単回投与毒性（急性毒性）に関する資料
2. 反復投与毒性に関する資料
3. 遺伝毒性（変異原性）に関する資料
4. がん原性に関する資料
5. 生殖発生毒性に関する資料
6. 局所刺激性に関する資料
7. 皮膚感作性に関する資料
8. 光安全性に関する資料
9. 吸収・分布・代謝・排泄に関する資料
10. ヒトパッチテストに関する資料
11. ヒトにおける長期投与（安全性）試験に関する資料

厚生労働省医薬食品局長通知　薬食発1121第7号
平成26年11月21日

されている成分について，ほとんどの消費者には理解できないと考えられ，化粧品メーカーには消費者に成分を理解するための情報などを提供する義務が生じた[10]。

一方，医薬部外品は，申請して製造販売承認を得なければ販売できないし，配合する原料も前例のない新規添加物の場合は，安全性を確保するための試験項目（ガイドライン）[11]に基づいた，安全性資料（表4-4-1）の提出が必要である。医薬部外品については従来通り，表示指定成分（香料を含めての103種類から，現在140種類）を表示するように義務づけられていたが，日本化粧品工業連合会は「医薬部外品の成分表示に係る日本化粧品工業連合会の基本方針」を作成し，医薬部外品の全成分表示を平成18年（2006年）4月1日から日本化粧品工業連合会の自主基準として実施した。

2　医薬部外品に新規添加物成分を配合する際に必要な安全性評価試験項目（11項目）とそれ以外の安全性評価試験

前述のように，薬事法の改正（2001年）により，化粧品に配合する原料は一部を除き化粧品企業の裁量，責任で配合可能となり，また，化粧品原料基準等は廃止された。しかし，企業の自己責任におい

て，安全性を十分確認した上で化粧品への新原料配合の可否を判断することが必要となった。このため，各企業は自己責任において安全性評価試験を採択，実施し，安全性に関する資料を収集・作成・保管しなければならない。前述のように，厚生労働省は各都道府県知事に「医薬部外品等（化粧品及び医薬部外品）の承認申請について」という医薬食品局長通知[2]（平成26年11月21日）を出している。その中で，承認申請に必要な安全性に関する資料として，必要に応じて実施しなければならない11項目の安全性試験項目（表4-4-1）を提示している。

①単回投与毒性（急性毒性）
原料や化粧品を誤飲，誤食，また皮膚に接触，あるいは気体，蒸気やミストの状態で吸入した場合に起こる有害な影響のことである。試料の比較的多い量を実験動物に1回投与して，この急性毒性反応を生じる原料や製品の量やその症状を予測，評価する試験が急性毒性試験である。皮膚に塗布する製品では経皮，経口により，またミスト，スプレー製品では吸入により投与することが考えられる。急性毒性の問題点として，動物に与える苦痛が大きい，作業量，経費が大きいなどが指摘されている。

②反復投与毒性（亜急性・慢性毒性）
試験物質を実験動物に長期間連続して投与した際に生じる全身的な影響を評価するために実施される試験項目[11]である。体重，餌摂取量の変化，血液・生化学的な検査などを，4週間〜6カ月間投与し，終了後に解剖して生体への影響を評価する。医薬品毒性試験法ガイドラインに則って実施し，通常げっ歯類（ラット，マウス等）を用いた試験法で，投与経路は使用時の適用経路に準じて選択することが望ましい。また，明らかに慢性毒性を示すと推定されたものについては，12カ月間以上の反復投与毒性試験／がん原性試験の組み合わせ試験を必要とすることがある。

③遺伝毒性（変異原性）[12]
化学物質が細胞の核の染色体や遺伝子のDNAに影響を及ぼして変異を起こし，がんを引き起こす可能性のある反応である。例えば魚を焼いた時にアミンと亜硝酸塩が反応して生じるニトロソアミン，車の排気ガスやタバコの煙に含まれるベンツピレン（ベンゾピレンともいう）などがよく知られている。変異原性試験は化学物質の発がん性の可能性の有無を短期的に評価する目的で実施される。原則として，「医薬品の遺伝毒性試験及び解釈に関するガイダンスについて」（平成24年9月20日付け薬食審査発0920第2号 厚生労働省医薬食品局審査管理課長通知）に示された方法で行う必要がある。医薬部外品の有効成分又は添加物については，原則として遺伝子突然変異試験（サルモネラ菌や大腸菌などの細菌を用いる復帰突然変異試験のエイムス・テストなど）および染色体異常の有無の確認を目的としたほ乳類の培養細胞を用いる*in vitro*試験（ほ乳類培養細胞を用いる染色体異常試験またはマウスリンフォーマTK試験）が必要である。

また，小核試験（実験動物の生体内試験）や細菌の評価系にほ乳類の薬物代謝酵素系（肝ミクロソーム酵素）を加えて実施する試験もある。

④がん原性
がん原性試験は実験動物に対して，評価する新規添加物を2年間，すなわちほぼ一生期間，投与（経皮，経口，吸入）して生体臓器に対するがん原性を調べる試験である。ヒトに対して長期間または生涯曝露が生じるような製品については，がん原性試験が必要と考えられる。

⑤生殖発生毒性
新規添加物が，胎児に影響がないかどうかという生殖・発生の過程における毒性を検討するために実施される試験項目である。

⑥局所刺激性

1）皮膚一次刺激性：化粧品が皮膚に接触したときに皮膚炎（かぶれ）が生じる場合のことである。皮膚一次刺激性物質には化学物質，熱，紫外線などがあり，皮膚の細胞や血管系に対する直接的な毒性反応によるものであるが，後述のアレルギー性（感作性）のように免疫機構に基づく反応とは異なる。皮膚一次刺激性試験は化粧品原料や製品である試料を，実験動物の皮膚に1回塗布して一次刺激性皮膚炎が生じるかを評価する。この皮膚一次刺激性試験

はヒトに対するあくまでも予備実験という位置づけである。後述するが、ヒトの皮膚に試料を塗布して刺激性、またアレルギー性を調べる試験はヒトパッチテストとよばれる。

2）連続皮膚刺激性：連続（累積）刺激性反応は化粧品を最初に使用した時点で発症するのではなく、反復して使用を長期間続けているうちに発症する場合である。これは弱い刺激性物質により皮膚バリア機能（生体内の水分蒸散や体内成分の損失を制御し、微生物や化学物質等の体外異物の生体内侵入を防御する角層機能）が累積して障害され、刺激反応を起こすことである。皮膚一次刺激性と同様に肉眼的には紅斑（赤み）、浮腫（むくみ）、落屑（大小の角質の剥離）、丘疹（ぶつぶつ）などの症状が見られる。

3）眼刺激性：目に対する一次刺激反応である。化粧品には目の周囲に使用するアイシャドー、アイライナー、マスカラ、また頭髪洗浄料のシャンプー、リンス、頭髪料のヘアリキッド、ヘアトニック、ヘアスプレーなど使用中に目に入る可能性があるものや、ヘアダイ（染毛剤）、パーマネント・ウェーブ用剤など絶対に目に入れてはいけないものがある。眼刺激性試験は目に対する一次刺激反応の強弱を評価することであり、実験動物のウサギを用いるドレイズ法[13]が古くから使用されている。特にこの試験法は動物に与える苦痛が大きいことから、動物愛護の面からも動物実験代替法開発が強く求められている。

⑦皮膚感作性（アレルギー性）：化粧品など皮膚に接触した物質による皮膚炎には、前述した一次刺激性皮膚炎とアレルギー性（接触感作性）接触皮膚炎がある。アレルギー性反応の場が皮膚であることから接触アレルギー性（接触感作性）反応と呼ばれる。一次刺激性皮膚炎が塗布部位に限定される局所的反応であるのに対して、接触アレルギー性（接触感作性）皮膚炎はリンパ系組織を含む全身性反応である。この接触アレルギー性（接触感作性）皮膚炎は、喘息（ぜんそく）などの体液性免疫反応〔血中の抗体（免疫グロブリンというタンパク質）が関与〕ではなく、細胞性免疫（リンパ球の1つであるT細胞が関与）であり、その反応出現が比較的遅いことから、

遅延型反応と言われる。接触アレルギー性（接触感作性）試験にはマキシミゼーション・テスト[14, 15]およびアジュバント・アンド・パッチテスト[16, 17]が広く現在も使用されている。

欧州では化学物質管理に対しての規則（REACH）[18]が2007年に発効され、今後ますます、安全性評価の必要性が増加している一方、動物愛護の面からも動物実験代替法[19]開発が強く求められている。さらに、化粧品指令により適切な動物実験代替法がある試験については、EU域内では、動物実験を実施した化粧品成分および製品の販売が禁止となった（2009年3月以降）。接触アレルギー性（接触感作性）試験の代替試験法[19, 20]については早期から国際的に検討、開発が積極的に推進されてきたが、現在もなお、すべての確立には至っていないのである。

前述したように日本では新原料を配合した化粧品の申請時に添付しなければならない安全性資料の試験項目に、実験動物を使用しなければならない項目が現在も存在する。また、例えば中国における化粧品販売についても、実験動物を使用した安全性評価データが要求されている。このように、EUと日本、中国の化粧品成分および製品の安全性の判断にギャップが生じているのが現状であり、安全性の判断基準も変化が求められている。

⑧光安全性：基本的には「医薬品の光安全性評価ガイドラインについて」（平成26年5月21日付け薬食審査発0521第1号厚生労働省医薬食品局審査管理課長通知）を踏まえて実施する。*in vitro* 光毒性試験法としては、このガイドラインに示される3T3 NRU PT（OECD Test Guideline 432）などがある。

1）光毒性：紫外線により皮膚刺激性反応を起こす物質を光毒性物質と呼ぶ。光毒性反応は免疫反応に基づかない生体反応である。香料成分であるベルガモット油中のメトキシソラレンによるベルロック皮膚炎が知られている。このような光毒性物質を塗った皮膚部位に光が当たると、その部分に紅斑（赤み）が生じ、さらには茶褐色の色素沈着になることがある。光毒性試験は、実験動物の皮膚に試料を塗布して、光線照射部位と非照射部位での皮膚の反応の違いから、光毒性の有無を評価する[21~23]。代替試験

法の検討も盛んに実施されており，ヒト皮膚由来の培養細胞である表皮角化細胞（ケラチノサイト）や線維芽細胞（ファイブロブラスト）に試料を加え，紫外線照射して細胞毒性を測定する方法などが検討されてきている。

2）光感作性（光アレルギー性）：光感作性（光アレルギー性）接触皮膚炎を引き起こす反応である。化学物質の中にはその物質を励起させる作用波長を含む光（一般に紫外線）が照射されると，化学変化を起こし抗原性を獲得して免疫応答に基づいてアレルギー性の接触皮膚炎を起こすものがある。その後，同じ化学物質が皮膚に塗布され，その部位に光が当たるとアレルギー反応が生じる。このような化学物質を光感作性物質（光アレルギー性物質）という。化粧品に使用されている，ある種の紫外線吸収剤，香料，殺菌剤などに光アレルギー性が報告されている。反応機構については殺菌剤として使用されていたハロゲン化サリチルアニリドやテトラクロロサリチルアニリド（TCSA[24]）に代表される光アレルギー性物質が皮膚に接触し，光（一般に紫外線）が照射されると生体構成成分（タンパク質など）と結合する。そして，ランゲルハンス細胞によりリンパ節でTリンパ球（T細胞）へ抗原が提示され，光アレルギーの状態になると考えられる。光アレルギーが成立するためには光と光アレルギー性物質と皮膚（生体構成成分）の3要素が同時に存在する必要があるとされていた。すなわち，皮膚において光アレルギー性物質が光により化学変化して生体構成成分と結合して抗原となり，免疫反応である光アレルギー性接触皮膚炎を発症させるのである。

　その後，光と光アレルギー性物質と皮膚（生体構成成分）の3要素が同時に存在しない場合でも，光アレルギー性物質の溶液を試験管内であらかじめ紫外線照射したものを，暗室で実験動物の皮膚に塗布すると，紫外線の存在なしでアレルギー性接触皮膚炎を起こすことが報告[25]された。それゆえ，前述の3要素が同時に存在しなくてもアレルギーを起こす化学物質が存在することが判明した。前述した光毒性試験結果により，光アレルギー反応が皮膚刺激性に基づかないことを確認する必要がある。

⑨吸収・分布・代謝・排泄：化粧品あるいは，その原料が経皮吸収されて，生体に対してどのような影響を及ぼすかを評価することは，安全性上，重要なことである。標識化合物を実験動物に投与後に各臓器へどのように分布するか，また，尿や血中における濃度や代謝物を分析し，安全性を評価，予測する。新規添加物が，吸収・分布・代謝・排泄に関する試験結果から，全身に移行することが確認された場合，ならびに新規添加物が防腐剤または紫外線吸収剤の場合には，反復投与毒性，生殖発生毒性および必要に応じてがん原性に関する資料の添付が必要である。また，それ以外の新規添加物についても，毒性について，より慎重に評価する必要があるものについては，反復投与毒性等に関する資料が必要な場合がある。

⑩ヒトパッチテスト[26]：新しく開発された化粧品の原料や新製品を使用して，皮膚炎が生じないことを確認するための簡便な予知試験法であり，予知パッチテストともいう。ヒトの前腕や背部皮膚に試料を貼布（ちょうふ：布状のものを貼ること。貼布材料に試料を塗布して，皮膚に適用）し，その反応を評価する。しかし，年齢，性別，部位によっても異なるが，ヒトが化粧品を使用した際に短時間だけ感じるひりつきやかゆみ，ピリピリ，チクチクなどの皮膚の炎症を伴わない症状を感覚刺激といい，実験動物による安全性試験により評価や予測することは難しい。この感覚刺激を評価するスティンギングテストについては，その他で記載する。

⑪ヒトにおける長期投与（安全性）試験：投与期間は12カ月間，評価対象例数として100例以上を確保し，皮膚科専門医の管理下で実施する。なお，6カ月間投与して得られた試験成績をもって承認申請を行うことが可能である。その場合は12カ月間，投与して得られた成績を承認前の可能な限り早い時期に提出することが必要である。

使用テスト：ヒトでの感覚刺激，目にしみるなどは，ヒトで実際の使用法に従って最終製品を使ってみないとわからないため，医薬部外品を含む通常の化粧品では健常な肌の人，また後述する敏感肌用化

粧品では敏感肌の人（アレルギー性接触皮膚炎を以前に経験している人，または軽症から中等症のアトピー性皮膚炎を有する人）をボランティア対象として皮膚科専門医の監督下で臨床試験として使用試験（前述のパッチテストも同様）を実施することが有用である。また，製品により使用する時の環境条件などの影響する要素についても検討を重ねる必要がある。例えば，日やけ止め製品では紫外線，温度，湿度などの環境条件の変化による影響や発汗の影響，スキンケア製品では乾燥や脂質量などの肌の状態と反応性が検討されている。また，皮膚炎（かぶれ）の原因は化学物質（化粧品）の安全性に問題がある場合だけとは限らない。すなわち，化粧品を使用する人の体質や体調が原因となることが知られている。

その他：コメド（面皰：めんぽう，脂腺性毛包の毛穴に一致した正常皮膚の盛り上がりのこと）の形成はニキビの症状の経過過程の1つであり，コメド形成を抑えればニキビを防ぐことにつながる。このコメド形成能試験（コメドジェニックテスト）や接触アレルギー性の検討がボランティアの背部，前腕で実施されることがある。また，前述したように化粧品や洗浄料を使用した時に生じる，ひりつき，かゆみ，ほてりなどの感覚刺激を実験動物では評価できないため，ヒトによるスティンギングテスト（感覚刺激テスト）が行われている。このスティンギングテストの対象者には乳酸などの代表的感覚刺激物質によるテストで感受性が高いと評価された人を用いる場合が多い。しかし，ある物質に感受性が高い人が他の物質にもそうであるとは限らないし，顔面でも部位により感受性が異なることも知られており，テスト対象者の感覚刺激感受性，塗布部位，塗布方法などにより結果が異なる場合があり注意しなければならない。

化粧品に対する動物実験禁止と動物実験代替法

前述の安全性評価試験の説明において，動物実験代替法について少し触れたが，ここでは動物実験の廃止および代替法とその開発状況について記載する[27]。

①**動物実験の廃止**：前述したように，化粧品は健康な人が対象であり，健康な人の皮膚に繰り返し毎日，長期間にわたり使用されるので，皮膚に対して安全であることは必須条件である。化粧品の安全性を確保するために日本では，多くの事項について厳しい規制が実施され，品質，特に安全性において世界で高く評価されている。このような化粧品および化粧品原料の安全性を評価するために，従来から動物実験が実施されてきた。この動物実験は，医薬品をはじめ多くの製品や化学物質の許認可と関連が深く，安全性試験と密接に関わってきたのである。

しかし，近年，動物愛護の立場から，動物実験の廃止を求める声は高まる一方である。そして，1993年（平成5年）のEU化粧品指令の第6次改正の提案を皮切りに，欧州連合（EU）域内においては，適切な動物実験代替法がある試験については，化粧品に対する動物実験が禁止され，動物実験を実施した化粧品，動物実験を実施した成分を配合した化粧品の販売が禁止された（2009年3月以降）。この動きは，世界中に広がることが予想される。しかし，日本では新原料を配合した化粧品の申請時に添付しなければならない安全性資料の試験項目に実験動物を使用しなければならない項目，例えば急性毒性（単回投与毒性）試験が現在も存在する。中国においても，化粧品販売について実験動物を使用した安全性評価データが要求されている。このような状況下，資生堂は2013年4月から「開発に着手する化粧品・医薬部外品における社内外での動物実験の廃止」を決定し，すぐにマンダムが続き，さらに，コーセーが2014年9月に「2013年上期より廃止しているが，動物実験は今後もしない」ことを言明した。今後，この動きはその他の化粧品会社に広がることが予想される。

②**動物実験代替法開発の現状**：EU域内において化粧品に対する動物実験が禁止され，日本においても大手化粧品会社数社が化粧品における動物実験廃止を決定した。しかし，化粧品に配合する新規原料や化粧品自身の安全性保証がなくなることはなく，動物実験に替わる安全性評価試験の開発，確立が求められており，着実にその成果が出てきている。以下に開発された，あるいは開発中の動物実験代替法に

ついて記載する。

・**急性毒性（単回投与毒性）試験**：急性毒性試験については，動物実験における初回投与用量の設定に細胞毒性を指標とした in vitro 試験法の活用が提案されている。

・**皮膚一次刺激性試験**：皮膚一次刺激性試験は化学物質と化粧品で評価法が異なる。またOECD（経済協力開発機構）に採択された再構築ヒト表皮モデルを用いた in vitro 皮膚刺激性試験は，日本の化粧品や医薬部外品の薬事申請の際に求められる評価内容と根本的に異なる。日本における皮膚刺激性試験を完全に置き換える in vitro 試験法は現在，存在しない。

・**皮膚アレルギー性（皮膚感作性）試験**：OECDに採択された皮膚感作性の in vitro 試験法はないが，皮膚アレルギー（皮膚感作）性の誘導過程におけるポイントとなる機序に着目して開発されている。被験物質のタンパク質結合性を指標としたDPRA（Direct Peptide Reactivity），感作性物質の曝露による酸化ストレス応答反応の誘導を指標としたKeratinoSens™ assay，抗原提示の際の樹状細胞の表面タンパク質発現を指標としたh-CLAT（human-Cell Line Activation Test）が開発されている。一方，動物実験で評価する複雑な感作性反応を単独の in vitro 試験法だけで再現するには限界があるため，異なる作用機序に着目した in vitro 試験法を組み合わせた評価体系の構築が重要である。

・**光毒性試験**：in vitro 光毒性試験法については，化学物質の細胞毒性が光照射により変化する程度を指標とした方法（TG432），光照射時の活性酸素種（ROS：Reactive Oxyjenn Species）の発生を指標としたROS assay（評価法）も開発されている。両方法は共に難水溶性物質の評価には不向きであり，再構築ヒト表皮モデルを用いた方法が効果的である。

・**コンピューター（in silico）による安全性評価**：動物実験代替の目的，また，実験にかかる費用と時間を削減するために，データベースによる毒性予測の方法が注目されている。物質の化学構造の特徴や毒性などの生物活性との相関関係などを利用して化学物質の毒性を予測する方法である。in silico（イン・シリコ）は，コンピューターで実験する，すなわち，コンピューターを利用して定量的な化学物質の構造活性の相関を研究することを in silico（シリコン内で）という。コンピューターの半導体にシリコン（ケイ素）が使われているために，このような表現になっている。

・**その他の試験法**：眼刺激性試験の複数の in vitro 試験法がOECDに採択されている。生殖発生毒性についても胚性幹細胞試験，また，反復投与毒性試験などが開発されているが，完全な代替法への置き換えには，時間を要すると考えられている。光皮膚アレルギー性（光皮膚感作性）試験や連続皮膚刺激性試験の代替法の開発については，あまり進展していない状況である。

  化粧品の安定性

品質の安定性

　化粧品はメーカーで製造されてから消費者が使い終わるまでの，各過程すなわち保管，運搬，店頭や家庭での保存状態，その使用期間を考えて品質が保証されることが重要である。化粧品は流通経路または消費者の使用中にその機能を損なうおそれがあると思われる中身の化学的，物理的，そして微生物的劣化が起こらないことが最重要である。

【化学的劣化】成分同士の反応による沈殿の生成，結晶の析出，光作用や化学的作用による色素の変色，退色，また香料の変臭，成分同士の反応による異臭，活性成分や高分子化合物の分解などである。これら化学的劣化のほとんどの原因は温度，湿度，空気，光である。

【物理的劣化】成分を溶かし込んでいる液が蒸発して，濃縮化して高濃度となり成分が沈殿，粘度増加したり，ファンデーションから発汗，亀裂が入ったり，硬くなったり，乳液が分離して水が遊離したり，リップスティックに亀裂が入ったり，折れたり，逆に柔らかくなりすぎたりすることがある。これらの物理的劣化の原因も温度，湿度などが影響しているが，容器の材質や構造，運搬条件，消費者の使用方法などによっても生じてくる場合がある。

【微生物的劣化】微生物の汚染，増殖により，成分が微生物の酵素により分解されて，すなわち腐敗し

変臭・悪臭が発生したり，香料の退化，変色，そしてカビの発生による防カビ作用，殺菌作用の低下などがある。

【容器・包装材料の劣化】プラスチックと中味成分との相互作用・透過，ガラスと香料の変色，pH（酸，アルカリ性の度合いを示す）の変化，容器の構造的な欠陥による中味の乾燥と濃縮化，中味成分による容器の変化，腐食などがある。

これらの劣化現象は化粧品の機能性を含めた使用性に多大な影響を及ぼすだけではなく，化粧品の持つ商品価値である美的外観・香りを含めた質的特性，使用性の低下，イメージの損失，さらに安全性にも影響を及ぼしかねず，消費者の信頼，期待を裏切ることになりかねない。化粧品が製造直後から消費者が使い終わるまで変質することなく保証するために，各メーカーは個々の製品特性を正確に把握し，個々の製品の時間的変化による品質変化を，安定性評価法により事前に予測し，安定性の確保に努めている。

4 化粧品の有用性

「1｜化粧品の定義」で，医薬品医療機器等法で定義されている化粧品の効能の範囲を，表4-1-2に，また，医薬部外品の種類を，表4-1-3，表4-1-4に記載している。化粧品の有用性（効能）の基盤には，化粧行為の有用性，社会的価値があり，化粧品の安全性，安定性，使用性（使用感，使いやすさ）を土台にして，有用性が創出されるのである。化粧品の有用性には，生理学的な作用，物理化学的な作用，使用による満足感などの感性や心理学的な作用が含まれる。

まず，生理学的な作用であるが，角層バリア機能（生体内水分の蒸散や体内成分の喪失を制御し，体外異物の生体内への侵入を防ぐ機能）の改善，肌荒れ改善，美白，育毛改善効果，しわ防止などの皮膚，毛髪の生理学的な有用性である。物理化学的な作用は洗浄，紫外線防止，体臭防止などの効果，メークアップによるしみ，そばかすのカバー効果，パーマネントウェーブによる髪の美的改善効果など

がある。そして，心理学的な作用はフレグランスによるアロマコロジー効果，メークアップの色彩心理効果などであり，特に香りは，心を豊かにし，気分のリラックス，リフレッシュ作用，ストレス緩和作用，睡眠改善，仕事の能率化とともに，自律神経系や内分泌系などにも働きかけて体の内側からケアするなどの効用があげられる。

（1）スキンケア化粧品の有用性

皮膚は体の最も外側にあり，全身を覆い外部からのさまざまな刺激や障害，あるいは乾燥などの変化に対して体を守る役目をしている重要な器官である。この重要な役目を果たしている皮膚も環境の変化や老化とともに，その機能が低下し，しくみや働きにアンバランスを生じてくるのである。この皮膚のしくみや働きをうまく調節してバランスをとるのが，スキンケア化粧品の役目である。皮膚にとって有害な紫外線，乾燥，酸化などから皮膚を守り，皮膚が本来備えているホメオスタシス（恒常性維持）の機能が低下した場合には，スキンケア化粧品が回復，維持させ，皮膚をいつまでも美しく健康に保つために使用されるのである。

医薬品医療機器等法の規定による化粧品の効能効果が56項目認められていることを本章の冒頭に記載している。この効能効果は第一に肌の清浄，第二に肌を整える，第三に肌に活力を与える，そして第四に環境から肌を守るというスキンケア化粧品の効能としてまとめることができる。

（2）スキンケア以外の化粧品の有用性

メークアップ化粧品の効能には，美しく見せることに加えて，肌を守る保護的効能，そして心理的効能がある。心理的効能として，メークアップによる気分転換，積極性・気力・自信がアップして人とのコミュニケーションが活発になることや安心感などがある。ヘアケア化粧品はシャンプーにより頭皮・毛髪を清潔にし，リンスにより毛髪損傷を修復させ，整髪剤，ヘアスタイリング剤，パーマネント・ウェーブ用剤，ヘアカラーなどにより毛髪を美化し，育毛剤により発毛・育毛促進および脱毛防止，そしてふけ，かゆみの防止効果がある。また，香り

が主役のフレグランス化粧品は，香りによる感性や精神面へのサポートによって幸福感やQOL（生活の質）を向上させ，内面の美を引き出す効能がある。

して製品の色との差を評価するための機器測定法には，直接，皮膚の色を直接計測する色彩色差計や光沢計などを用いる方法がある。

（世喜利彦）

5 化粧品の使用性

　化粧品は化学製品である一方，嗜好品でもある。嗜好品とは主に飲食物についての表現であるが，嗜好性（心地良さ），すなわち人の好みによって心身の高揚感などの味覚，嗅覚などを楽しむためのものでもある。化粧品と医薬品で大きく異なるのは化粧品の使用性に関する付加価値である。この使用性は化粧品を使用した時に人が五感を介して，総合的に感じるものである。例えば，化粧品の使いやすさ，肌ざわりなどの使用感による心地良さ，匂い，また，化粧品自身だけでなくパッケージの色，化粧品の使用後の肌の表面状態，透明感などの見た感じによる最終的な満足感といった官能的な要素である。このような化粧品の使用性を評価する方法として，あらかじめ訓練を積んでいる人（パネラー）によって実際に製品を使用して評価する官能評価法（官能試験）と，客観的に評価する機器測定法などがある。化粧品の使用性評価項目には以下のようなものがある。

①**使用感**：展延性（のび，止まり），付着性（のり，つき，べたつき，しっとり，さっぱり，つっぱり，かさつき），被ふく性（おおいかぶせること，カバー力），持続性（化粧持ちが良い），使用後の肌感覚（すべすべ感，柔らかい，ハリ感など）など，触覚と視覚を合わせて感知した値によって表現される。

②**匂い**：匂いは形状，性質，強度，保留性などに科学的には分類される。このうち匂いの形状，性質は，匂いのセンサーが開発されているが，評価についてはすべて人の嗅覚による判断（官能評価）で行われている。

③**色**：色も，化粧品にとって重要な因子であり，特にメークアップ製品では色がいのちである。さらに，製品の見た目の色，すなわち化粧品の表面の色と，その製品を皮膚に塗った時の皮膚の色とが同じであることが求められている。製品の色を評価する場合，肉眼による方法が簡便で精度も良いが，個人差，主観が入る可能性がある。また，標準色と比較

参考文献

8) 小塚 雄民 他：皮膚，19，191-194，1981
9) 朝日新聞社：朝日新聞，12月10日，朝刊，1976
10) 世喜 利彦：皮膚科医のための香粧品入門，10月臨時増刊号，皮膚科の臨床，56(11)，1558-1569，2014
11) 厚生労働省医薬食品局審査管理課：医薬部外品の製造販売承認申請に関する質疑応答集（Q&A）について（その1）　平成26年11月25日付け事務連絡
12) 田島弥太郎，賀田 恒夫，近藤 宗平，外村 晶 編：環境変異原実験法，講談社，1980
13) Appraisal of the Safety of Chemicals in Foods, Drugs and Cosmetics, Association of Food and Drug Officials of the United States, 1959
14) Magnusson B and Kligman A.M.：J. Invest. Dermatol, 52, 268-276, 1969
15) Magnusson B and Kligman A.M.：Allergic Contact Dermatitis in the Guinea Pig；Identifications of Contact Allergens, C.C. Thomas, Springfield, Illinois, 1970
16) Sato Y, Katsumura Y, Ichikawa H, Kobayashi T, Kozuka T, et al.：Contact Dermatitis, 7, 225-237, 1981
17) 佐藤 悦久，勝村 芳雄，市川 秀之，小林 敏明：皮膚，23，461-467，1981
18) 化学物質評価研究機構編，EU新化学物質規制REACHがわかる本，工業調査会
19) 大野 康雄：フレグランスジャーナル，35(10)，20-28，2007
20) 小島 肇夫：フレグランスジャーナル，37(1)，65-69，2009
21) 小堀 辰治：安田 利顕 監修：光と皮膚，金原出版，1973
22) Fitzpatrick T.B., et al. ed.：Sunlight and Man, University of Tokyo Press, 529-557, 1974
23) Stott C.W., Stasse J., Bonomo R., Cambell A.H.：J. Invest. Dermatol., 55, 335-338, 1970
24) Wilkinson D.S., et al., Brit. J. Dermatol., 73, 213, 1961
25) Kato S., Seki T., Katsumura Y., Kobayashi T., Komatsu K., Fukushima S.：Toxicol. and Applied Pharmacology, 81, 295-301, 1985
26) William C.Waggoner ed.：Clinical Safety and Efficacy Testing of Cosmetics (Cosmetic Science and Technology Series, Vol.8.), Marcel Dekker, 1990
27) 今井 教安：皮膚科医のための香粧品入門，10月臨時増刊号，皮膚科の臨床，56(11)，1752-1760，2014

5 | スキンケア化粧品

はじめに

　皮膚の最大の特徴は，私たちの体全体を覆っていて，体と外界が接している境界であり，最前線である。このため皮膚には多くの重要な機能が備わっていて，外界から侵入してくるさまざまな化学的・物理的刺激，細菌，ウイルスなどの異物である外敵から私たちの体を守っている，最前線の生体防御部隊であるといえるのである。皮膚は私たちの体の内部を外敵から守るのと同時に，体の内部の異常シグナルを体の最外部分である皮膚に，見えるように現わして伝える役割，体調変化のインジケーターでもある。この皮膚がベストコンディションであることが，私たちの生体防御を維持するために重要なことなのである。スキンケアとは肌を良い状態に保つためのケアなのである。では「肌が良い状態」とはどのような肌をいうのだろうか？　皮膚科医の視点から「肌が良い状態」というのは，「炎症や赤みなどの皮膚トラブルがなく，うるおいに満ちた肌」と表現されている。「うるおいに満ちた肌」とは皮膚トラブルが起きにくい肌であると皮膚科医が指摘しているように，乾燥させない肌を作ることがスキンケアの基本である。乾燥対策抜きでその他のケアをしても良い状態の肌を得ることはできないのである。スキンケアは皮膚が本来備えている恒常性維持機能（ホメオスタシス），すなわち外界である環境が変化しても人間の体の内部環境を一定にした良い状態を保つ働きを引き出し，補い，向上させながら美しく健康な皮膚へ導くことを目的としている。このスキンケアのための化粧品の基本的な目的は，①取り除く，②整える，③与える，④守る，の大きく4つであり以下に説明する。

①取り除く：悪影響を取り除くスキンケア化粧品

　皮膚表面の汗，皮脂，老廃物，メークアップ化粧品，ちり，ほこり，細菌，化学物質，そして，これらが紫外線によって酸化，劣化して皮膚に刺激やダメージを与え，この汚れを放置すると，肌荒れ，しみ，ニキビ，ざらつき，毛穴の黒ずみなどの肌トラブルや皮膚老化の原因となる。この皮膚表面の汚れを洗浄して取り除くことにより，皮膚表面を清潔にする。また，古くなった不要な角層を積極的に取り除くことを目的として使用される化粧品により，健康な肌，透明感のある滑らかな美しい肌に近づくことができる。これには洗浄クレンジング類，パック，マスク，ふきとり化粧水などがある。これらの洗浄料を使用した際に，すすぎ残しやすい顔の部位（図4-5-1）があり，洗浄料が残っていると，肌荒れ，にきび，吹き出物の原因になる。これらの部位に洗浄料が残らないように，よく水で洗い落とすことが大切である。

②整える：バランスを整えるスキンケア化粧品

　乾燥，紫外線，酸化，寒冷・熱暑や，化学的物理的刺激などの外的要因，そして，加齢，精神的なストレス，内分泌などの内的要因は，ホメオスタシスを低下させ，皮膚表面のきめの乱れ，皮膚の乾燥，肌荒れなどを引き起こす。皮膚はこれらのダメージを受けると，皮膚表面の3種類の要素，①水分，②脂質，③天然保湿因子（NMF：Natural Moisturing Factor）によるモイスチャーバランス[28, 29]（図4-5-2）やミネラルバランス（生体の機能維持に不可欠な塩類や無機質で，皮膚ではマグネシウムイオン，カルシウムイオンなどが重要）の乱れ，崩れが生じる。また，皮膚の生理機能に必要な酵素活性の低下や逆に悪影響を及ぼす酵素活性の増加，皮膚を構成している成分量の減少，皮膚のpH調節作用（pH：水溶液の酸性度，アルカリ性度の尺度であり，水溶液の水素イオン濃度を表す表記方法）が低下してpHが中性側に変化するなどの，さまざまなバランスが崩れて皮膚表層の機能が低下する。このような皮膚表層の機能低下に対して，化粧水や乳液のようなスキンケア化粧品は，水分や必要な成分を十分に補い，モイスチャーバランスをはじめとする皮膚表層のさまざまなバランスを正しく整え，皮膚本来の正常な活動を促進し，美しい肌を維持する役割を

担っているのである。

③与える：活力を与えるスキンケア化粧品

　皮膚は前述した外的，内的要因により，皮膚機能の低下や構成成分の変性や量的な減少などが生じ，加齢（エイジング）による皮膚の老化の発生や促進が起きる。もう少し詳しく説明すると，皮膚の深部，すなわち表皮の下に存在する真皮では，紫外線や酸化の影響によって真皮を構築するコラーゲン線維，エラスチン線維，ヒアルロン酸などの細胞外マトリックスが変性，劣化したり，また加齢によりこれらの産生が低下し肌の「はり」や「弾力」が低下する。また，精神的なストレスや内分泌などによっても血液循環や細胞機能が低下し，ホメオスタシスが低下し，「しわ」「たるみ」「しみ」が認められるようになる。

　これらの皮膚に対して，滞っている血流を正常化して皮膚全体の新陳代謝を促進したり，細胞機能の活性化により重要な成分の産生を高めるなど，皮膚機能の改善を助けたり，皮膚の活動を正常に戻して，より健やかで美しい肌，すなわち，いきいきとした肌，ふっくらとした「うるおい」と「はり」に満ちた肌に導くのがスキンケア化粧品である。紫外線や加齢により生じるしみ・そばかす，たるみ，しわや若年層に見られるニキビや肌荒れ，むくみ，くまなどの肌悩みに対しても，スキンケアの有用性が確認されている。香りの生理的，心理的効果に支えられたアロマコロジー技術をスキンケアに活用することで，精神的ストレスを抑え，ストレスに起因するニキビ，皮脂過剰，肌荒れなどに改善効果が得られている。

④守る：環境（紫外線）から守るスキンケア化粧品

　紫外線，乾燥，酸化は，肌にダメージを与え，その蓄積が皮膚老化であるしみ，しわ，たるみを引き起こす。特に紫外線は皮膚の免疫担当細胞のランゲルハンス細胞にダメージを与えて免疫を低下させる作用があり，また，遺伝子の本体であるDNAを損傷し，その修復ができずに残った蓄積が老人性色素斑などのしみ，さらには皮膚がんを発生させる。最近では真夏やレジャーにおける戸外の強い日差しだ

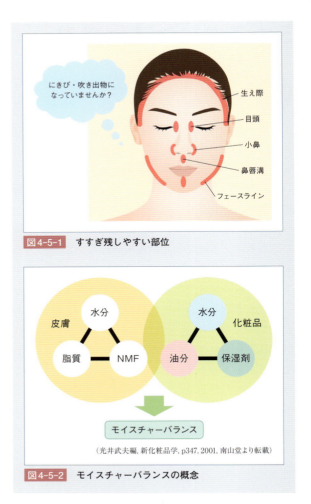

図4-5-1　すすぎ残しやすい部位

図4-5-2　モイスチャーバランスの概念
（光井武夫編, 新化粧品学, p347, 2001, 南山堂より転載）

けでなく，日常生活における紫外線（生活紫外線）からも，皮膚光老化の原因になることがわかってきている。これは紫外線が表皮細胞の機能に影響を及ぼし，皮膚真皮を構成するコラーゲン線維やエラスチン線維をそれぞれ切断するコラゲナーゼやエラスターゼなどのタンパク質分解酵素の活性を高め，これらの細胞外マトリックスを変性させて，シワやたるみの形成を促進するのである。

　このような外的悪影響である紫外線から，肌を物理的に防御することを目的としたスキンケア化粧品は，紫外線をカットする効果を持つUVケア化粧品，日やけ止め化粧品など，SPF（Sun Protection Factor：UVB防御指数，図4-5-3）表示や，PA（Protection Grade of UVA：UVA防止効果の程度）表示が付いたものが有用であり，それぞれのシーン

に適した紫外線防止化粧品の選び方を図4-5-4に記載する。

 クレンジング剤，洗顔料

「メーク落とし」とも呼び，日常生活の中で肌に付着する汚れを取り除き，清浄な肌を得るための洗浄用化粧品のことである。この汚れとは，皮膚表層に付着している余分な皮脂，古い不要な角層，皮脂の酸化分解物，汗の残渣（ざんさ）などの皮膚生理の代謝物である内因性のものと，塵埃，微生物，そして肌に塗布したメークアップ化粧品の油性の汚れなどの外因性のものがある。洗顔料には，洗浄タイプにより大きく2種類，界面活性剤型と溶剤型がある。

(1) 界面活性剤型

界面活性剤の洗浄作用により，汚れを除去するタイプ。

①**洗顔用石けん**：固形。石けんに適した油脂を混合して，水酸化ナトリウムでけん化（アルカリによる脂肪酸エステルの加水分解）し，精製，乾燥を経て色素，香料，安定剤などを添加，混練，整形したもの。

②**クレンジングフォーム**：洗顔クリームとも呼ぶ。使用時に水を加え，手のひら上で泡立ててから使用する。液状または粘稠液状。さっぱりとした洗い上がりが特徴的。水酸化カリウム，トリエタノールアミン，塩基性アミノ酸などを少量用いて，アルカリ度を低下させた石けんや各種の洗浄剤に油分，保湿剤，安定剤，防腐剤などを配合したもので，石けんが肌に合わない人にも使用できる。

③**洗粉，洗顔パウダー**：顆粒，粉末。

④**シェービングフォーム**：エアゾール使用，二重缶容器。

(2) 溶剤型

①**クレンジングクリーム**：クリーム，ペースト状。乳化タイプが主流で洗浄力が高い。

②**クレンジングミルク**：乳液。クレンジングクリームと比べて油性成分が少なく，クレンジング力は低

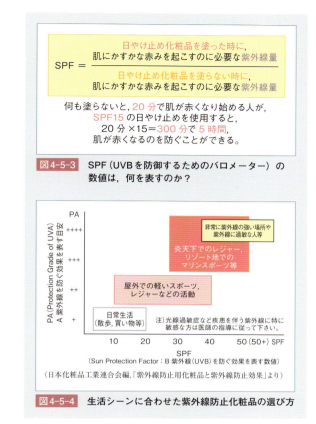

図4-5-3 SPF（UVBを防御するためのバロメーター）の数値は，何を表すのか？

図4-5-4 生活シーンに合わせた紫外線防止化粧品の選び方

いものが多い。

③**クレンジングローション**：化粧水状のクレンジング剤，液状。コットンなどに含ませてふきとって使用する。

④**クレンジングジェル**：ジェル。乳化タイプや液晶，水溶性高分子によりゲル化したものなどさまざまなタイプがある。

⑤**クレンジングオイル**：オイル。耐水性の高いメークアップ剤の利用が増加するのに伴い，これに適応した洗顔料として人気が高まってきている。油性成分に界面活性剤を配合したものであるため，肌上の油性汚れを効果的に溶解・分解できる。

(3) その他

①**クレンジングマスク**：パック。水溶性高分子を使用したピールオフタイプのマスク。

2 化粧水

　一般的に透明液状の化粧品で肌を清潔にし，肌に水分と保湿剤を補い，健やかに保つために使用される．洗浄作用と同時にモイスチャーバランスを保ち，肌を整える効果を持つものである．また，肌を引き締める収れん作用を目的としたものもある．スキンケア化粧品としての使用順序は，洗顔料で肌を清浄にした後に化粧水が使用される．使用目的に応じて以下のように分類される．

①柔軟化粧水：皮膚の柔軟と保湿を目的とした化粧水で，みずみずしく滑らかなうるおいのある肌を保つ．皮膚角層に水分や保湿成分を補給して，皮膚を柔らかくして，次に使用する乳液やクリームとなじみやすくする．冬季は皮脂や汗の分泌および角層の保湿成分が減少して角層が硬くなるために使用頻度は増加する．春・秋季にもよく使用されるが，夏季には，皮脂や汗の分泌が活発になり，各スキンタイプは，より脂性に移行するため，使われ方が変化する．

②収れん化粧水（脂性用化粧水）：若い皮膚や皮脂の多い皮膚，また夏季の皮膚は，発汗や皮脂分泌が活発である．角層に水分・保湿成分を補うほかに，過剰な皮脂を抑制する作用や肌を一時的に引き締める収れん作用を高め，皮膚を正常に保つための化粧水である．保湿成分の配合量は少なく，アルコール配合量は多く，清涼感があり，さっぱりした使用感になっていて，化粧くずれを防ぐ化粧水である．収れん化粧水には夏用化粧水，男性用化粧水，プレシェーブローション，アフターシェーブローションなどがある．

③ふきとり用化粧水（洗浄化粧水）：マッサージクリームやクレンジングクリームなどを使用してティッシュで拭いた後に，肌に残った油分を拭き取るための化粧水．肌を清潔にする目的で，洗浄効果を上げるために界面活性剤，保湿剤，アルコールのエタノールを多く配合している．そのうちの界面活性剤は，洗浄剤として刺激の少ない非イオン界面活性剤を配合している．さっぱりとした使用感で，フレッシュナーともいわれている．

④多層式化粧水（二重式化粧水）：日やけによる赤みが取れた後，傷んで乾燥し剥離しそうな肌に使用する，さっぱりした感触の化粧水である．乾いた角層に十分な油分を与え，傷んだ皮膚を弱酸性にし，水溶性の保湿成分を補って正常な肌にする化粧水である．二層以上からなる化粧水で油層―水層，および水層―粉末層の二層から構成されている．

3 乳液

　化粧水とクリームの中間の性格をもつもので，主成分の水と油のように互いに混じり合わない2つの成分の一方を安定な状態で乳化（エマルション）させて基剤として使用した化粧品の一種である．クリームに比べると油分が少なく，水分が多く流動性があり，皮膚に薄くよく伸びて，さらっとなじみやすい使用感である．乳液は皮膚のモイスチャーバランスを保つために，主に水分，油分，保湿成分を補い皮膚の保湿，柔軟機能を果たすスキンケア化粧品である．別の名称として，エモリエントミルク，モイスチャーミルク，ナリシングミルク，モイスチャーエマルションなどが付けられている．乳液はクリームと同じように，水の中に油が微細に分散している水中油型（O/W型，oil in water），油の中に水が微細に分散している油中水型（W/O型，water in oil）のエマルション（乳濁液）の2種類があるが，水中油型（O/W型）の乳化系が圧倒的に多く採用されている．油分の多い油中水型（W/O型）は主にクレンジングやマッサージに使用される．油っぽくなくさっぱりしているため，夏季使用や普通肌～脂性肌用の化粧品に適している．ほとんど流れないような乳液（液体クリーム）から，化粧水に近いものまで，いろいろな形状の乳液がある．

乳液の種類

　皮膚の血行促進と柔軟性を高めるためにはマッサージ用乳液が使用され，皮膚の清浄や化粧落としには，クレンジングミルクが使用されている．皮膚の保護や柔軟性，保湿のためには，エモリエントミルクなどが好まれている．乳液の特性を利用したスキンケア化粧品として，化粧下地，紫外線防止用，ボディー用，ハンド用などの乳液がある．

①エモリエントミルク：モイスチャーミルクや保湿・柔軟乳液などともいわれる。皮膚のモイスチャーバランスを，水分，油分，保湿成分の皮膚への補給によって正常に整える。皮脂の多い若い皮膚用や脂性肌用，夏季用などには油分量が少なく，また，皮脂分泌が少ない年配向けや乾燥肌用，冬季用は油分量が多くなっている。

②モイスチャーミルキーローション：保湿乳液で化粧水と同様に粘度が低く，半透明でさらっとしている。

③紫外線防止用乳液：乳液は肌によく伸び，さっぱりした水中油型が多いので，紫外線防止用化粧品として適している。防止効果の高い製品には紫外線吸収剤が10%以上も配合され，さらに紫外線散乱剤の微粒子酸化チタンや微粒子酸化亜鉛なども配合される。乳液の構成成分はクリームの構成成分と共通するものが多いが，相違点は油分が少なく，特に固形の油分の比率が少ないことである。

④ クリーム

クリームは，化粧水とともに最も古くから使用されてきたスキンケア化粧品である。主成分の水と油のように互いに混じり合わない2つの成分の一方を安定な状態で乳化（エマルション）させて基剤として使用した化粧品の一種である。白くツヤのある美しい半固形状（クリーム状）に固まっているので，乳液などと比べると安定性が良く，水分，油分，保湿剤などを極めて幅広い比率で配合できる。クリームは，皮膚のモイスチャーバランスを保つために，主に水分，油分，保湿剤を補い，皮膚に保湿，柔軟性機能を与えるスキンケア化粧品である。この保湿，柔軟性以外の血行促進，洗浄・メーク落としなどの機能を持つ製品も多い。

皮膚は，皮脂や汗などから作られる皮脂膜，角層の保湿成分（NMF），角層細胞間脂質などにより，外界からのさまざまな刺激から守られている。肌の汚れを洗顔によって取り除くが，酸化していない皮脂膜も除去され，必要な皮膜が再生されるまでには皮脂分泌が盛んな若い皮膚でも時間がかかる。高齢の人の皮膚では皮脂の分泌が少ないために皮脂膜形成にさらに時間がかかるため，水分蒸発を抑えるオ

イルシール効果に優れるクリームを使用して人工の皮膜を作り，皮膚を保護することが重要である。

クリームは均一に塗布しやすく使いやすく，その処方（構成成分の種類と配合比率）幅も広く取ることができるため使用感をはじめ，いろいろな性質のものを調製することができる。クリームの使用感としてよく伸びるもの，すぐに肌になじむもの，硬いもの，柔らかいもの，しっとりしたもの，さっぱりしたもの，油っぽいもの，水洗できるもの，できないものなどさまざまである。このクリームのそれぞれの特徴を活かして，肌質や肌状態，化粧習慣，嗜好，そして使用目的のそれぞれに最適な処方を作成することができる。

クリームの種類

クリームの処方構成（乳化タイプ，油分量）から分類すると，表4-5-1のようになる。ここで記載されているクリームの型式について説明する。O/W型（oil in water，水中油型）クリームはさっぱりした使用感であり，W/O型（water in oil，油中水型）クリームは油分が多く，コクのある使用感で，乾燥肌になりやすい冬季などに効果を発揮する。また，有効成分の安定度を高めたO/W/O型（oil in water in oil，油中水中油型）クリームや，さっぱりした使用感であるのにしっとりとするW/O/W型（water in oil in water，水中油中水型）クリームも開発されている。これらは，ほとんどが顔用，あるいは手や爪用の保湿クリームである。また，使用後に簡単に水洗いできる液晶タイプや，マッサージ中に有効成分が出てくるマイクロカプセル含有タイプのクレンジングクリームやマッサージクリームなどがある。リップクリームは，普通は乳化していない油性ゲルタイプである。

主成分は油性成分，水性成分，界面活性剤，防腐剤，キレート剤，香料，薬剤などからなり，その組み合わせは数多くある。前述したようにクリームにもO/W型とW/O型の乳化型などがあり，使用する油性成分や界面活性剤に特徴がある。O/W型は，一般に親水性の界面活性剤が中心となり，幅広い油性成分が使用できる。W/O型は，親油性の界面活性剤が中心となり，流動パラフィンやスクワランな

どの非極性油分が中心となって構成される。クリームはその水分量や油分量によって，大まかに次のように分類することができる（表4-5-2）。

①**無油性クリーム**：油剤を配合していない。主に水性ポリマーで増粘したもの。油分を含まないので非常にさっぱりとした使用感である。

②**弱油性クリーム**：油分が少なく使用感はさっぱりしているものが多い。バニシングクリームがある。

③**中油性クリーム**：油分量が弱油性クリームと油性クリームの中間で，最も一般的なもの。保湿を主な目的とするクリームであり，しっとりとしたうるおいを与えられるが，使用感は比較的さっぱりしているのが特徴である。

④**油性クリーム**：含水油性クリームと非乳化性油性クリーム（無水クリーム）に分類される。W/O型（油中水型）クリームは，油分の多い乳化型クリームで乾燥肌ケアとして活用され，コールドクリームがある。水分の揮散により冷たく感じることから，この名前の由来がある。クレンジングクリームもW/O型クリームである。一方，非乳化性油性クリーム（無水クリーム）は主に薬剤を配合して肌荒れを防ぐ単軟膏やドーラン〔舞台や撮影用に使用される油性の練白粉（ねりおしろい）のこと，グリースペイントとも呼ばれる〕などのハードメークを除去するクレンジングクリームに使用されるが，あまり一般的ではない。

5　美容液

エッセンス，保湿液と呼ばれるものもある。美容液は昭和61年2月10日に，化粧品の表示に関する公正競争規約に追加された化粧品であり，その定義は「化粧水と異なって粘度があり，保湿機能とともにクリームや乳液のようなエモリエント機能を持つもの」とされている。美容液の名称を持つ化粧品は古くからあったが，その重要性は年々高まってきて

表4-5-1　クリームの処方別分類

クリームの型式	構成成分 油相量（％）	構成成分 乳化剤	代表例 代表製品例	代表例 古いよび方
O/W型	10〜30	・高級脂肪酸石けん ・ノニオン界面活性剤 ・タンパク質界面活性剤 ・石けん＋ノニオン界面活性剤併用 ・ミツロウ＋ホウ砂＋ノニオン界面活性剤併用	エモリエントクリーム	油相量10〜20％で石けんを主な乳化剤としているものをバニシングクリーム
O/W型	30〜50		エモリエントクリーム	中性油クリーム
O/W型	50〜85		マッサージクリーム クレンジングクリーム エモリエントクリーム	コールドクリーム
W/O型	20〜50	・ノニオン界面活性剤 ・アミノ酸＋ノニオン界面活性剤（アミノ酸ゲル乳化） ・有機変性粘土鉱物 ・石けん＋ノニオン界面活性剤	エモリエントクリーム	―
W/O型	50〜85		マッサージクリーム クレンジングクリーム エモリエントクリーム	コールドクリーム
無水油性	100	・油性ゲル化剤	リクィファイニングクリーム（クレンジングクリーム）	―
O/W/O型	10〜50	・親水性ノニオン界面活性剤＋親油性ノニオン界面活性剤 ・有機変性粘土鉱物	エモリエントクリーム	―
W/O/W型	5〜30	・親水性ノニオン界面活性剤＋親油性ノニオン界面活性剤	エモリエントクリーム	―

（出典：光井武夫編，新化粧品学，p369，2001，南山堂）

いる。その背景として消費者が化粧品に求める機能が年々高くなっていることがあり，従来のスキンケア化粧品では「もの足りない，補いきれない」効能効果，使用感触，美容システムなどを持つ製品群として位置付けられている。現在では保湿はもちろんのこと，美白，しわの防止や改善，ニキビ防止，酸化防止，抗炎症，賦活効果など明確な機能を備えている付加価値の高い化粧品で，ある特定の効能・効果に特化した製品の総称である。特に透明・半透明粘稠液タイプが市場に最も多く出されているが，近年は乳液状やクリーム状のものも多くなってきた。

美容液の特徴として，1回に少量の使用で効果が望めるうえ，スポイト付きの容器など，取り出しやすい便利なものが多く，①使用性が良いこと，また，美容液はヒアルロン酸，コラーゲンなどの生体高分子や水溶性高分子などが主成分であり，その分子量が非常に大きいために皮膚に対する刺激がほとんどないこと，②安定性とともに安全性の面からも好ましいスキンケア化粧品であること，そして，前述の生体高分子中心の美容液は，③肌の上で心地よい感触，すなわち，使用中は滑らかでのびが良く，使用後はさっぱり，かつ，しっとりした感触であることである。美容液の機能は次のように分類される。

①うるおい補給

通常の化粧水に比べ保湿剤の配合を多くし，増粘剤を配合して適度にとろみを付与したり，ジェル状にしているものが多い。高付加価値の保湿成分としてヒアルロン酸やコラーゲンなどを高配合した保湿美容液もある。

②しわ改善

ヒドロキシル基を持つレチノール（ビタミンA），アルデヒド基を持つレチナール，カルボキシル基を持つレチノイン酸の3種を総称してレチノイドと呼ぶ。β-カロテンから生合成されるレチナールは，レチノールやレチノイン酸へ生体内で変換され生理活性を示す。レチノール（ビタミンA）は特に皮膚において，ケラチノサイト（表皮角質細胞）の正常な分化と増殖に関与しており，レチノールがこのケラチノサイトに作用してヒアルロン酸合成促進効果を発現し角層水分を増加する効果が知られており，緩和な作用のしわ改善効果が期待され，その他，肌

表4-5-2	クリームの分類	
水分（％）	油分（％）	分類
100	0	無油性クリーム
約90〜75	約10〜25	弱油性クリーム（バニシングクリームタイプ）
約70〜50	約30〜50	中油性クリーム
約50〜25	約50〜75	油性クリーム（含水油性クリーム）
0	100	非乳化性油性クリーム（無水クリーム）

（出典：日本化粧品技術者会編，『化粧品事典』，p431，2003，丸善）

荒れ，ニキビ，あかぎれなどの防止，改善を目的としてスキンケア化粧品に配合されている。ただし，レチノールは油溶性であり酸化を受けやすく不安定な成分であるので，油性成分を安定に配合できる乳化剤の基剤を用いる必要があることから，クリームタイプの美容液が主流である。

③美白（日やけによるしみ，そばかす防止用）

メラノサイト（色素細胞）におけるメラニン色素合成を促進する酵素チロシナーゼを阻害してメラニン生成を抑制するため，または，表皮にあるメラニン色素を還元して薄くするために，美白の有効成分として，ビタミンC誘導体，コウジ酸，アルブチン，エラグ酸，ルシノールなどを配合した美容液がある。

④ニキビ用

抗アクネ菌作用のある薬剤の配合が基本であるが，ニキビ発症要因に対応できるように，薬剤として皮脂分泌抑制剤，抗炎症剤などを配合しているものが多い。油分が少ない，さっぱりした液状ないしジェル状のものが主流である。

⑤紫外線防止用美容液

紫外線による悪影響から肌を保護することが目的で，美容液に紫外線防止剤として，紫外線吸収剤や紫外線散乱剤を配合したものである。さっぱりとした使用感である。

6 マッサージクリーム

マッサージの際に皮膚に負担をかけないように，指のすべりを適度に良くして，皮膚にうるおいを与えながら，効果的で快適なマッサージをするため，また，さまざまな薬剤を皮膚に付与する役割を担っている。また，香りによるリラクゼーション効果や安らぎ効果を目的とするものもみられるようになった。また，メーク汚れなどを除去するクレンジング機能を持ち合わせたものもみられる。マッサージクリームの前身はその使用感がひんやりしていたことから，コールドクリームと呼ばれていた油性クリームであり，その後，マッサージ専用クリームとなっている。コールドクリームの名称が残ってマッサージクリームとして使用されているものもある。クリームの説明ですでに記載したように，一般に油性タイプのクリームは，無水油性クリーム，油中水型クリーム，水中油型クリームなどに分類されるが，最近ではさっぱりした感じを強調した水中油型クリームや，お湯で簡単に流せるタイプのマッサージクリームに人気がある。

7 パック

パックは古くからさまざまな形で用いられているスキンケアの手法であり，顔のみならず，首，肩，腕，脚などの部分用，そして全身にも使用されている。毎日使用するのではなく，週に1〜2回あるいは必要に応じて使用し，皮膚の新陳代謝を促進するスキンケア化粧品である。その効果も剤型によりいろいろであるが，次のような機能を備えている。

パック機能①：皮膚の角層はパックからくる水分，保湿剤，エモリエント剤，そして塗布されたパックの閉塞効果（オクルシブエフェクト）により，皮下から上がってくる水分により保水され，また，皮膚からの水分蒸発を一時的に防ぎ柔軟となり，また，血液循環や皮膚の分泌活動を盛んにする。

パック機能②：パックの吸着作用と同時にパック乾燥後にはがすときに皮膚表面の落ちにくい汚れや古い不要な角質を除去するので，優れた清浄作用がある。その結果，皮膚のきめが整い，ハリのある滑ら

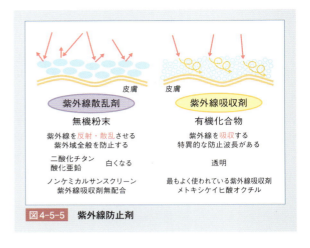

図4-5-5　紫外線防止剤

かな肌となる。パックは大別するとピールオフタイプ（はがすパック），ウォッシュタイプ（洗い流すタイプ），貼布タイプがある。

①ピールオフタイプ（はがすパック）：乾くことで皮膚上に皮膜を作り，皮膚に適度な緊張感を与え，はがした後の血行を促す。水性皮膜パック，ビニルパックともいう。このタイプは皮膚への親和性が高く，付着力が強いので，目の周りへの使用は避けるようにする。多くは透明ジェル状であるが不透明なマッドタイプもある。

②洗い流しタイプ：顔に塗って20〜30分間程度，そのままにしておき，その後，拭き取ったり，ぬるま湯や水で洗い流すパック。この洗い流しタイプはフォーム（泡沫状）タイプ，クレイ（粘土）タイプ，クリームタイプ，ジェルタイプなどがある。

③貼布タイプ：マスクといわれるもので，貼布部位にあわせた形状のものがある。不織布ゲル貼布タイプは，使用法は簡単で，スキンケア化粧品と組み合わせて使用するとより効果がある。不織布含浸タイプは，不織布に化粧水などを含浸させてあり，汚れや余分な皮脂を取り除くものと，保湿成分などを含浸させて肌にうるおいを与えるものとがある。

8 UVケア化粧品

太陽光中の紫外線を防御し、肌に対する悪影響を最小限に抑制することを主目的とし、紫外線を浴びた後の肌のトリートメントを行うものまでを含めて、次のように分類される。

①**日やけ止め化粧品**：UVA、UVBをカットし、紫外線による悪影響から肌を守る化粧品。一般的に日やけ止め化粧品は紫外線吸収剤と紫外線散乱剤（図4-5-5）を組み合わせて高い紫外線防止効果を付与しているものが多い。しかし、近年では敏感肌用として紫外線散乱剤のみを配合した日やけ止め化粧品も作られている。理想的な日やけ止め化粧品の条件は、①紫外線防止効果が十分にあること、②安全性が高いこと、③使用感触に違和感がないこと、④汗や水で落ちないこと、⑤衣服に着色しないこと、があげられる。

②**サンタン化粧品**：UVBをカットし、紫外線による紅斑を抑制しながら美しい小麦色に日やけさせる化粧品。オイル状のものが最も一般的であるが、乳化タイプ、ジェルタイプ、ローションタイプもある。夏の砂浜で使用される場合が多く、べたつかず、砂の付着が少ないほうが好まれる。サンタン化粧品についても、耐水性は重要な機能である。

③**セルフタンニング化粧品**：紫外線を受けずに肌を日やけ色に変え、小麦色の肌を作り出す化粧品。外用により皮膚を褐色に変化させる活性成分は、ジヒドロキシアセトン（DHA）[30]であり、皮膚ケラチンのアミノ酸およびアミノ基とメイラード反応により、塗布後、数時間で褐色の化合物を形成する。水洗いしても落ちないが、角層の剥離が進むにつれ次第に消失していく。

④**アフターサン化粧品**：強い紫外線を受けた肌は紅斑を起こし、数日後に色素沈着とともに落屑（らくせつ：皮膚の表層が大小の角質片となって剥げ落ちること）を生じる。日やけ後の肌のトリートメントに使用する化粧品。

（世喜利彦）

参考文献

28) 尾沢 達也 他：皮膚，27(2)，276-288，1985
29) 尾沢 達也 他：香粧会誌，11(4)，297-307，1987
30) 藤原 直三，Bio Industry，11(1)，49-53，1994

6 メークアップ化粧品

1 メークアップ化粧品の役割

肌を清潔にし，肌にうるおいを与えた後に顔などを美しく魅力的な容貌にする化粧品で，特に近年は美的効果に加えて紫外線などの外的刺激から肌などを守り，保湿や柔軟性といったスキンケア要素を取り入れた美プラス保護といった機能性をもった製品が用いられるようになっている。

2 メークアップ化粧品の効果

メークアップ化粧品には図4-6-1に示すような数々の効果がある。

3 メークアップ化粧品の分類

メークアップ化粧品は，ベースメークアップ化粧品とポイントメークアップ化粧品に分かれる（図4-6-2）。

ベースメークアップ化粧品は主に顔に使用し，肌色や肌の質感を変え立体感を与え，肌の欠点をカバーし，紫外線などさまざまな外的刺激から肌を守る化粧品で，化粧下地，ファンデーション，フェイスパウダーがある。

(1) 化粧下地

ファンデーションの下に使用し，ファンデーションののびやつき，化粧もちを良くする下地用の化粧品で「アンダーメークアップ」や「プレメークアップ」とも呼ばれている。

化粧もちをよくするためには高分子の皮膜剤を配合し，ファンデーションと肌との密着性を高めたり，皮膚表面の凹凸を補正するため光散乱効果のある球状粉末を配合する。

また，補色効果で赤ら顔を消すためにグリーン色などの化粧下地もあり，「コントロールカラー」と呼ばれている。

- 美的効果
  - 色彩的効果（顔，爪などを好みの色にする）
  - 形態的効果（顔に立体感を与え，肌の凹凸を補正する）
  - 質感的効果（顔のツヤ，ハリ，透明感など質感を変える）
  - 修正効果（しみ，しわなどをカバーする）
- 保護効果 ― 紫外線などの外部刺激から肌などを守る（光老化防御）
- 心理的効果 ― メークアップによる安心感，満足感を与える

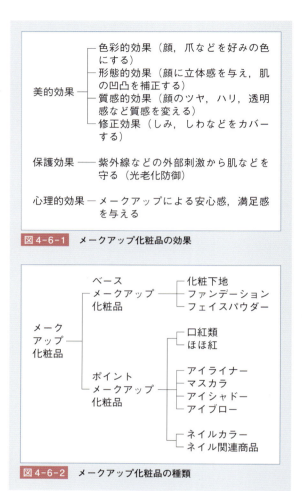

図4-6-1 メークアップ化粧品の効果

- メークアップ化粧品
  - ベースメークアップ化粧品
    - 化粧下地
    - ファンデーション
    - フェイスパウダー
  - ポイントメークアップ化粧品
    - 口紅類
    - ほほ紅
    - アイライナー
    - マスカラ
    - アイシャドー
    - アイブロー
    - ネイルカラー
    - ネイル関連商品

図4-6-2 メークアップ化粧品の種類

(2) ファンデーション

ファンデーションにはコンパクト状（固形），スティック状，クリーム状，乳液状などさまざまなタイプがあり，季節や用途，肌質や好みによって使い分けられている。

①パウダリーファンデーション

タルク，マイカなどの体質顔料，酸化チタンなどの白色顔料，そして着色顔料を混合し，スクアランやエステル油などの油分（結合剤）を加えて均一にし，調色後加圧成型したものである。乾いたパフやスポンジで擦って肌に塗布するタイプのもので，

フェイスパウダーとも類似した使用感触があり、コンパクト状なので携帯に便利で化粧直しにも用いられている。使用する色材に機能性をもたせ、保湿効果を取り入れた製品も開発されている。

②ケーキタイプファンデーション

水を含ませたスポンジで使用する固形ファンデーションで、使用時に表面が乳化状態となるために親水性の非イオン界面活性剤が配合されている。使用感触はさっぱりしていて夏季に適している。

③両用ファンデーション（ツーウェイファンデーション）

パウダリーファンデーションとケーキタイプファンデーションの両方の機能をもち、乾いたスポンジでも水を含ませたスポンジでも使用できることから両用ファンデーションと呼ばれている。現在ではサマーファンデーションの主流となっている。

粉体が水に濡れると固まってしまう現象（ケーキング）を起こすので、粉体が水に濡れにくいようにあらかじめ粉体の表面をシリコーン処理したものが用いられている。水を含んだスポンジを用いて使用した後でもすぐに乾燥し、乾いたパフで使用することも可能となっている。

④油性ファンデーション

油やワックスの油性原料中にファンデーション色材を分散させたもので、コンパクトタイプとスティックタイプがある。耐水性に優れ、密着性も高く、しみなどをカバーする効果があり、油性タイプなので乾燥する冬季に用いられることが多いファンデーションである。

⑤クリーム状ファンデーション

クリーム中にファンデーション粉体が均一に混合分散しているので保湿、柔軟性もあり、肌に良くなじむ。塗布後水分が蒸発し、ファンデーションの膜に色材が均一に分散し肌に固着するので仕上がりがきれいで、化粧もちもよいファンデーションである。タイプとしてはO/W型とW/O型があり、W/O型タイプのものをコンパクト型にし、トリートメント効果に優れた製品が作られている。

⑥乳液状ファンデーション

乳液状のため薄くむらなくのび、透明感のある自然な仕上がりが得られるファンデーションである。タイプとしてはO/W型が多く、さっぱりしたファンデーションである。

⑦特殊なファンデーション

１）白浮き防止ファンデーション

室内でちょうど良く化粧した肌が光の強い屋外で顔全体が白っぽく浮いて見えることがある。これを白浮き現象という。光の強さに応じてメークアップの色が調節できれば自然な仕上がりを保つメークアップとなる。

二酸化チタンに少量の金属酸化物を複合化することによって光照射すると光の強さに応じて明度が低下し、暗い所に置くと元の色に戻る二酸化チタン系顔料が開発された。この顔料を使用した白浮き防止ファンデーションが使用されている。

２）肌のアザやくすみを消すファンデーション

青アザ、赤アザ、しみを消すためには従来は二酸化チタンなどを用いた隠蔽力の強い油性のファンデーションが用いられてきたが、不自然な仕上がりとなっていた。

新たに開発されたファンデーションは光の補色を取り入れたもので、機能性粉体である青干渉パール剤を用い黄色の透過光で青アザを消し、また赤干渉パール剤では緑色の透過光で赤アザを消すことが可能となった。この粉体を用いたファンデーションは厚づきとならず自然なメイク仕上がりとなり、くすみをカバーするのにも応用されている。

⑧フェイスパウダー

ファンデーションなどのツヤやテカリを抑えて自然な肌色に仕上げたり、パール光沢を与えて立体感を強調するなど顔の質感を整えるために最後の仕上げに用い、また化粧くずれを直すために用いるベースメークアップ化粧品で、主粉体はタルクが用いられる。

カバー力は少なく透明感が強く肌色を好みによっ

て変え，仕上がりの質感を補正する。

　加圧成型したものは固形のフェイスパウダーとして携帯用に使用される。

（3）口紅（リップカラー，リップスティック）

①口紅とその生理について

　昔は紅花からの色素（カルサミン）が口紅（京べに）として用いられていた。現在のように多くの色はなく，一色のみであった。現在多用されている棒状の口紅が初めて発売されたのは1917年で今から約100年も前のことになる。またピンク系の口紅もアメリカから入ってきた。これも1958年で約60年も前のことで，パステルカラーは当時は珍しいものであった。口紅の形状もスティック状やパレット，ポット，ペンシル状といろいろあるが，現在はスティックが主流となっている。

　ここで口紅をつける唇の生理について触れると，唇は皮膚とは異なり，角層がきわめて薄く，皮脂膜はほとんどなく，NMFの量も少ないことからバリアー機能が低い部位で，かつメラニンが少ないことで紫外線にも弱く，夏冬ともに荒れやすい部位といえる。よって，エモリエント効果，保湿が大切になる。現在発売されている口紅の中身のタイプは油性のものがほとんどであるが，唇の保湿を考えると水分を唇上に長くとどめる工夫も必要で，これに対してマイクロカプセル乳化技術を応用した製品も開発されている。

　次に口紅を選ぶ際の大切な事柄をまとめて示す。
・自分に合った色であること（使用性）
・のび，つき，つやが良いこと（使用性）
・無刺激で安心して使えること（安全性）
・保湿，エモリエント効果や紫外線防御効果のあること（有用性）
・使用中に折れたり柔らかくならないこと（安定性）
・口紅がいつまでも美しい外観であること（安定性）

②スティック状口紅の成分と作り方

　市販されているスティック状の口紅は唇にエモリエント効果を与えるため油性タイプがほとんどである。液状の油分（ヒマシ油，スクワラン，エステル油など）と固形油性原料（キャンデリラワックス，

炭化水素系ワックスなど）を溶解し，有機許可顔料や無機顔料と油をローラーで練ったものと口紅用染料溶液とを加え，分散機で均一に分散する。香料やパール顔料を加え，均一にし，気泡を除き，成形型に充填冷却して口紅を成型し，容器に充填する。最近は成型の操作を自動成型機によってオートマティックに行い製品が作られている。

③ツートン口紅（変色口紅）とは

　口紅の基剤に口紅用染料を溶解し，成型したもので，顔料は使用しないタイプの口紅である。

　スティックの外観はオレンジ色のものが多く，皮膚や粘膜につけるとピンクや赤に染着する。口紅外観の色とつけた時の色が違うことから「ツートン口紅」とか「変色口紅」と呼ばれている。

　このほか唇の輪郭を描く目的で使用されるリップペンシルや，唇の荒れ止めに使用するリップクリームがあり，唇に濡れたようなつややパールの輝きを与えるリップグロスもよく使われている。

（4）ほほ紅（チークカラー，チークブラッシャー）

　頬につけて顔色を健康的にしたり立体感を出すのに用いられる化粧品で，剤型としては固型，クリーム状，スティック状がある。スティック状の構成成分は口紅とほぼ同じであるが，頬に用いるために染料は用いず，被覆力は自然な仕上がりとするためファンデーションや口紅に比べ少なくしてある。

（5）アイメークアップ化粧品

　アイメークアップ化粧品は全国の出荷金額でもファンデーションに続きメークアップ化粧品では第2位を占めるようになり，若い人を中心に広く使用されていることがわかる。

　品種としてはアイライナー，マスカラ，アイシャドー，アイブローがあり，目を中心に個性を演出する化粧品で，化粧後の満足感の大きい製品群である。

　使用部位が目の周りであることから微生物汚染（二次汚染）への配慮が十分なされていることが大切となる。

①アイライナー

まつ毛の生え際に沿ってラインを描いて目の輪郭をはっきりさせ，表情豊かな目元づくりをして印象づける化粧品で，図4-6-3に示すようなタイプがある。またアイライナーを選択するのに必要な性質を表4-6-1に示す。

②マスカラ

マスカラはアイメークアップ化粧品の中でも重要な製品の1つで，まつ毛を濃く長くし，上にカールすることでより印象的な目元を演出する化粧品である。図4-6-4に示すようなタイプがあり，マスカラを選択する場合は表4-6-2に示した事柄が大切となる。

③アイシャドー

まぶたや目尻に塗布して陰影をつけ，顔に立体感を出すことによって目の美しさを強調するために用いる化粧品である。剤型としては図4-6-5に示すタイプがあり，アイシャドーを選択する場合には表4-6-3に示した事柄が大切となる。

④アイブロー

眉毛を濃く見せたり，好みの形に描いて顔のイメージを変化させ魅力的にする化粧品である。剤型としてはアイブローケーキとアイブローペンシルがある。アイブローを選ぶポイントには肌にソフトなタッチで均一に描け，化粧崩れしにくいことがあげられる。

表4-6-1　アイライナーに必要な性質

①目の縁につけるものなので特に刺激がないこと。
②乾きが早いこと（特に奥二重の瞼の人では乾くまで目を閉じていなければならないので乾きが遅いと苦痛である）。
③描きやすいこと。
④皮膜に柔軟性があること。
⑤仕上りがきれいなこと。
⑥化粧もちが良いこと。経時ではがれ，にじみ，ひび割れを起こさないこと。
⑦耐水性が良いこと。汗や涙で見苦しく落ちないこと。特殊なものでは泳いでも落ちないこと（ウォータープルーフ water proof，ウォーターレジスタンスタイプ water resistance type と呼ばれている）。
⑧顔料の沈降や分離がないこと。
⑨微生物汚染がないこと。

（出典：化粧品科学ガイド　第2版，フレグランスジャーナル（2010））

（6）ネイルカラー化粧品

爪を保護するとともに美しい色調や光沢を与えることで手の動きを美しく見せる化粧品でネイルエナ

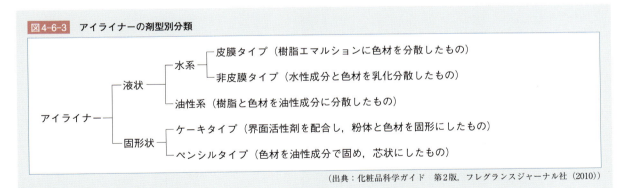

図4-6-3　アイライナーの剤型別分類

（出典：化粧品科学ガイド　第2版，フレグランスジャーナル社（2010））

図4-6-4　マスカラの剤型別分類

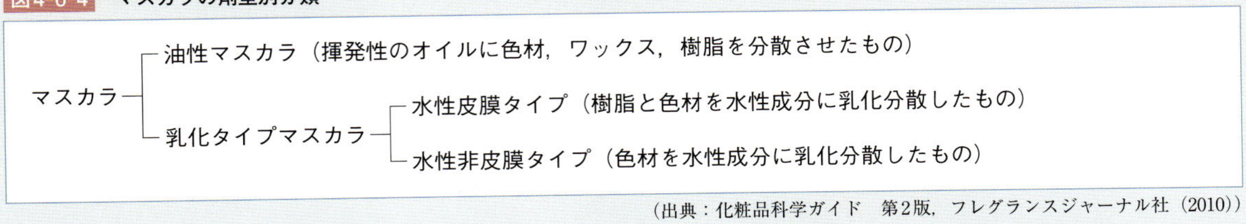

（出典：化粧品科学ガイド　第2版，フレグランスジャーナル社（2010））

| 図4-6-5 | アイシャドーの剤型別分類 |

軟膏，
クリーム状アイシャドー
 ├ 油性タイプアイシャドー
 │　（液状，固形油性成分にアイシャドー用色材を分散させたもの）
 └ 乳化型アイシャドー
 　　（油性成分，水，保湿剤，アイシャドー用色材を乳化したものW/O，O/Wタイプがある）

固形タイプアイシャドー
 ├ 粉末固形状，アイシャドー
 │　（固形白粉の成分にアイシャドー用の色材を加え，固形白粉と同じ製法で成型したもの）
 ├ 油性スティックアイシャドー
 │　（口紅の成分と類似しているが，アイシャドー用の色材を用い染料は配合せず，製法も
 │　口紅と同じ）
 └ ペンシルタイプアイシャドー
 　　（アイシャドー用の色材と固形油性原料とで芯を作り，木軸で保護したもの）

（出典：化粧品科学ガイド　第2版，フレグランスジャーナル社（2010））

メルとかマニキュアとも呼ばれている。ネイルカラーのほかにベースコート，トップコートがあり，ネイルカラーを除去するためのネイルカラーリムーバーや爪の保護用としてネイルクリームがある。

①ネイルカラーの基剤について

　光沢のある皮膜を作る成分はニトロセルロースで，昔から使用されている原料である。さらに，はがれを防ぐためにアルキッド樹脂やトルエンスルホンアミド樹脂などが加えられる。また可塑性を与え柔軟性をもたせるために，カンファーなどの可塑剤も使用される。

　これらの樹脂などを溶解するのには酢酸エチルなどの有機溶剤が必要で，これら溶剤の組み合わせもネイルカラーを作る上で大切である。色をつけるための色材は許可色素の顔料，染料や無機顔料，そしてパール剤が使用される。これらの原料を均一に分散し，ネイルカラーができあがるが，長く置いても顔料が下に沈まないようにすることが要求される。これに対しては粘土の一種である粉体を表面処理し，溶剤中で安定なゲルを作り，できるだけ顔料が沈まないようにしている。

②ネイルカラーリムーバー

　爪に塗ったネイルカラーの塗膜を溶かして取るために用いるもので，除光液ともいう。アセトンなどの有機溶剤が用いられている。

| 表4-6-2 | マスカラに必要な性質 |

①目のそばにつけるものなので特に刺激がないこと。
②均一につくこと。睫毛を固めたり玉になってついたりしないこと。
③睫毛を濃く長くみせること。
④睫毛をカールさせる効果があること。
⑤適度の艶があること。
⑥適度の乾燥性があること。
⑦乾燥後下瞼についたり汗，涙，雨などで見苦しく落ちないこと。
⑧化粧おとしが容易であること。
⑨経日使用で使いにくくならないこと。
⑩微生物汚染がないこと。

（出典：新化粧品学　第2版：光井武夫編　南山堂（2001））

| 表4-6-3 | アイシャドーに必要な性質 |

①ぼかしやすく，しかも密着感があること。
②塗膜が油光りしないこと。
③色変化がないこと。
④塗膜が汗や皮脂でにじまず，化粧もちが良いこと。
⑤目の周囲に用いるので安全性の良いこと。

（出典：新化粧品学　第2版：光井武夫編　南山堂（2001））

（7）カバーメーク（セラピーメークアップ，メディカルメークアップ）

　1928年，リディア・オリリー夫人が米国ニューヨークで「カバーマーク」を開発し，医学的に消失しにくい，あざ，傷あと，皮膚の変色をカバーしたことが始まりである。欧米では，コスメティックカモフラージュ，カモフラージュメークアップ，カモフラージュセラピーと呼ばれる。英国赤十字ではスキンカモフラージュと呼び，傷あと，刺青（入れ墨，タトゥー），酒さ，あざ，皮膚変退色，その他の皮

膚疾患の患者に対するソーシャルケアとして実施している。

日本では，1955年広島の原爆被災者である女性たちがニューヨークのマウントサイナイ病院においてケロイド痕治療を受け，その際に五番街のカバーマーク相談室を紹介され，オリリー夫人からカバーマーク化粧品をプレゼントされて帰国した。一方，社会事業家で孤児院「エリザベス・サンダース・ホーム」設立の沢田美喜（旧三菱財閥の創始者である岩崎弥太郎の孫）がニューヨーク滞在中にカバーマークを知り，沢田が関わる戦争によるハーフの子どもたち（肌の黒い子どもたち）のために必要であると，ピアス化粧品に紹介し，輸入を依頼し，1960年（昭和35年）ピアス化粧品の出資でジャパンオリリーが設立され，日本でカバーマークが発売されたのである。

あざ，白斑，やけどあと，傷あとなどの深い外観上の肌悩みを解決するには，あざや白斑に対して，皮膚科，形成外科によるレーザー治療や紫外線照射による治療などが行われている。しかし，これらの肌の外観は，半年間，症状の程度によっては1年以上の長期間の治療が必要であったり，場合によっては完全に治らないこともある。特に，白斑については原因が明確にされておらず，治療法が確立されていないことや，いくつかの治療法に抵抗性を示す症例や色むらが残る症例が多いのが現状である。このため，白斑をはじめ，あざ，やけどあとなどの部位をメークアップ化粧品や角層着色剤を用いてカバーする（隠す）ことも重要であると，皮膚科医，形成外科医から求められている。尋常性白斑患者に対して白斑カバー専用ファンデーションを使用させたところ，高いカバー力と優れた使用感が得られ，さらに，QOL（生活の質）も有意に向上したことが報告されている[31]。

これらのメークアップ製品や角層着色剤を用いたカバー製品は，治療用医薬品ではなく，あくまでもカバー用ファンデーションの化粧品である。医療機関の先生方からは，「肌のお悩みの部分をカバーすることで気持ちが明るくなることもあり，患者さまに喜ばれています」，「化粧のやり方ひとつで人生観まで変わることもあります。人間の免疫力向上につ

ながるものと信じております」，「あざ患者のQOLを高めていく上で化粧品指導は必要と考えます」といった意見がある。また，女児のあざ患者の母親から「近くで見ると塗っているのがわかりますが，少し離れてみると，まったく気づかないくらいで，本人にとっても希望につながると思います」といった意見や，男性の白斑患者さんたちから白斑カバーのリキッドファンデーションについて「衣服につかないことでストレスがなくなり，石けんで洗っても落ちないので助かった」とか「白斑になってから自分の顔を見なくなったので，鏡を見る機会が増えそうだなと思いました」など喜びの声もある。肌の外観上の深い悩みに対して，どのような専用ファンデーションがあるかについて以下に記載する。

① 太田母斑（青あざ，Ohta nevus），血管腫（赤あざ，Port-wine stains）に対応するファンデーション

太田母斑は顔面の色素異常症の一種であり，青，紫，黒が混ざった色で，まぶた，頬に多く，進行性であり思春期に発生する場合がある。血管腫は皮膚の血管の異常増加によるものであり，皮膚の血管が透けて見える赤の斑（まだら）部分であり，顔，腕，足などに発生する先天性疾患で消えにくいものである。これらのあざは，現在では形成外科や皮膚科においてレーザー治療により時間はかかるが完治する。あざの大きさ，程度にもよるが半年から1年近くかかるものもあり，通院時にあざを隠すために適した専用ファンデーションを使用することが，形成外科医，皮膚科医から推奨されている。しかし，専門の教育を受けたスタッフが，肌の外観に悩みをもつ方のあざの状態が良い状態ではなく，ファンデーション使用に不安を感じる時は，その方に皮膚科医，形成外科医に診ていただいて問題がないことを確認して使用することを勧めている。

日本に最初に導入されたカバーマークは，オイルファンデーションで，やや厚塗りで衣服につきやすいがカバー力があるものだった。一方，最近では薄づきで，乾燥すると衣服にほとんどつかず，プールや入浴をしてもこすらなければほとんど取れない，あざ用のファンデーション，パーフェクトカバー®

（資生堂）が1995年に発売されている。このようなファンデーションは，厚く塗って隠すのではない方法で，気になる部分をきちんと自然な印象で見えにくくしている[32]。また，これらファンデーションを洗い落すにはオイルクレンジングを使用する。

②白斑（しろなまずとも呼ばれる，Vitiligo vulgaris）に対応するファンデーション

白斑には種類があるが，尋常性白斑が医学的にも社会的にも最も問題となる。尋常性白斑は人口の約1%に見られる後天性の色素異常症で，乳幼児から高齢者まで発症する[33]。最終的には色素細胞（メラノサイト）が消失するが，多くは自己免疫的機序により発生し，発症に関与する遺伝子の検索，研究が続けられている。尋常性白斑は，顔，首，腕などに発生することから，美容上，深い悩みを抱えることが多い。患者にとって極めて強いストレスで外出ができず，社会生活に大きな支障を来たすこともある。全く新しいタイプの白斑カバー用のファンデーション，パーフェクトカバーファンデーションVV®（資生堂）が2006年に発売されている[33]。この製品は，白斑部に塗布する部分用の油性リキッドタイプのファンデーションであるが，厚づきにならず自然な仕上がり，すなわち，肌の肌理（きめ）が得られ，衣服などに付着しにくいのが特徴である。

また，ファンデーションではないが，メラニン（色素）が消失した白斑部位に塗って，周りの皮膚の色に近いように着色するレジャー用のセルフタンニング剤も使用されている。セルフタンニング剤の主成分はジヒドロキシアセトンである。ジヒドロキシアセトンは，皮膚の角層のタンパク質と共有結合することにより淡黄色に発色する。この着色した皮膚の角層が剥げ落ちるまで約4〜6日間にわたって皮膚の着色が持続するため，ファンデーションのように，毎日塗布し，寝る前にファンデーションを落とす手間がいらず，特に白斑部位がある子どもに対しては，セルフタンニング剤がよく使用されている。ただ，塗布してから色が定着するまで約6時間を要することや，最終着色した皮膚の色が周囲の皮膚の色と大きく異なってしまう場合などが欠点である。

これら皮膚の色素性異常症の場合は，皮膚の色の相違をなくすことで，ある程度解決が可能であるが，やけどや傷あとは皮膚の表面に凹凸があるため，皮膚色の相違をカバーするだけでは十分ではなく，凹凸をカバーできることが必要となる。やけどや，傷あとを目立たなくさせるいくつかのカバーファンデーションが発売されているが，オイルファンデーションを厚めに塗布することで，ある程度皮膚の凹凸をカバーできる。しかしそれにも限界があり，今後，ファンデーションの枠を超えた発想が求められている。

（神田吉弘）
（(7) カバーメイクは世喜利彦）

参考文献

31) 坪井　良治，提橋　義則：臨床皮膚科，61(5)，79-82，2007
32) 田辺恵美子：Visual Dermatol.，5(5)，459-463，2006
33) Farmer E.R., et al.：J. Am. Acad. Dermatol.，35，620，1996

参考書籍

・コスメチック　Q&A事典　資料編，日本化粧品工業連合会編（2008）
・化粧品科学ガイド　第2版，フレグランスジャーナル社（2010）
・光井武夫編，新化粧品学，第2版，南山堂（2001）

7 | メンズ化粧品

はじめに

　日本には髪や肌をいたわり，むだ毛や爪に気を配るのは女性の慣習だと，今でもそう思っている男性は多くいる。最近，男性のスキンケアが注目され，2000年頃に米国で，2005年頃に日本で，それぞれ話題になり始めている。女性も男性の肌の清潔感は大切と考えており，若手男性にとってメンズスキンケアは常識となりつつある。

　男性が歳を重ね，仕事の経験，社会的地位が上がってくれば，身嗜み（みだしなみ）が重要になってくるのはいうまでもない。「姿は素性を表す」「人は見た目が9割」といわれるとおり，外見は中身を映し出す鏡であり，外見を磨くと内面（心）も磨かれるのである。『新しい男性の生き方』すなわち，自分を高め磨き，魅力を保つためにおしゃれを楽しみ，上質の人生のために貪欲に自分の価値を貫くスタイルを日本流メトロセクシャル（都会の男性意識），ウーバセクシャル（格別な，極上な男性意識）として，自分を磨くスキンケアの重要性，必要性が提唱されることが予測される。

1 男性皮膚生理

　男性の肌は女性の肌と比較すると皮膚の構造や生理的な相違があり，また男性の生活環境，生活習慣にも女性と違いがあるため，これらが男性の肌へ影響している（図4-7-1）。ここでは日本人男性のさまざまな皮膚生理について，日本人女性と比較して説明する。

(1) 皮膚の粘弾性

　皮膚の粘弾性（皮膚の厚さ，柔軟性，弾力性）に関して男女で比べてみると，男性の皮膚は女性に比べて表皮も角層も厚く，女性は加齢で皮膚の柔軟性が変わらないが，男性は加齢で皮膚が硬くなる。男性の頬の表皮の厚さには変化がないのに，粘弾性が低下することは皮膚の組成変化を示唆しているので

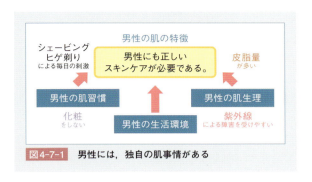

図4-7-1　男性には，独自の肌事情がある

ある。また，男性の皮膚は女性より弾力性が低いが，加齢による弾力性低下の傾向は女性と同じである。

(2) 皮脂量，経表皮水分蒸散量，角層水分量，肌荒れ

　男性の皮膚は男性ホルモン（テストステロン，ジヒドロテストステロン）により，第二次性徴期（思春期）から皮脂の分泌が盛んになり，女性に比べ，約2倍量の皮脂が分泌される。男性の皮脂量の加齢変化（30歳代をピークに，若干減少）はみられるが，40～50歳代でも多い。この皮脂は，皮膚のアクネ菌が産生する酵素であるリパーゼにより分解される。皮脂が分解されて生じるのがグリセリンと脂肪酸であるが，このうち脂肪酸が肌荒れの原因になることがある。

　このデータと関連するが，日本人男性の肌質は，脂性肌と乾燥型脂性肌が多い。また，男性は女性に比べて，経表皮水分蒸散量が高く，特に冬の経表皮水分蒸散量は女性より高く，加齢変化からは20～40歳代まで高い値を維持する。角層水分量は男性の10～20歳代では低い。男性の頬と口元は，冬に肌荒れしやすい。

(3) きめ（肌理）の乱れ，毛穴（肌表面形態）

　男性の肌表面形態は女性に比べ，特にきめ（肌理）（図4-7-2））が乱れていて，男性の皮丘の数は加齢により減少する。同年代の男性でも，日頃からスキンケアをしている男性としていない男性の肌には違

いが見られ，特にきめ（肌理）については，明確な相違が確認されている（図4-7-3，図4-7-4）。また，毛穴の個数について男女では差がないが，男性の毛穴の平均面積は，女性に比べて大きい。男性の毛穴は，10代から30代にかけて面積・体積・深さが増加するが夏冬の季節差はない。

（4）紫外線感受性の性差

紫外線の感受性を表す指標としてMED（minimum erythema dose，最小紅斑量：紫外線を浴びて，肌がわずかに赤くなるときの紫外線量）が用いられている。すなわち，紫外線に対する感受性が高いほど，少ない紫外線量で肌が赤くなるため，MED値が小さくなる。男女でMEDを測定して比較したところ，男性のMED = 111 mJ/cm^2，女性のMED = 143 mJ/cm^2（mJ：ミリジュールはエネルギー単位）となり，男性の肌は，女性に比べて紫外線に対する感受性が高いことが報告[34]されている（図4-7-5）。

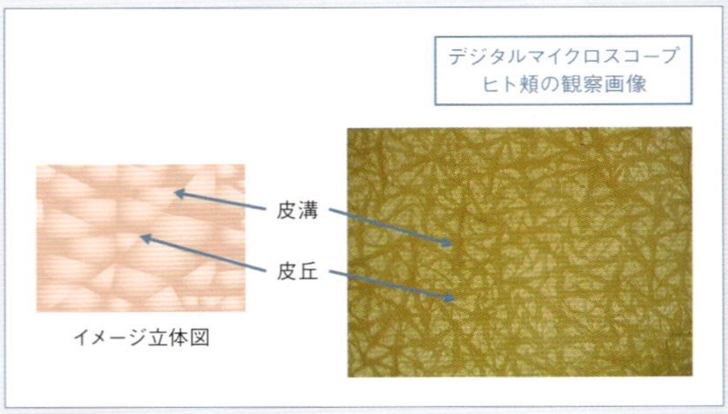

2 しみ，しわ

ほとんどの男性は，肌に関する紫外線対策を日常生活ではとっておらず，戸外でのレジャーのときでも男性の半数以上が紫外線対策を行っていない。いわば「男性の肌は，紫外線に対して無防備である」といえる。男性のしわ面積，体積，深さは，女性と同様で，加齢で増加する傾向にあるが，夏冬の季節変化はない。そして男性の40代以降は，自分の肌に出現したしみを感じ気にしている。また，額にしわがある人が増え，気にしていることが視覚判定やアンケート調査で判明している。

3 男性の生活環境

「健康，若さを維持するために実践していること」をアンケート調査（日経，2007年）した結果，男女ともに，1位が「栄養や食事内容に気をつけて食事を取る」であり，女性70.6%，男性63.1%であり，2位の「安心・安全な食材を使った食事を取る」が，女性41.3%であるのに対して，男性は19%，さらに，「肌の手入れに効果のある基礎化粧品を使用す

図4-7-2 きめ（肌理）

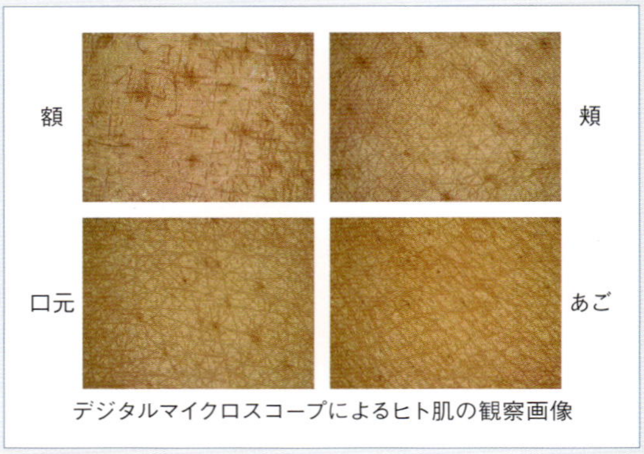

図4-7-3 スキンケアをしている30代男性の肌

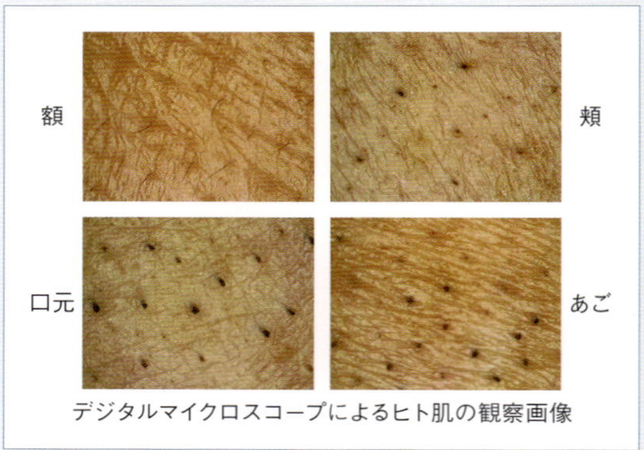

図4-7-4 スキンケアをしていない30代男性の肌

る」については，女性39.9%に対して，男性は2.5%であった。このように，女性に比べ男性は食生活，そして特に肌の手入れについては関心が低いようである。

男性を取り巻く生活環境（図4-7-6）において，食生活の乱れ，喫煙，過度の飲酒，仕事の肉体的・精神的疲労，ストレスなどは肌トラブルのもととなり，これら日頃の生活習慣が肌には出てくる。さら

に，オフィスでの乾燥，戸外での紫外線，ヒゲ剃りなどが男の肌へダメージを与える。スキンケアを習慣づけるとともに，睡眠をたっぷりとり，栄養バランスを考え野菜をたくさん食べて肌をいたわる必要がある。若いうちは回復力が強く，環境変化に敏感であるが，加齢とともに鈍感になる。

4 男性の肌習慣

　女性と異なり，男性が毎日行う肌習慣であるヒゲ剃りは，肌に毎日微小な傷を作っていて，必要以上の角質剥離をしてきめの乱れを起こしている（図4-7-7）。このことは，ヒゲ剃りにより経表皮水分蒸散量が高くなることがわかっており，口元やあごでヒゲ剃り頻度が高いほど肌のバリア機能が低下する傾向があることが報告されている。

　日本の男性は世界で最もよくヒゲを剃るようである。中学生，高校生の約20％はヒゲを剃らないようであるが，大学生以上はほぼ100％，そしてそのうちの約60〜90％は毎日ヒゲを剃っている。大学生以上で電気シェーバー使用者は約60％，T字カミソリ（安全カミソリ）使用者は約40％，両方の使用者は約30％いるようである。長期間の使用においてヒゲ剃りに使う電気シェーバー，T字カミソリによる皮膚ダメージの差はほとんどないことが使用テストで示されている。しかし，長期間のヒゲ剃り行為は道具の違いによらず肌にダメージを蓄積させる。

　また，男性はスキンケアに対して関心が低く，女性のように毎日，化粧（基礎化粧，メークアップ，日やけ止めなど）をほとんどしていないため，肌の紫外線対策をほとんど行っていないことになる。このため男性の肌は紫外線による肌の乾燥，微弱炎症を繰り返し，肌のきめが乱れたり，きめ自体が消失したりしている（図4-7-7）。

　男性の肌の特徴は，冬は肌荒れ，夏は皮脂量が増加し，10代，20代では毛穴の目立ちが気になり，肌の色味の変化として，冬は肌荒れにより肌が赤みを帯び，夏は日やけにより肌が黄色を帯びる。さらに，紫外線による肌の光老化であるしみ，しわが男性の肌の場合，女性よりも年齢的に早期の30代，40代に出現するのである。

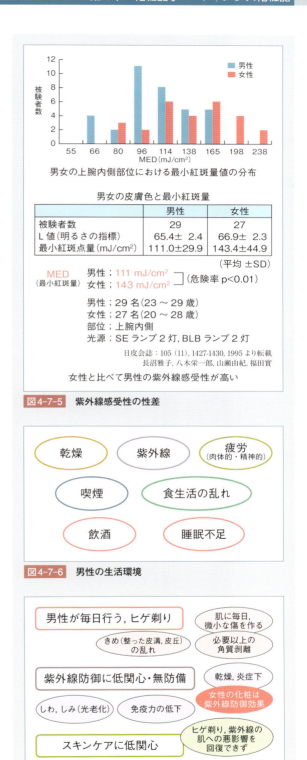

図4-7-5　紫外線感受性の性差

図4-7-6　男性の生活環境

図4-7-7　男性の肌習慣

5 メンズスキンケア化粧品

前述のように，男性の肌が女性と大きく違っているのは皮脂量が多いことである。皮脂は汗と混じり合い，皮脂膜を形成して肌から水分が蒸散して失われるのを防ぐ役割がある。しかし，過剰な皮脂は肌のべたつきやテカリの原因となるだけではなく，皮脂が酸化して生じた過酸化脂質が肌に悪影響を及ぼす。このため，まず，肌の余分な脂，汚れた脂をしっかり取り除いてから，保湿（肌にうるおいをたっぷり補給）することが，メンズスキンケア，頭皮ケアの基本である。

メンズスキンケア化粧品は基本的には女性用化粧品と同様に数種類の化粧品（洗顔料，化粧水，乳液，クリーム，エッセンスなど）がある。男性の肌は女性に比べ皮脂量が多いため，化粧品成分の油分は少ない量の処方になっていて，べたつき感のある使用感を好まない男性が多く，使用感としてはさっぱり感のタイプが多い。日本人の男性は，皮脂量が多いが冬に肌荒れする乾燥型脂性肌も多いことから，保湿タイプであるがさっぱり感のある化粧品（乳液，エッセンスなど）も乾燥型肌の男性には適している。また，男性は前述したように，紫外線感受性が女性に比べ高いことが報告されている。それゆえ，男性の肌は紫外線の影響が大きいと考えられるはずであるが，女性のようにスキンケア化粧品の使用頻度が高くなく，ファンデーションを使用せず，日やけ止めも日常はほとんど使用しない。

男性の肌は，前述のように紫外線に対して無防備な状態であり，女性に比べて，肌の老化徴候であるしわ，しみ，たるみなどが顕著となり，30代，40代に女性よりも早期に出現する。男性はスキンケアや化粧品に関心が低いために，このような情報を知らずに過ごし，肌の老化徴候が出てから初めてスキンケアの重要さを知るのである。このような肌の老化徴候の出現を遅らせるためにも，男性がスキンケア化粧品，日やけ止めを使用する啓発が望まれている。

ヒゲ剃り用化粧品

ヒゲ剃り用化粧品は2種類に分類される。T字カミソリを使用する場合に，あらかじめヒゲを柔らかくして軽く剃れるように，また，カミソリの刃が肌上をスムーズにすべるように，肌を滑らかにするためのウェットシェービング化粧品と，電気シェーバー用の水を使用しないドライシェービング化粧品がある。

①ウェットシェービング化粧品

エアゾールフォーム，シェービングクリーム，発泡性ジェルなどがある。

・エアゾールフォーム

ヒゲを柔らかくし，肌を滑らかにするために最適なもので，特に石けん系エアゾールフォームがあり，最もよく使われる。続いて，クリーム，発泡性ジェルがよく使われる。内用液を5%程度のLPG（液化石油ガス：プロパン，ブタンが主成分）とともにエアゾール容器に充填した化粧品。主成分は，泡を作り，弱アルカリ性でヒゲを柔らかくする高級脂肪酸（ステアリン酸など）のトリエタノールアミン塩，泡の安定化剤としてグリセリンやセタノール，刃の滑りをよくするシリコーン油，肌を傷つけることを想定して，抗炎症剤，殺菌剤などが配合されている。

・シェービングクリーム

エアゾールフォームほど感触は軽くはないが，内容はほとんど同じで，クリームタイプの化粧品。

②ドライシェービング化粧品

電気シェーバーは，化粧品を使用せずにヒゲを剃れるが，汗をかいたときには，シェーバーのすべりが悪くなるため，スムーズにシェーバーが剃ることができるように使用する化粧品。ドライシェービングローション（プレシェービングローション）とドライシェービングスティックなどがある。

・ドライシェービングローション（プレシェービングローション）

電気シェーバーの外刃（網目状金属ネット）の穴に，柔らかいヒゲは曲がって入らず切断できないため剃り残しが生じる。柔らかいヒゲを硬くして切れやすくすることと，汗や皮脂を除いて，刃がすべりやすく，乾きやすくするための化粧品。主成分はヒゲを硬くして切れやすくするために，フェノールス

ルホン酸亜鉛，クロルヒドロキシアルミニウム，クエン酸，乳酸，タンニン酸などの収れん剤，汗や皮脂を除いてすべりやすくするために，タルク（雲母），球状粉末のポリエチレンパウダー，ナイロンパウダーなどをエタノールに分散させて配合させた化粧品。

・シェービングスティック

汗や皮脂を吸着させ取り除き，すべりをよくするために，タルク（雲母），ナイロンパウダーなどをステアリン酸や炭酸マグネシウムなどで固めた化粧品。

③アフターシェーブ化粧品

ヒゲ剃り後の肌の傷を回復させ，肌荒れを予防し，清涼感を与えるための化粧品で，化粧水，乳液，クリームなどがある。

・アフターシェーブローション

ヒゲ剃り後の傷んだり荒れている肌を回復させるために，止血，鎮静，殺菌消毒，保湿などを行って整える収れん化粧水。主成分として，清涼感，殺菌効果としてエタノールなど，清涼感，抗炎症効果にメントール，カンファーなど，クロルヒドロキシアルミニウム，アラントインジヒドロキシアルミニウム，クエン酸などの収れん剤，抗炎症効果にグリチルリチン酸，塩化ベンザルコニウムが配合されている。

・アフターシェーブ乳液・クリーム

ヒゲ剃り後の肌の傷，肌荒れを回復させ，整え，肌荒れを防止するための乳液・クリーム。

皮脂量の多い男性用であるため，油分量を少なめにしてエタノールによる気化熱や皮膚の冷感を脳に認識させるメントールを配合して，清涼感，爽快感を提供している。

（世喜利彦）

参考文献

34) 長沼 雅子，八木栄一郎，山瀬 由紀，福田 實：日皮
会誌，105(11)，1427-1430，1995

8 ボディケア化粧品

顔と頭髪以外の身体に使用する化粧品で，ボディ洗浄料，サンケアー，ボディローション，デオドラント，ハンドケア化粧品などがあり，浴用剤も含められる。

1 ボディ洗浄料

石けん

石けんは昔から顔を含め身体の洗浄に用いられ，泡立ちが良く，洗い上がりがさっぱりしていることで，日本人には特にこの感触が好まれている。石けんはアルカリ性を示すことから人によっては顔がつっぱるとか肌がアルカリ性に弱いという理由で使用を避ける人もあるが，皮膚の中和能により石けん使用後約30分で元のpHに戻ることがわかっている。

石けんはいろいろな名称で販売されているが，「化粧石けん（機械練り石けん）」と「透明石けん」に分かれる。

①化粧石けん

石けん用油脂（牛脂，ヤシ油など）を混合し，水酸化ナトリウムでケン化し，石けん分を乾燥し，色素，香料などを添加，混練し，機械成型したものである。

②透明石けん

透明石けん用油脂にグリセリン，砂糖などの透明化剤を配合し，水酸化ナトリウムでケン化後，調色，賦香し，冷却固化後切断して枠にて乾燥し仕上げる。

③ボディシャンプー

長い間石けんがボディ洗浄の主流であったが，シャワーの普及に伴い簡単に泡立つ液体のボディシャンプーが石けんに代わって多く用いられるようになっている。これらはすべて陰イオン性界面活性剤を主体にした製品であるが，界面活性剤の選び方と補助的な界面活性剤の組み合わせによって種々のタイプのボディシャンプーが作られている。

④液体石けんと合成界面活性剤を組み合わせたコンビネーションタイプ

石けん系にラウリルポリオキシエチレン硫酸ナトリウム塩やトリエタノールアミン塩などを加え，洗った後の皮膚の感触をしっとりさせるためにグリセリンなどの保湿剤も配合したタイプで，石けん系を使用しても中性のタイプとなっている。

⑤合成洗剤系ボディシャンプー

このボディシャンプーはラウリルポリオキシエチレン硫酸ナトリウム塩，ラウリル硫酸エステルエタノールアミン塩を主体に泡の安定剤としてココイルジエタノールアミドや保湿剤のプロピレングリコールなどを配合した中性タイプのものである。

皮膚の敏感な人のために開発した，より刺激の少ない界面活性剤を使用したボディシャンプーもあり，グルタミン酸など酸性のアシルグルタミン酸ナトリウムなどを主洗浄剤とし，泡安定剤のヤシ油脂肪酸ジエタノールアミドや保湿剤のグリセリンを配合している。

2 ボディローション，ボディ乳液

季節の変化や加齢に伴って皮膚が乾いて突っ張ることがある。これを改善するために保湿成分，皮脂成分などを配合したものである。このタイプとしてはコラーゲンやヒアルロン酸ナトリウムなどの水溶性高分子やグリセリンを配合し，皮脂類似成分としてスクワランやセラミドを加え保湿やエモリエント効果を与え皮膚を改善するローションや乳液がある。

3 デオドラント化粧品

最近では食生活の欧米化や清潔志向の高まりもあり，体臭（汗臭，わきが，足臭など）に敏感となり，特に発汗の多い夏では発汗や体臭を抑えるデオドラント化粧品が広く用いられるようになっている。

（1）発汗や体臭を抑える方法と抑制剤

発汗の抑制：汗は汗腺より分泌されるが，汗を抑えるためには制汗剤としてクロロヒドロキシアルミニウムやパラフェノールスルホン酸亜鉛が使用される。

汗の吸収：汗自体にはほとんど臭気はないが，皮膚常在菌によって分泌物を分解し体臭物質が生じるので，発汗した汗を速やかに吸収することで皮膚常在菌との接触を防ぐことが必要になり，タルクや酸化亜鉛などの粉体が使用される。

変臭防止法：皮膚常在菌の働きを抑えるためには殺菌剤として塩化ベンザルコニウム，塩化クロロヘキシジンが使われる。また臭い物質は揮発性の低級脂肪酸などで，これらの臭い物質を消臭するために酸化亜鉛と反応させて無臭化している。

（2）加齢臭

高齢化が進み，中高年者の体臭には若い人の体臭とは異なる臭いが含まれていることがわかった。この臭いは脂臭く，少し青くさい臭いで，皮脂中の脂肪酸9-ヘキサデセン酸が分解してできるノネナールであることがわかり，加齢臭と言われている。この臭いを抑制するには，抗酸化剤であるチオタウリンに効果があることがわかった。

（3）デオドラント化粧品の種類

パウダースプレー，ロールオン，スティック，パウダーがあるが，パウダースプレーがよく使われている。

①パウダースプレー（エアゾールタイプ）

エアゾール容器に入ったパウダースプレーで必要な量をすばやくスプレーでき，さらっとした使用感が得られる製品である。そのためには微粉のシリカやシリコーン処理したタルクが用いられ，上述した酸化亜鉛が配合されている。

②ロールオンタイプ

容器の先端にある回転するボールを転がして皮膚につけるタイプの製品。アルコール入りの化粧水タイプで，皮膚に付着しやすく，持ちを良くするために水溶性の高分子が配合されている。

4 ハンドクリーム

手荒れを予防または改善するために使用する製品としてハンドクリームがある。手荒れの改善剤としてはグリセリン，尿素などの保湿剤，グリチルレチン酸などの抗炎症剤などが配合されている。

5 浴用剤

浴用剤は配合する成分から，無機塩類浴用剤，油脂，界面活性剤系浴用剤，植物（生薬）浴用剤に分類される。

無機塩類浴用剤：温泉成分の無機塩類を主成分とした粉末タイプや炭酸塩と有機酸からなり，炭酸ガスを発生する錠剤タイプがある。

油脂，界面活性剤系浴用剤：油脂類，高分子，界面活性剤を主成分としたもので，乳化してミルク状になるタイプである。

植物（生薬）浴用剤：乾燥した薬用植物の刻みタイプや抽出エキスを配合した液体タイプがある。

各種浴用剤の効用

①無機塩類浴用剤（粉末タイプ）

無機塩類の温熱作用や保温作用により血流を促進し，入浴後の保温効果に優れ，炭酸水素ナトリウムや炭酸ナトリウムなどのアルカリイオンの効果により清浄作用も有し，あせもなどの皮膚疾患の予防作用もある浴用剤である。

②無機塩類浴用剤（錠剤タイプ）

炭酸水素ナトリウム，炭酸ナトリウムなどの炭酸塩とコハク酸などの有機酸類を組み合わせたタイプで，お湯に入れると発生する炭酸ガスは皮膚の毛細血管を拡張させて血行を高め，新陳代謝を促進する効果があり，また入浴後は皮膚温を高め，冷え症や疲労回復などに効果がある。

③油脂，界面活性剤系浴用剤

ホホバ油などの油脂類や非イオン界面活性剤を加えた浴用剤で，カプセルに入っていて，お湯に入れると乳化して白濁するタイプでミルクバス浴用剤とも呼ばれている。入浴後は皮膚に薄い油が残り，水分の蒸発を防ぎ，皮膚の乾燥を防止し，肌を柔軟に

する効果がある。

④植物（生薬）浴用剤

　温熱効果や保湿，消炎などを目的として生薬が硫酸ナトリウムや炭酸水素ナトリウムとともに使用される。生薬としてはカミツレ，ケンピ，センキュウ，トウキなど多くのものが用いられている。

（神田吉弘）

参考書籍

1) コスメチックQ&A事典 資料編，日本化粧品工業連合会編（2008）
2) 香粧品製造学 技術と実際，フレグランスジャーナル社（2001）

9 | ヘアケア化粧品

はじめに

ヘアケア化粧品は毛髪，頭皮の洗浄，整髪，育毛・養毛，健常に保つなどの目的をもった化粧品の総称であり数多くの種類があり，またその剤型も多い。ヘアケア化粧品を医薬部外品も含めて，その使用目的別に分類すると以下のとおりである。

① 毛髪，頭皮の洗浄目的：シャンプー，リンスなど
② 毛髪の保護，調整目的：ヘアコンディショナー，ヘアクリーム，ヘアパックなど
③ 整髪目的：ヘアフォーム（ヘアムース），ヘアリキッド，ヘアスプレー，ヘアスタイリングジェル，ヘアワックス，ポマード，ヘアオイル，ヘアスティック，セットローションなど
④ 育毛，養毛目的：ヘアトニック，ヘアトリートメント
⑤ ウェーブなど髪形をつける目的：パーマネントウェーブ剤，セットローション，ヘアブリーチなど
⑥ 染毛目的：ヘアダイ，ヘアマニキュア（カラーリンス含む），カラーチョークなど

1 洗髪用化粧品

頭には毛髪が数多くあり，皮脂腺から毛穴に分泌した皮脂，汗，そして角層の角質細胞の核が消失して生じた垢（あか），外からの塵埃（ちりやほこり），また，整髪料などの残りなどが混在し，時間とともに変質し，臭うようになる。この状態で時間が経過すると，頭皮上の常在菌が増殖して皮脂や有機物を分解する。その分解物であるオレイン酸などの脂肪酸の刺激によって，頭皮がかゆくなり，ふけが目立つようになる。毛髪自体も乾燥した状態となり，光沢を失う。このような頭皮，毛髪の汚れを落とし，ふけ，かゆみを抑え，毛髪，頭皮を清潔に保つための洗浄用化粧品である。昭和30年（1955年）頃までは，毛髪，頭皮の洗浄には石けんが使用されていたが，現在では，シャンプー，その後にリンスを行うのが通常である。最近は消費者のニーズが多様化して，洗浄機能以外にコンディショニング効果や，ふけ防止効果があるもの，髪質別などの数多くの商品が市場に出まわっている。

2 シャンプー

シャンプーとは，「すすぐ」という意味のヒンドスタン語（ヒンディー語とウルドゥー語を含む）が語源であるといわれている。シャンプーは配合成分の界面活性剤が毛髪および頭皮の汚れを洗い落とし，ふけやかゆみを抑え，毛髪，頭皮を清潔に美しく保つために用いる洗髪用化粧品である。そのためには，汚れはきれいに洗い落すが，毛髪，頭皮に必要な皮脂は取り過ぎない適度な洗浄力が必要である。そして，使用後の毛髪の感触がふんわりとソフトで，毛髪に光沢を与えるものが良いとされている。最近は，ドライヘア，ノーマルヘア，オイリーヘア用シャンプー，あるいは，硬い髪，柔らかい髪用シャンプーなど毛髪の性質によって種類を分けているメーカーもある。

シャンプーは毛髪，頭皮の洗浄が目的のため，主成分は洗浄剤の起泡洗浄剤とその他の添加剤から構成されている。起泡洗浄剤は，アニオン（陰イオン性）界面活性剤，両性界面活性剤およびノニオン（非イオン性）界面活性剤が使用されている。

(1) シャンプーの基本機能

① **選択洗浄性**：過度な皮脂洗浄を抑え，適度な洗浄性をもつこと。毛髪の洗浄の場合には，汚れや酸化された皮脂は洗い流すが，毛髪，頭髪保護のために必要な皮脂は洗浄後も残す必要がある。
② **起泡性，泡安定性**：クリーミーできめの細かい持続性，豊かな泡立ちがあること。
③ **すすぎ性**：すすぎが容易であること。
④ **毛髪保護性**：洗髪中の摩擦による損傷から毛髪を保護すること。

⑤つやと感触のよさ：洗髪後の毛髪に自然なつやと適度な柔軟性を与えること。
⑥安全性：毛髪，頭皮および眼に対して刺激がなく，安全性が高いこと。
⑦櫛（くし）通りのよさ：洗髪後の櫛の通りが良いこと。
⑧再付着防止性：ほこりやちりを分散させて泡の表面につけ，その汚れを毛髪に再び，吸着させないこと。
⑨帯電防止性：洗髪後に毛髪に静電気が帯びていないようにすること。
⑩スタイリング性：洗髪後に毛髪がふんわり，ソフトで整髪が容易であること。

（2）シャンプーの付加機能

付加機能の点からは，以下のタイプのシャンプーがある。
①洗い上がり感を向上：油分配合のオイルシャンプー，クリームシャンプー
②洗髪中の毛髪の損傷防止を強化：コンディショニングシャンプー
③ふけ，かゆみの防止効果を強化：ふけ用シャンプー（アンチダンドルフシャンプー）
④毛髪，頭皮に対する刺激が通常よりも低い刺激：マイルドシャンプー
⑤リンス機能（毛髪表面の摩擦低下，静電気防止，毛髪保護など）を付加：リンス一体型シャンプー（リンスインシャンプー）
⑥上記機能のうちいくつかを合わせ持つこと。

3 ヘアトリートメント

傷んだ頭髪を修復し，自然なつやとし，柔らかい髪にはコシを与え，硬い髪には柔らかく，乾燥した髪にはしっとりと，オイリーな髪にはさらっと整えてスタイリングしやすい髪に仕上げるのが，ヘアトリートメントである。髪をシャンプーで洗髪後にすぐ使うヘアトリートメントをインバストリートメント，髪を乾かした後に使うヘアトリートメントをアウトバストリートメントと表現している場合がある。これにはリンス，トリートメント，コンディショナー，ヘアパックと呼ばれているものがある。リンスは最も油分が少なく，トリートメント，コンディショナーとなるに従って油分が多くなり，傷んだ毛髪ほど油分が多い化粧品が用いられる。リンスは洗い流すものが多いが，コンディショナーは洗い流さずに，毛髪につけたままにしておくものも多い。

4 ヘアリンス（リンス）

リンスは洗髪後に使用し，毛髪に滑らかさを与え，毛髪の表面状態を整えて指通りや櫛通りをよくすることを目的とした化粧品である。カチオン界面活性剤と高級アルコールが形成するゲルの中に油分を配合した乳液状またはクリーム状のリンスが主流である。さらに，以下のリンス機能を高めたものとしてヘアトリートメント，あるいはヘアパックと呼ばれ，リンスと同様に毛髪になじませた後に洗い流す化粧品がある。

（1）リンスの基本機能

①すすぎ性：毛髪にリンス成分が吸着して指通りが良くなり，すすぎやすくなる。
②櫛通り性：毛髪が乾いた後も，櫛やブラシの通りがよくなる。
③毛髪の表面を保護する：毛髪のケラチンタンパク質にリンス成分がしっかり吸着して毛髪の傷みを防ぐ。
④静電気の防止：静電気を防いで，櫛やブラシの櫛やブラシが使いやすくなる。
⑤ツヤや感触をよくする：さらっとした感触の毛髪に整え，自然なつやと潤いを与える。
⑥スタイリング性：毛髪が滑らかになり，求めるヘアスタイルに仕上げやすくなる。

洗髪した毛髪に油分を補い，静電気の発生を抑え，櫛通りを良くし，つややうるおいなどを与える成分であり，リンス剤，コンディショニング剤，トリートメント剤などがある。

（2）その他のリンス

・酸性リンス
弱酸性から酸性のリンス。石けんや石けんを主な

洗浄剤としたシャンプーはpHが高く，洗髪後，毛髪がアルカリ性に傾き，また石けん成分が毛髪に吸着してつやがなくなり，櫛通りも悪くなる。これらを防ぐために酸性リンスが毛髪のpHを中和する。またヘアカラーやパーマで毛髪がアルカリ性に傾いているのを中和したり，傷んだ毛髪からタンパク質の溶出を防ぐ目的でプレトリートメントとしても使用されている。

・トリートメントリンス

リンス後の毛髪の仕上がり感やつやが高められ，自然な整髪効果があるリンスである。リンスをしているときにシリコーン油などが毛髪に吸着して，トリートメント成分がコーティングされる。

・ヘアコンディショナー

油分を多く含む，傷んだ毛髪を修復する目的で使用されるトリートメントである。

5 ヘアスタイリング剤

ヘアスタイルを整え，また求めるヘアスタイルを作り，固定，セットして，長い時間保持させるとともに，毛髪に水分，油分を与え，毛髪を健やかに保つために用いる化粧品である。整髪剤，ヘアドレッシング剤ともいう。固形，クリーム状または粘性のある液状の油脂類を使用するタイプ，高分子樹脂を使用するタイプ，そして粘性のある保湿剤を使用するタイプがあり，すべて毛髪を物理的に密着させて固定することにより，簡単に整髪できるようにさまざまな原料，形状のものが以下のように開発されている。

(1) ヘアフォーム，ヘアムース

泡状整髪料の総称でヘアムースと呼ぶ場合もある。噴射剤である液化ガスがエアゾール缶から大気圧下に出る際に，気化して原液を膨らませて泡状にする。また，ガスを使用しないでディスペンサー使用で空気を内包させて泡を作るタイプのものもある。固形状の整髪剤に比べ髪に伸ばしやすく，ローション状整髪剤に比べ手のひらから垂れにくく，霧のように飛ぶことがない，そして使用量が決めやすい，毛髪に薄く均一に広がりやすい，スピーディに

簡単に使えるなど，多くのメリットがある。構成成分は，セット剤（初期には天然ガム類が使用されたが，現在はポリビニルピロリドン，アクリル酸エステルなどの各種合成高分子），油分（流動パラフィン，シリコーン油），保湿剤，界面活性剤などである。

(2) ヘアスプレー，ヘアミスト

毛髪の上に霧状に噴霧し，ヘアスタイルを保持する目的で使用される。通常，エアゾールタイプをヘアスプレー，ディスペンサー使用のタイプをヘアミストとよぶが，あてはまらない商品名もある。手を汚さないで広範囲に使用できるメリットがある。前述のセット剤のポリビニルピロリドンなどをアルコールまたは精製水に溶かした原液と液化ガスを容器に充填したもの。

(3) ヘアスタイリングジェル（ヘアジェル）

ジェル状の透明整髪剤の総称で手のひらから垂れにくく，毛髪の上で伸ばしやすい特徴をもつ。構成成分は，水溶性高分子，セット剤，保湿剤，アルカリ剤，界面活性剤，キレート剤（金属イオン封鎖剤ともいい，製品の安定化が目的）などである。

(4) セットローション，カーラーローション

パーマヘアなどの乾いた状態の毛髪にスプレーして，ブラシやカーラーを使用してスタイリングするアルコール系のローション。カーラーを使用することから，カーラーローションと呼ばれることもある。構成成分として，シリコーン，セット剤，塩化アルキルトリメチルアンモニウムなどがあり，強いセット力，毛髪の損傷，帯電を防ぎ，櫛通りのよい滑らかな毛髪に整える。

(5) ヘアリキッド

透明で粘度の低い液状の整髪剤で，ポマード，ヘアスティックなどに比べソフトな整髪効果があり毛髪に自然な光沢を与える。構成成分は整髪剤のポリアルキレングリコールなどである。年配の男性に愛用者が多い。

（6）ポマード，ヘアスティック

　ジェル状あるいはやや硬めの半固形の油で，毛髪に光沢を与え，ヘアスタイルを整えるものである。ヘアスティックはチックとも呼ばれ，スティック状の硬い固形の強力な整髪剤であり，手を汚さずに整髪が可能である。ポマードには植物性ヒマシ油，モクロウを主原料とした半透明で光沢のある植物性ポマードと，鉱物性ワセリンを主原料とした鉱物性ポマードがある。硬い毛髪の日本人には半透明で光沢があり，適度な硬さと粘性のある植物性ポマードが好まれる。鉱物性ポマードはべとつかず，さっぱりとした整髪剤である。ヘアスティックは硬さを増すために固形の油脂原料が多く使用されている。どちらも年配の男性に愛用者が多い。

（7）ヘアワックス

　固形あるいはクリーム状の整髪剤で，適度なつやを与え，自然なセット力があり，乱れた髪を手で簡単に整えられる。近年最も販売数量が伸びており，固形タイプの整髪剤を敬遠する若年層から支持されている。構成成分は，固形油分としてロウ類（キャンデリラロウ，カルナウバロウ，ミツロウなど），高級アルコール（アルコールの場合，炭素数が6以上の1価アルコールのことを高級アルコールといい，セチルアルコールなど），高級脂肪酸，流動油分，半固形油分，増粘剤，保湿剤，界面活性剤などである。

（8）ヘアクリーム

　乳化型で毛髪につや，柔軟性，うるおいを与え，櫛通りを良くして適度な整髪効果を与える。ヘアオイル使用時に手がべとつくのに比べ，比較的さっぱりした使用感があり，保湿効果をもつ。構成成分は，油脂（オリーブ油，ツバキ油など），炭化水素（流動パラフィン，ワセリン，ワックスなど），ロウ，高級脂肪酸エステル，高級アルコール，シリコーン油，界面活性剤，保湿剤，増粘剤，防腐剤，キレート剤などである。

（9）ヘアブロー

　ディスペンサータイプのポンプ式スプレーで霧状に噴霧して，ヘアスタイリング効果，コンディショニング効果を毛髪に与える。構成成分は，カチオン界面活性剤，エチルアルコール，シリコーン誘導体，保湿剤，油分，タンパク質分解物，防腐剤などである。

（10）ヘアオイル

　毛髪に油分を補って，光沢，滑らかさ，柔軟性を与えることを目的としたもの。構成成分は，植物油（ツバキ油やオリーブ油）や鉱物油（流動パラフィン）を主成分とし，高級脂肪酸エステル，スクワラン，シリコーン油，酸化防止剤などである。

（11）寝ぐせ直し（プレローション）

　寝起きの髪は，寝ぐせが付いていたり広がったりしているときがある。毛髪が水分を吸うと伸びて，もとの形に戻る性質がある。このことを利用して，髪の寝ぐせを取るために，アルコールや界面活性剤などを使用して，毛髪の内部に水が浸透しやすい処方設計にし，さらに帯電防止，感触向上のための成分を配合させた整髪剤である。安価のため，若年層を中心に愛用者が増加している。

⑥　ヘアカラー

　毛髪を染めるものの総称で医薬品医療機器等法上，染毛剤（医薬部外品）および染毛料（化粧品）に分かれる。毛髪の染毛の歴史は古く，紀元前3000年の古代エジプトでヘンナという植物を使用した染毛が行われていた。ヘンナは，北アフリカ，アラビア，インドその他の熱帯地方に産する灌木で，葉の乾燥粉末を熱湯で練り合わせ，これにクエン酸などを加え，直接毛髪に塗り染毛する。色味は赤みがかった褐色で，黒髪の日本人にはあまり使用されなかったが，最近はファッションも変わり使用されるようになった。

　現在の酸化染毛剤は19世紀後半にパラフェニレンジアミン（PPD）が発明されてからである。日本では明治時代の中頃までは，タンニン酸と鉄塩の「おはぐろ」の原理による「白髪染め」が行われていたが，明治時代の後期にPPDを使用した染毛剤

が使用されるようになった。第二次世界大戦後，米国から「おしゃれ染め」が入り，1990年代中ごろから，若者を中心とした茶髪が流行し，現在に至っている。

染毛剤は医薬部外品に属するもので，酸化染毛剤と非酸化染毛剤，脱色剤，脱染剤があり，酸化染毛剤は永久染毛剤，ヘアダイとも呼ばれ，さらにアルカリ性酸化染毛剤と酸性酸化染毛剤の2種類に分類される。染毛料は化粧品であり，酸性染毛料（半永久染毛料とも呼ばれる）と毛髪着色料（一時染毛料とも呼ばれる）に分類される。

（1）染毛剤（医薬部外品）

酸化染毛剤，ヘアカラー，ヘアダイとも呼ばれている。酸化染毛剤は，酸化染料が毛髪内に浸透し，酸化剤を作用させて酸化重合により生成された分子量の大きな化合物である不溶性色素が，毛髪の中で大きくなって出られなくなり定着するため，染まりが良く，色持ちも良い。2剤形式の1剤に酸化染料（パラフェニレンジアミン（PPD），パラトルエンジアミン（PTD）など）を，2剤に酸化剤（過酸化水素）を配合して使用時に混合する。両剤を調合した時点では，染料はまだ単純分子化合物であり小さく目に見えないが，2剤の過酸化水素に酸化されることで，複数の小さな染料分子化合物が結合して，分子量の大きな化合物となり，目に見えるようになるのである。この一連の反応を酸化重合という。

毛髪は弱アルカリ性にすると膨潤（溶質を溶かしている液体を吸収してふくらむ現象）し，酸化染料や酸化剤が毛髪の内部に入り込み，毛皮質（コルテックス）まできれいに染まり，染色の色調がよく自然な仕上がりで，2～3カ月間色持ちし，アルカリ性酸化染毛剤は最も一般的な染毛剤である。しかし，アルカリ性は毛髪が傷みやすいので，染色程度も色持ちも劣るが，毛髪が傷みにくい酸性酸化染毛剤がよく使用されている。酸性酸化染毛剤の1，2剤はアルカリ性酸化染毛剤とほとんど同じであるが，アルカリの配合がないため，アンモニア臭はない。1，2剤の混合時のpHは6～7と低いため，毛髪の膨潤はほとんどなく，過酸化水素の働きが弱いので，毛髪の損傷はわずかである。その反面，染料の浸透は弱く，毛皮質（コルテックス）の外側までしか永久染めにはならず，色落ちが早く，色持ちは1～2カ月間である。ブリーチ力はほとんどなく，黒髪用ではなく白髪染め用である。

アルカリ性酸化染毛剤，および酸性酸化染毛剤の両者ともに，毛髪に対する作用が強く，使用にあたっての注意が必要である。すなわち，酸化染料は表示指定成分であり，使用する人の体質によっては皮膚接触性アレルギー（皮膚接触感作性）を起こす場合があり，使用前にパッチテストを実施することが義務づけられている。

非酸化染毛剤は，毛髪に浸透したタンニン酸と鉄イオンが反応して，タンニン鉄という色素を作らせ染めるもので，白髪染めである。毛髪中に生成した色素は，毛髪のタンパク質のアミノ基とイオン結合して毛髪に吸着するが，酸性に弱く色持ちは2カ月間程度である。非酸化染毛剤には，酸化染料が配合されていないため，アレルギーの心配がなく，パッチテストは必要ない。

その他に脱染色・脱色剤（ヘアブリーチ剤）があり，染毛剤とは異なり，毛髪のカラーチェンジを目的としたものであり，短時間で毛髪を希望の色に仕上げられる。通常，約10分間で濃い茶色に，約20分間で茶色に，約30分間で明るい栗色にすることができる。ヘアカラーで染色した毛髪の脱色はできない。2剤式でクリームタイプが多く，構成成分は1剤のブリーチ液が毛包を膨潤させ，ブリーチが進むように，アンモニア水やモノエタノールアミンなどのアルカリ剤が配合されている。また，1剤には薬剤が毛髪に均等に浸透するように非イオン性界面活性剤，ブリーチ後に薬剤を洗い落としやすいように，イオン性界面活性剤，保湿剤が配合されている。2剤には過酸化水素水，1，2剤の混合時に薬剤が流れないようにクリーム化させるカチオン界面活性剤，高級アルコール，安定剤などが配合されている。

（2）染毛料（化粧品）

医薬品医療機器等法上，化粧品に属する染毛料には，半永久染毛料の酸性染毛料と一時的染毛料の毛髪着色料に分けられる。半永久染毛料は酸性染毛料，酸性ヘアカラー，ヘアマニキュアとよばれる。

主にアゾ系の酸性染料が着色剤として使用され，染色助剤としてベンジルアルコールが配合されている。染色のメカニズムは，酸性側でプラスの電気を帯びた毛髪ケラチンタンパク質のアミノ基とマイナスの電気を帯びたスルホン酸基をもつ酸性染料との間のイオン結合により着色すると考えられる。しかし，着色部位が毛髪の表面付近であるためにシャンプーのたびに色落ちし，色持ちは比較的短く1カ月間ほどであるが，酸化染毛剤のような皮膚アレルギーの心配がなく，毛髪へ与えるダメージも少ないために使用しやすいメリットがある。

7 パーマネントウェーブ剤

（1）パーマネントウェーブとは何か？

毛髪にウェーブをかけ，くせ毛を真っ直ぐにするなど，毛髪を永久に変形させることの総称をいう。単にパーマ，ウェーブ，ストレートパーマとも呼ぶ。ヘアスタイルを保持するという点では，パーマ剤も整髪剤と同様な目的で使用される。

パーマは紀元前3000年の古代エジプトの婦人たちが毛髪に湿った土を塗り，棒や木の枝等に巻き付けて天日にさらして乾燥させ，カールした毛髪を得ていたことから始まったといわれている。パーマネントウェーブの創始者は，ドイツのチャールズ・ネスラーといわれていて，1905年，ホウ砂のアルカリ溶液を毛髪に塗布し，加熱して毛髪にウェーブをつける方法を考案した。その後，多くの改良が行われ，いわゆる電気式パーマとして流行した。1940年に米国のマクドノーはコールドパーマを発明し，チオグリコール酸のアルカリ溶液を使用して加温せずに毛髪にウェーブをかけられることを見出し，現在のウェーブ剤の基本となっている。現在，パーマネントウェーブ剤（パーマ剤）は医薬部外品に指定されている。

（2）パーマネントウェーブの理論

毛髪はタンパク質であるケラチンにより主に構成されていて，このケラチンはアミノ酸の1つであるシステインが多いタンパク質である。毛髪のケラチン分子内，分子間で，このシステインのチオール基（メルカプト基とも呼ぶ，-SH）どうしが，非常に強固に結合しているのがジスルフィド結合（S-S結合）である。このシステインどうしの結合のS-S結合が還元剤によって切断されると，別々のシステインに切り離される。そこで，毛髪の形，例えば，真っ直ぐの毛髪を細いロッドに巻き付け整えて，酸化剤で再び新しいシステインどうしのジスルフィド結合（S-S結合）を生成させると，毛髪に細かいウェーブが形成される。同様に，毛髪を真っ直ぐに伸ばした状態でS-S結合を切断し，酸化剤で再び新しいS-S結合を生成させると，ストレートヘアになる。

（3）パーマネントウェーブ剤（パーマ剤）の構成

パーマ剤は，第1剤と第2剤から構成されている。第1剤には，チオグリコール酸やシステインとそれぞれの塩類などのSH化合物の還元剤，そのほかにアルカリ剤，界面活性剤，安定剤などが配合されている。還元剤とアルカリ剤の量によりウェーブの強弱の程度を調整する。第2剤には，臭素酸カリウムまたは過酸化水素などの酸化剤やpH緩衝剤が配合されている。チオグリコール酸系パーマ剤は強いウェーブ力を与えられるが，毛髪のダメージは避けられないため，健康な毛髪に使用できる。しかし，ヘアカラーやブリーチなどで傷んだ毛髪に使用するパーマ剤は強いウェーブ力があまり期待できない。毛髪のダメージが少ないシステイン系パーマ剤が使用されることが多い。

（世喜利彦）

10 | フレグランス

はじめに

　五感の1つである嗅覚は，神経的な感覚であり，香りの記憶は脳に刻み込まれ，感情と深く関係しあっている。嗅覚の最高の賛辞は，目，口，耳の能力を失い，三重苦であったヘレン・ケラーによる表現ではないだろうか，とエドウィン・T・モリスは自著の『フレグランス（クレオパトラからシャネルまでの香りの物語）』[35]の中で記載している。ヘレン・ケラーの表現を引用すると，「匂いは，素晴らしい魔法使いです。私たちを何千マイルも遠方に連れ出しますし，時の移動も可能にしてくれます。果実の香りは，私を南方にあった我が家へ，桃の果樹園で戯れていた子供時代へと運んでくれます。そして束の間の，はかない香りは心を喜びでいっぱいに満たし，あるいは哀しみを思い出させるのです。匂いのことを思うだけで，私は過ぎ去った夏の日々，遠くにあって豊かに実っていた田園の懐かしい思い出に目覚め始めます」という表現が非常に印象的であり，香りの芸術を的確に説明している。

　海外はもちろん，日本人にとっても非常に人気が高い香水といえば「シャネル5番」であろう。「私はシャネル5番を着て寝るのよ」といって日本のジャーナリストを驚かせたのは，美人で可憐な女優マリリン・モンローであった。1920年代デザイナーであるガブリエル（ココ）・シャネルは，少年のような少女（ギャルソンヌ）風のスタイルを好み，メンズファッションを取り入れながら，女性らしさのシックなスタイルを創造し，シャネル5番の香水瓶やパッケージにも応用した。この時代に香水はファッションと堅く結びついて発展していったのである。このシャネル5番は，パヒューマー，エルネスト・ボーによって創作され，アルデヒド・タイプの香水の元祖として，香水の世界に新天地を開拓した。その後，ランヴァン，コティー，ゲラン，キャロン，バルマン，ジヴァンシー，バレンシアガ，ディオールなど，多くのデザイナーたちが香水を手がけたのである。

表4-10-1 フレグランス化粧品の種類

種類	香料の含有量（賦香率）	アルコール度数	持続時間
香水	15～30	95	5～7
オードパルファム	5～15	90～95	4～6
オードトワレ	5～10	80～85	3～4
オーデコロン	2～7	75～80	2～3
フレッシュコロン	1～3	70～75	1～2

日本化粧品技術者会編，『化粧品事典』，p64，2003，丸善および化粧品ガイド第2版，p223，2010，フレグランスジャーナル社を参考に作成

1 フレグランス化粧品

　フレグランス化粧品は香り（香料）を中心とする芳香化粧品のことで，液状のフレグランスは香料の使用量により，香水（パフューム，パルファム），オードパルファム，オードトワレ，オーデコロン，フレッシュコロンに分類され，固体状のフレグランスには芳香パウダー，練香水，香水石けんなどがある。これらの香りの持続性は香調によっても異なるが，一般的には表4-10-1のようになる。この表には香料濃度（%）とアルコール（エチルアルコール）度数があるが，このアルコール度数はエチルアルコール濃度で体積百分率（V/V%）のことである。このほか香油，ボディローション，バスオイルなどの化粧品やポプリ，香料を浸み込ませたシート（紙），ビーンズ（粒），キャンドルなどの雑貨類もある。

2 歴史の中の香り

　香油は古代エジプト時代には，オリーブ油などの植物油が使用された。古代の人々は，香りを神と人間とをつなぐ大切な仲介役と考え，香料は宗教儀式のために使用された。古代エジプトでは宗教とそれ

に結びついた政治によって，個人が神聖な香りを使用することを禁じられていた。その香りの代表が乳香で，没薬（もつやく）と並び貴重で神聖なものであった。その後の時代でも香りは一握りの権力者である王家や貴族の人々だけが使用できるものであり，今では想像もつかないほど貴重で高価なもの，富と権力の象徴で，よい香りを漂わせていることは，その人の地位の高さのあらわれでもあった。香り使いの名人としてはエジプトプトレマイオス朝，最後の女王クレオパトラ，ローマ帝国第五代皇帝ネロ，中国唐第6代玄宗皇帝の皇妃楊貴妃，「朕（ちん）は国家なり」で有名なフランス，ブルボン王朝第3代の国王ルイ14世，フランス国王ルイ16世の王妃マリー・アントワネットなどが有名である。日本の例として『源氏物語』があり，その中で光源氏が自分の着ている衣服に，素晴らしい薫物（たきもの）をたきしめているので，体を動かすたびに上品な香りが漂う様子が描かれている。

　日本に初めて異国の香りが入ってきたのは，仏教が伝来した欽明天皇13年（552年）のことだといわれている。最古の記録では，『日本書紀』に推古天皇3年（595年），「沈水（じむ：沈香（じんこう））が淡路島に流れ着き，沈香を知らなかった島民は，薪（たきぎ）と一緒にかまどで焼いた。そのかぐわしい煙が遠くまで漂った。珍しい特別なものとして，天皇に献上された」といった意味のことが記されている。沈香とは東南アジアで算出される高級香木である。奈良の東大寺正倉院の宝物殿に収蔵されている「蘭奢待（らんじゃたい）」は八世紀に中国から，聖武天皇の時代に献上された沈香の一種で，現在も保存されている。この香木は長さが約160cm，11.6 kgで正倉院御物の目録には，かつて一部切り取って足利義政，織田信長にも賜ったと，また明治天皇の奈良行幸（ぎょうこう：天皇の外出）の際，一部をお切り取らせになった，などの説明が添えられている。そして，日本へ初めて入ってきた香水は，ロジェー・ギャレット社の「ヘリオトロープ」で明治時代であり，ヘリオトロープは夏に咲く紫色の小さな花である。また，日本人向けに日本で初めて作られた香水は，東京，銀座の資生堂による「梅」，「菊」，「藤」で，大正時代であった。

3　匂いを感じるメカニズム

　匂いを感じる部位は鼻の一番奥のメガネの支えが鼻にあたるところの内側のところにある。ヒトではアルミの一円硬貨くらいの大きさである。鼻腔の上部の両側にある嗅粘膜から嗅上皮には，黄褐色で先端に6～12本の線毛のついた嗅細胞が約200万個並んでいる。線毛はいつも粘液層に浸っている。呼吸した際に鼻の穴から入った匂い分子は，まず粘液層に溶け込んで，それから線毛にキャッチされる。1本の線毛には匂いを感じる部位が多くあり，匂い分子がつくと弱い電流が流れ，嗅神経を通って大脳皮質に届く。脳は覚えていた記憶と照らし合わせ，匂いの判断を引き出す。匂い物質は分子量30～300程度までの低分子有機化合物であり，匂い分子は数十万種類といわれている。1991年に嗅覚受容体遺伝子が発見され[36]，鋭い嗅覚をもっているマウスで約1,000種類，ヒトでは約390種類の嗅覚受容体があることがわかっている。1つの匂い分子は2個以上の嗅覚受容体によって認識されることが多く，嗅覚受容体の組み合わせによって，自然界に存在する数十万種類の匂い分子を嗅ぎ分けることができるのである。

4　香水

　香料や香水を表すperfumeという言葉は，ラテン語per（通して）と，fumum（煙）に由来し，「煙の発散」を意味する。もちろん，Perfume（香水）は煙からできるものではなく，エチルアルコール（溶剤）に1種類，もしくは何百種類もの精油を，一般にアルコールと精油の配合率8対2の割合で混合した上で製造される。香水は動植物性の天然香料と各種の合成香料を使用して調合した調合香料を15～30％の割合で，95％のエチルアルコールに溶かしたもので，英語でパフューム，仏語でパルファムやエクストレという。

　香りを感じるのは，香りの成分が揮発していく（空気中に飛んでいく）ときで，これが香り立ち（においだち）といい，香水を体に付けてから時間とともに香り立ちが変化する。ほとんどのフレグランス

は，香料の揮発性の高い順に，トップノート（うわだち），ミドルノート（なかだち），ラストノート（ラスティングノート（あと残り））の3段階の香り立ちを構成している。それぞれのノートに対する具体的な香りについては，後述の「12｜化粧品を構成する成分（香料）」において記載する。

5 オードパルファム

調合香料を5～15％の割合で，90～95％のエチルアルコールに溶かしたもので，香水に比べて価格が手ごろで，オーデコロンより香りが持続する。

6 オードトワレ

調合香料を5～10％の割合で，80～85％のエチルアルコールに溶かしたもの。香りを楽しめるフレグランスで，パフュームコロン等がこのタイプである。パフュームコロンと呼ぶには，パヒューム（香水）と同じ名称と香りをもつものをいう。香りの強さ，持続性，価格の手ごろさがある。

7 オーデコロン

調合香料を2～7％の割合で，75～80％のエチルアルコールに溶かしたもの。香りの持続時間は香水に比べ短いが，香りの強さのわりに価格が手ごろである。ドイツの都市ケルンは，仏語でコロンといい，オーデコロンとは仏語で「ケルンの水」という意味である。

8 フレッシュコロン

調合香料を1～3％の割合で，70～75％のエチルアルコールに溶かしたもの。賦香率の低さから，香りを楽しむ入門編であり，朝，目覚めたときやスポーツの後，入浴後などに爽やか感が欲しいときに使用される。

（世喜利彦）

参考文献

35) エドウィン・T・モリス：中村 祥二 監修，マリ・クリスティーヌ，沼尻由起子 翻訳：FRAGRANCE フレグランス（クレオパトラからシャネルまでの香りの物語），求龍堂，1992
36) Buck L., Axel R.：Cell, 65, 175-187, 1991

11 | 化粧品を構成する成分（原料）

1 化粧品を作るのに必要な諸原料

われわれが毎日使用している化粧品はどのような原料からできているのであろうか。化粧品を作り，販売し，使用するにあたっても化粧品が何からできていて，その原料はどのような役割をし，どのような機能をもっているのか知ることは大変大切である。

それぞれの化粧品や医薬部外品がどのような成分（原料）が含まれているかは商品に表示されている全成分表示を見ればわかるようになっている。しかしながら製品の原料構成（骨組み）を全成分表示から知ることは大変難しい。そこで，化粧品がどのような原料から構成されているかをできるだけわかりやすく知る方法を示すことにする。

化粧品は次の3つの構成原料群からできあがっているといえる（図4-11-1）。

化粧品の本体を作るための原料（基剤原料）
＋
製品を安定に保つための原料（品質保持原料）
＋
化粧品に薬理的な機能を与えるための原料 （化粧品用薬剤）

図4-11-1 化粧品の構成材料群

2 化粧品の本体をつくるための原料（基剤原料）

化粧品の本体をつくる原料を基剤原料と一般に呼んでいる。例えばクリームを作るとすると，保湿を与える原料（グリセリンのような保湿剤），精製水，油分を与えるための原料（油性原料），そしてこれらを均一に混ぜ合わすための仲立ちをする界面活性剤が必要となる。

これらがクリーム本体を作っている基剤と呼ばれるもので，必要な配合成分である。

クリーム以外のファンデーション，口紅などでもそれに必要な基剤原料がある。これらについてはメークアップ化粧品の項で説明する。

3 化粧品を安定に保つための原料（品質保持原料）

化粧品は一般の食品と異なり長い間使用されるものである。使用される原料も安定にするため精製やいろいろな技術が加えられているが，使用中の微生物による汚染や空気中の酸素や紫外線などによる酸化により化粧品の劣化は避けられない。そのために

これらを防御するために配合する原料が必要となる。これらが製品を安定に保つための原料（品質保持原料）である。この中には殺菌剤・防腐剤，酸化防止剤，金属イオン封鎖剤がある。

4 化粧品に薬理的な機能を与えるための原料（化粧品用薬剤）

化粧品には肌に害のある紫外線を防御すること，紫外線によるしみを防ぐこと，肌荒れを改善するなどいろいろな薬理的な機能をもつことが要求される。このためには紫外線防御剤，美白剤，肌荒れ改善剤，収れん剤など，薬理的な機能をもつ多くの原料が必要となる。

以上が化粧品を構成している3つの要素の原料群であり，これら配合成分（原料）の一覧を図4-11-2にまとめて示した。それぞれの原料については後に記述する。

5 基剤原料

（1）水性原料（水となじみのよい性質をもつ原料）

①保湿剤－化粧品の保湿剤とは（その役割）

化粧品の保湿剤が必要なわけは皮膚の働きを知ることでわかる。健康な皮膚の角層は10～20%の水分が含まれ，皮膚の保湿（みずみずしさ）や柔軟性（しなやかさ）を保っているが，この保湿機能を支えているのが主に皮膚の天然保湿因子（NMF）と

脂質である。

はじめにNMFについてみると，健康な皮膚では男女を問わず必要な量のNMFが角化の過程でフィラグリンというタンパク質が酵素で分解されて作られている。NMFは表4-11-1に示したように，アミノ酸や尿素，塩類などからなり，天然の保湿剤成分である。

このNMFや真皮の間質成分であるヒアルロン酸などの皮膚の保湿に重要な成分が正常に水分を保つ働きをしている。この天然保湿因子なども乾燥，紫外線や加齢等により減少し，NMFの生成が低下し，その結果皮膚のバリア機能が正常でなくなり皮膚は荒れてくる。皮膚の水分を正常な状態に保つために必要な成分がNMFなどであり，この不足したものを補うものの1つが化粧品の保湿剤である。

保湿剤の化粧品における機能としては保湿に加えて以下の項目があげられる。

・皮膚，毛髪への水分保持，乾燥の防止，肌のきめを整える
・使用感の向上と柔軟性の付与
・製品の水分蒸発の防止，粘性の維持，凍結防止
・乳化製品の安定化（乳化粒子を小さくし分離を防ぐ）
・静菌効果（かびを生えにくくする効果）

保湿剤としてよく知られたものにグリセリンがある。皮脂腺の成分の分解によってできた物質である。類似の性質をもつものにプロピレングリコール，1,3-ブチレングリコール，ポリエチレングリコールなどがあり，いずれも多価アルコール（-OHを構造中に比較的多くもつアルコール）で，水に良く溶け皮膚になじみやすい液状の物質で，化粧水，乳液，クリーム，シャンプーなどに多く使われている。

ソルビトール，マルチトールなどの糖類も保湿剤の仲間である。これら以外にもNMFの成分であるアミノ酸や尿素も保湿剤として用いられる。このほかには真皮の間質物質であるヒアルロン酸などの生体高分子も保湿剤としてよく用いられるが，外界湿度の影響を受けにくく，ヒアルロン酸ナトリウムはグリセリンと併用すると水分を保持する力が強くなり，薄い被膜を作って外気の乾燥に左右されにくく

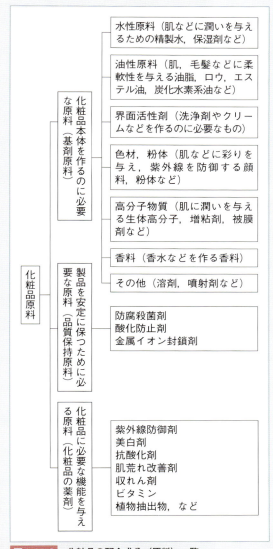

図4-11-2　化粧品の配合成分（原料）一覧

表4-11-1　NMF（天然保湿因子）の組成

成分	組成（%）
アミノ酸	40
ピロリドンカルボン酸（PCA）	12
乳酸塩	12
尿素	7
アンモニア	1.5
無機塩 Na^+，K^+，Ca^{2+}，Mg^{2+} Cl^-，リン酸塩など	18.5
糖類，その他	9

（出典：新化粧品学　第2版：光井武夫編，南山堂（2001））

皮膚の潤いを保つことも実証され，美容液などに広く用いられている。化粧品に用いられる保湿剤を表4-11-2に示す。

②精製水

皮膚が柔軟で，弾力があり，健全な状態を維持するために水分の保持は重要である。水は保湿剤や高分子物質など化粧品の種々の原料を溶解して皮膚を保護したり湿潤性を保つ役割をしている。水は化粧水などの主要原料であり，後に述べる油性原料とともに乳液やクリームなどの乳化物を作る上でも主要な原料である。

化粧品に用いられる水は精製水が使われる。この精製水は水道水を蒸留するか，イオン交換樹脂を通して作られるが，後者により処理された水がほとんどである。

水道水はカルシウムやマグネシウムなどの金属イオンや塩素が含まれていて，これらは化粧水の原料と一緒になると沈殿を生ずることがあるので，イオン性物質をイオン交換樹脂で処理して作られる精製水が化粧品に用いられている。

③アルコール

化粧水や香水などに用いられるアルコールは炭素数の少ないエチルアルコールである。

種々の物質をよく溶解し，皮膚や毛髪の清浄作用があり，皮膚に塗布すると蒸発熱を奪い蒸発し，皮膚の表面温度を一時的に低下させ冷感を与え，皮膚を引きしめる清涼作用がある。この性質を利用して収れん化粧水や夏季用の化粧水が作られる。

化粧品に用いられるエタノールの量は香水などを除いて少量で，アルコールに敏感な肌でなければ特に心配はないといえるが，製品を少量腕につけて様子をみて問題ないことを確認してから使用することを勧める。

④その他のアルコールについて

アルコールというと一般にはエチルアルコールを指すが，セチルアルコールやステアリルアルコールなどの高級アルコールという原料もある。この「高級」とは化学では炭素の数が多い化合物を指し，エチルアルコールとは性質が異なり，水に不溶の油性原料であり，クリームなどの乳化製品などに使用されている。

表4-11-2	化粧品に用いられる保湿剤
成分	組成（％）
多価アルコール系	グリセリン，プロピレングリコール，1,3-ブチレングリコール，ポリエチレングリコール，ポリグリセリンなど
糖，多糖類	グルコース，ショ糖，トレハロース，プルランなど
天然保湿因子成分	アミノ酸（ピロリドンカルボン酸，シトルリンなど），乳酸塩，尿素など
生体高分子など	ヒアルロン酸ナトリウム，コラーゲン，タンパク質の加水分解物など

（出典：化粧品科学ガイド　第2版，フレグランスジャーナル社（2010））

表4-11-3	ヒト皮脂の構成	
脂質	平均値 wt%	範囲 wt%
トリグリセリド	41.0	19.5〜49.4
ジグリセリド	2.2	2.3〜 4.3
脂肪酸	16.4	7.9〜39.0
スクワレン	12.0	10.1〜13.9
ワックスエステル	25.0	22.6〜29.5
コレステロール	1.4	1.2〜 2.3
コレステロールエステル	2.1	1.5〜 2.6

（出典：新化粧品学　第2版：光井武夫編，南山堂（2001））

（2）油性原料

①油性原料の皮膚での役割

皮膚の表面は皮脂腺から分泌される皮脂（表4-11-3）や，汗腺からの汗によって作られる皮脂膜で覆われ，角層内では角化の過程で作られる角質層細胞間脂質（表4-11-4）が各角層細胞を取り囲み皮膚に保湿や柔軟性を与え，角層から水分やNMFが流出するのを防ぐなどバリア機能の重要な働きをしている。これらの成分はNMFと同様に季節や加齢その他紫外線などの外部環境によって皮脂や脂質が減少し皮膚の機能に影響を与えることが認められている。特に女性は25歳ぐらいから皮脂量の分泌が少なくなることがわかる（図4-11-3）。

化粧品ではこれらと類似の油性原料（エモリエント剤ともいう）を使用することにより皮膚などを柔軟にし，バリア機能を改善させることが実証されている。

②油性成分（原料）の種類

油性原料には油脂，ロウ類，炭化水素系油，高級脂肪酸，高級アルコール，エステル油，シリコーン油，セラミドなど多くの原料がある。主なものを示すと表4-11-5のようになる。

油性原料の化粧品の種類別に機能と役割を示すと表4-11-6のようになる。この表をみると皮膚・毛髪などへの生理的な役割（エモリエント効果による荒れ肌の改善，肌の柔軟化や肌の清浄化作用，肌を滑らかにする使用感触の向上など）と製剤化での機能的役割（口紅などの基剤の固形化，乳化製品の安定化，使用感触の向上，肌への付着効果の向上）があげられる。

③油脂とロウ類の違いについて

油脂とロウ類についてはその種類を表4-11-5に示したが，油脂は高級脂肪酸とグリセリンとのエステルで，ロウ類は高級脂肪酸と高級アルコールのエステルである。両者ともにエステルであるが，高級脂肪酸に結合する物質が異なる。油脂の中で常温で液状のものを脂肪油，固体のものを脂肪という。ロウ類は高級脂肪酸，高級アルコールの炭素数が油脂よりも大きいものが多く，樹脂類なども含まれ油脂よりも硬い固体の油性原料である。

よく間違えられるものにモクロウがある。ロウのような外観で，名前にもロウがつき，和ロウソクの原料になるが，モクロウは高級脂肪酸とグリセリンのエステルで，油脂の仲間である。またロウの仲間で珍しく液状のものがあるが，これはホホバ油（オイル）である。

④高級脂肪酸

高級脂肪酸は高級飽和脂肪酸（炭化水素基に二重結合のない脂肪酸）と高級不飽和脂肪酸（二重結合のある脂肪酸）に分類される。高級の意味はアルコールのところですでに述べた。

高級脂肪酸にはステアリン酸，パルミチン酸などがあり，クリームなどの原料として使用されている。不飽和脂肪酸にはオレイン酸やリノール酸などがあり，シャンプーなどに使用される。

⑤鉱物油（炭化水素系油）とその安全性について

鉱物油といわれる原料は石油を原料とし，分離精製した炭化水素系油性原料（炭素と水素からなる化

表4-11-4 ヒト角質層の細胞間脂質の構成

脂質	平均値wt%
セラミド	41.1
セラミドエステル	3.8
コレステロール	26.9
コレステロールエステル	10.9
脂肪酸	9.1
硫酸コレステロール	1.9
その他	6.4

（出典：新化粧品学　第2版：光井武夫編，南山堂（2001））

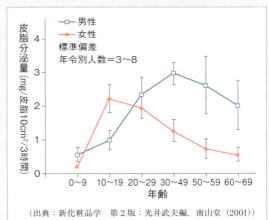

（出典：新化粧品学　第2版：光井武夫編，南山堂（2001））

図4-11-3 年齢別皮脂量の比較

表4-11-5 油性原料の種類

成分	組成（％）
油脂	植物油（オリーブ油，ヒマシ油，ツバキ油，マカデミアンナッツ油など） 植物脂（カカオ脂，ヤシ油，モクロウ，シア脂など）
ロウ類	植物性ロウ（カルナウバロウ，キャンデリラロウ，ホホバ油など） 動物性ロウ（ミツロウ，ラノリンなど）
炭化水素系油	液状（流動パラフィン，スクワランなど） 半固形（ワセリン） 固形（パラフィン，セレシン，マイクロクリスタリンワックス）
その他の油性成分	高級脂肪酸，高級アルコール，合成エステル油 シリコーン油（ジメチコン，シクロメチコンなど） 細胞間脂質関連油（セラミド，コレステロールとそのエステルなど）

（出典：日本化粧品工業連合会「コスメチックQ&A事典-資料編-」）

合物）である。石油は太古の生物が長い時間をかけて地下で変化し作られたもので，本来は自然から作られた油といえる。

現在使われている炭化水素系の油性原料はすべて高度に精製された無味無臭の原料で，安全性上まったく問題のないもので，広く化粧品の油性原料として使用されている。

この炭化水素系油の中には表4-11-5でも示したが，皮脂の成分としてスクアレンがあるが，このものも鉱物油（炭化水素系油）の仲間で，われわれの体の中から出てきている成分である。化粧品にはこのスクアレンを還元して作ったスクアランが多くの化粧品に使用されている。

⑥化粧品に使用するシリコーン油の役割とその安全性

シリコーンはシロキサン結合（-Si-O-Si-）を有する有機ケイ素化合物の総称で，一般にはシリコンともいわれている。

化粧品に使用するシリコーン油は，メチルポリシロキサンやメチルフェニルポリシロキサンなどがクリームや毛髪製品に用いられている。

シリコーン油は撥水性，耐水性があり，べたつきがなく，皮膚や毛髪に軽い感触で，優れた広がりがあり，酸化に対しても安定であり，安全性も高く，優れた油性原料で，化粧品には広く用いられている。

（3）界面活性剤

界面活性剤とは図4-11-4に示すように構造中に水になじみやすい親水性の部分と油になじみやすい親油性の部分をもつ物質で，水や油のように混ざり合わないものをなじみやすくする働きをもつものである。

界面活性剤には少量の油性原料を水の中にコロイド化学的に透明に溶解させる可溶化作用，油性原料と水とをコロイド化学的に均一に混ぜ合わせる乳化作用，粉体を水や油の中に安定に散らばらせる分散作用，泡を作ったり汚れを取り除く起泡，洗浄作用などがある。

①界面活性剤の分類

図4-11-5に示すように水に溶かしたときにイオンに解離するイオン性界面活性剤とイオンに解離し

表4-11-6 油性原料の化粧品における機能・役割

化粧品の種類		油性原料の機能・役割
スキンケア化粧品	クリーム乳液 など	・肌あれを改善 ・肌の柔軟化 ・クリーム等の基剤の固形化 ・油相の構成 ・使用感触の向上 ・乳化の安定化　など
	クレンジング など	・汚れの溶解 ・洗浄，肌の柔軟化 ・油相の構成 ・使用感触の向上　など
メイクアップ化粧品		・顔料，粉体の肌，唇への付着効果 ・口紅等の基剤の固形化 ・ツヤの向上 ・油相の構成 ・使用感触の向上　など
毛髪化粧品 （ヘアケア化粧品）		・髪へのツヤの付与，セット性 ・髪の柔軟化 ・使用感触の向上　など
ボディケア化粧品		・肌あれ改善 ・汚れの溶解，洗浄 ・肌の柔軟化（マッサージ効果） ・使用感触の向上

（出典：化粧品科学ガイド　第2版，フレグランスジャーナル社（2010））

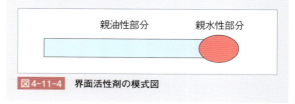

図4-11-4　界面活性剤の模式図

ない非イオン性界面活性剤に分類され，イオン性界面活性剤は陰イオン性，陽イオン性，両性界面活性剤に分けられる。全体として4種類の界面活性剤がある。

1）陰イオン性界面活性剤

陰イオン性界面活性剤で最も歴史が古いものが石けんであり，種々の高級脂肪酸のナトリウム塩またはカリウム塩がある。

石けん以外ではシャンプーに用いられる界面活性剤も陰イオン性界面活性剤で，代表的なものはアルキル硫酸ナトリウムがあり，これ以外にはN-アシルグルタミン酸塩やN-アシルメチルタウリン塩などがあり，肌の弱い人の洗浄剤としても適している。最近ではヌメリがなくさらっとした使用感をも

つアスパラギン酸ナトリウム系の界面活性剤も開発されている。

2）陽イオン性界面活性剤

界面活性を発揮する部分がマイナスに帯電する石けんとは逆，すなわちプラスに帯電する陽イオン性界面活性剤は逆性石けんともいわれている。

陽イオン性界面活性剤で化粧品に用いられるのは第4級アンモニウム塩と呼ばれるもので，塩化アルキルトリメチルアンモニウムや塩化ジアルキルジメチルアンモニウムが用いられている。これらは毛髪を柔軟にし，滑らかにし，帯電を防止する効果があるので，シャンプー後の毛髪のくし通りを良くする働きをもっている。陽イオン性界面活性剤の中でも塩化ベンザルコニウムなどは殺菌消毒作用が強いので薬用石けんなどに用いられている。

3）両性界面活性剤

界面活性を示す部分が酸性溶液中で陽イオンとなり，アルカリ溶液中では陰イオンとなる性質をもち，陽イオンと陰イオンの双方を併せもつ界面活性剤である。代表的なものはアルキルジメチルアミノ酢酸ベタインで，イオン性界面活性剤との併用が可能なことで補助界面活性剤として使用することにより泡立ちや柔軟効果を補うことができ，ヘアリンスやトリートメントなどに使用されている。

4）非イオン性界面活性剤

非イオン性界面活性剤はクリーム，乳液の乳化剤，化粧水の可溶化剤，ファンデーションなどの分散剤として化粧品に広く使用されている。

非イオン性界面活性剤はポリエチレン鎖を親水基とするものと多価アルコールの水酸基を親水基とする2つのタイプがある。また，親水性が低く水に溶解しないタイプ（親油性非イオン界面活性剤）と親水性が大きく水に溶解する（親水性非イオン界面活性剤）タイプにも分類することができる。

ポリオキシエチレン鎖（POE鎖）の非イオン界面活性剤はPOE鎖の長さにより親水性の大きさを調整することが可能であり，この界面活性剤は微細な粒径のエマルション（乳状液）を作ることが可能で，乳化剤や可溶化剤として優れた性質をもっている。

多価アルコール系もエステル化度やポリグリセリンの重合度により親油性から親水性の界面活性剤が

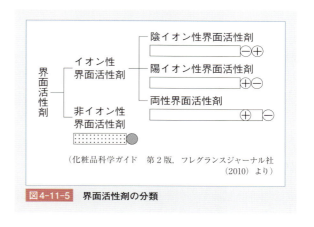

図4-11-5　界面活性剤の分類

作られ，安全性，生分解性に優れた性質を示す。

5）その他の界面活性剤

天然系の界面活性剤としてはレシチン，サポニンなどがあり，生物が細胞の内外に産生する界面活性剤（バイオサーファクタント）として糖脂質系やアシルペプチドなどが開発されている。高分子系の界面活性剤やシリコーンの乳化に適したシリコーン系の界面活性剤も化粧品に使用されている。

②界面活性剤の安全性について

化粧品にとって界面活性剤は大変重要な物質で，界面活性剤がなければ化粧水，クリーム，シャンプーなどを作ることもできない。化粧品に使用されている界面活性剤はすべて安全性のテストをクリアしたものが使用されている。

われわれが飲んでいる牛乳にも自然の界面活性剤であるカゼインが含まれている。カゼインはアミノ酸であるセリンにリン酸が結合したリンタンパク質でカゼインが水と油分を乳化し，あの均一な乳状液が得られる。また，われわれの細胞にある細胞膜にも界面活性剤であるリン脂質がある。

このように界面活性剤は体にも，食品などにも含まれていて重要な働きをしている。

(4) 高分子化合物

①高分子化合物とその機能

高分子化合物は分子量の大きい物質を指し，一般に分子量が1万以上の化合物をいい，有機系の物が多いが，無機の高分子化合物もある。

主な機能としては，増粘（粘り気を与える），乳化・分散の安定化，泡の安定化，保湿，皮膜形成，剤型保持，使用感触の向上など多くの目的で使用されている。

②増粘の機能をもつ高分子化合物

乳液やリキッドファンデーションなどの基剤の粘度を増し，夏，冬変わらない使用感触が得られるようにカルボキシビニルポリマーやポリアクリル酸ナトリウムなどが安全性上問題なく配合されている。同様の機能を示すものとしては天然系の高分子もあり，海藻から得られるアルギン酸ナトリウム，動物や魚類から得られるコラーゲン，バイオで作られるヒアルロン酸など多くの化合物がある。

③乳化・分散を安定化させる高分子化合物

乳液や液状のファンデーションなど粘度の低い製品は分離を防ぐ目的で，カルボキシビニルポリマーなどの高分子化合物を添加し安定化を図っている。

④肌荒れ改善のための保湿成分として使用される高分子化合物

表皮の間質成分のヒアルロン酸やコラーゲン，エラスチンそしてポリペプチドなどの高分子化合物が皮膚の重要な保湿成分として，張りや弾力，しっとり感を与える目的で使用されている。

⑤泡を安定化させる高分子化合物

洗顔クリームやシャンプーなどにはカルボキシメチルセルロースなどの高分子化合物が配合され，泡の安定化を図り，洗浄効果を高める目的で使われている。

⑥膜を作るために必要な高分子化合物

剥がすタイプのパックにはポリビニルアルコールなどが用いられ，乾燥する過程で皮膚に緊張感を与え，皮膚の血行を良くする。ヘアスプレーやヘアフォーム，ヘアスタイリングジェルにはポリビニルピロリドンやカチオン化セルロースなどが配合され，髪に張りを与える。ネイルエナメルには皮膜剤としてニトロセルロースやアルキド樹脂などが配合され，爪に光沢ある皮膜をつくり，爪との接着を強め，剥がれにくくするために用いられる。

⑦使用感触を向上させる有機高分子粉体

ファンデーションなどのメークアップ化粧品にはナイロンパウダーやシルクパウダーの有機高分子粉体が用いられ，使用感触を向上させている。

⑧ポリペプチドについて

ペプチドとは2個以上のアミノ酸がペプチド結合でつながった化合物である。結合が10個以下のペプチドをオリゴペプチドといい，10個以上をポリペプチドという。化粧品に用いられるポリペプチドは，分子量が400〜2,000程度のものである。

参考までに，塗るボトックスといわれるものはアルジリン（アセチルヘキサペプチド3 or 8）でオリゴペプチドに属する。

（5）色材

化粧品に用いられる色材について

化粧品に使用される色材は主としてメークアップ化粧品の色彩効果，透明感などの質感的効果，肌の凹凸を補正する形態的効果，しみ，しわなどをカバーする修正効果を出すために使用され，紫外線散乱剤のように肌を保護する効果も含まれる。このほかに毛髪化粧品の染毛剤としても使用している。

色材に求められる機能や役割は，着色性，付着性，延展性，つやなどの視覚や触覚などの感覚的なものがあり，さらには吸着，吸収特性，紫外線防御（散乱）が含まれる。

化粧品の色材は大きく分類すると無機系色材と有機系色材そして有機・無機複合色材となる（図4-11-6）。

①無機系色材

着色顔料，白色顔料，体質顔料，パール顔料（光輝性顔料），機能性粉体に分類される。

1）着色顔料

主なものとしては，酸化鉄，カーボンブラック，酸化クロムや群青があり，ファンデーションやアイメークアップ化粧品の有色料として用いられている。

2）白色顔料

屈折率，被覆力が大きく，光の反射率が高い白色の顔料で，二酸化チタンや酸化亜鉛があり，ファンデーション，口紅，アイ製品に広く用いられている。

3）体質顔料

製品の剤形を保つために使用され，伸びや付着性や光沢などを調節し希釈剤として色調の調整に用い

られる顔料で，主な体質顔料としてはタルク，カオリン，マイカなどがあり，粉白粉，ファンデーションなどのメークアップ化粧品に広く用いられている。

4）パール顔料（光輝性顔料）

口紅，アイシャドー，ネイルエナメルなど，主としてメークアップ化粧品に用いられる顔料で，代表的なものは雲母チタンで，光の干渉によって光輝性を示す。雲母の板上での二酸化チタンの微小な厚みの差によってパールの色合いが異なってくる。

5）機能性粉体

酸化チタンや酸化亜鉛の粒子を細かくした超微粒子粉体は，紫外線散乱剤として紫外線防御化粧品に用いられる。このほかに酸化チタンに酸化鉄をドープ（複合化）した顔料は，光の照射によって明度差をコントロールすることが可能となり，屋外での白浮きを防止し，自然な仕上がりとなり，ファンデーションに応用されている。

②有機系色材

合成色材（顔料，染料），天然色材，合成高分子粉体に分類される。

1）合成顔料，染料

化粧品に使用可能なタール系色素で，薬機法で規制されていて，法定色素または許可色素といわれている。顔料と染料があり，非常に鮮やかな色調が得られ，口紅，ほほ紅，ネイルエナメルなどに用いられている。顔料は水や油に不溶で，染料は水や油，溶剤に可溶なものである。このほかに染毛用の染料もある。

2）天然色材

動植物から得られる天然の色素であり，代表的なものはベニバナからとれるカルサミン（京紅の色素），エンジ虫からとれるカルミン酸がある。

3）天然粉体，合成高分子粉体

主として体質顔料として用いられ，天然粉体としてはシルクパウダーが，合成高分子粉体としてはナイロンパウダーやラミネート化の技術で光の干渉色が現れ，美しい輝きをもつ粉体も得られている。

③有機・無機複合色材（粉体）

球状ナイロンパウダーに微粒子の酸化チタンや酸化亜鉛を被覆複合化した粉体が得られている。前者はナイロンパウダーのすべりの良い使用感と紫外線

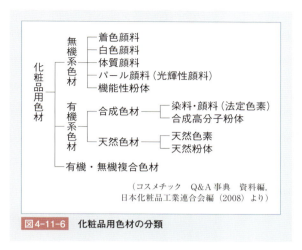

図4-11-6　化粧品用色材の分類

を効率良く散乱させる効果をあわせ持った機能性粉体が得られ，紫外線防御製品に使用され，後者は体臭物質を亜鉛化合物とすることにより無臭化し，デオドラントスプレーなどに使用されている。

（6）香料

香料の機能と役割

良い香りをつけることにより気持ちを豊かにし，魅力を引き立てる効果をもつものである。

化粧品の香りの良さは製品を選択する時も重要な役割をもち，製品の使用感触にも影響を及ぼす。最近ではアロマコロジーの研究が進み，香りが人の生理，心理効果に影響を及ぼすことも明らかになってきている。香りが気分をリラックスさせたり，ストレスを緩和したり，リフレッシュさせることが実証されている。香りを楽しむと同時に，生理，心理的効果による人体への香りの有用性が注目されている。香料の詳細は次節を参照。

（7）品質保持原料

①殺菌剤，防腐剤が配合される理由

有害な微生物を殺菌したり，増殖を抑えるために用いるものが殺菌剤や防腐剤である。

殺菌剤は，皮膚を消毒し，清潔にするために短時間で菌を死滅，減少させる抗菌作用を示すもので，工場での製造，充填工程での微生物汚染（一次汚染という）を防ぐためにも用いられる。

防腐剤は，外部から化粧品を汚染する微生物の増殖を抑える静菌作用によって化粧品の劣化を防ぐために用いられるもので，消費者の使用中の微生物による汚染（二次汚染という）を防ぐものである。

② 殺菌剤

一般に用いられるものは塩化ベンザルコニウム，クロルヘキシジンなどで，薬用石けん，ニキビ用化粧品などにも配合される。これらは医薬部外品としてその配合量が規制されている。

③ 防腐剤

最も多く用いられているものはパラオキシ安息香酸エステル（パラベン）で，フェノキシエタノールも防腐剤として使用されている。製品中ではポリオール類を併用し，防腐力を相乗的に強めることも行われている。これら防腐剤を配合する目的は，化粧品を最後まで安全に使用するためであり，防腐剤を配合しないと開封使用中に種々の雑菌が混入して起こる中身の変質を防ぐことが非常に難しくなる。また，変質物による皮膚などへの安全性の問題を重要視しなくてはならない。

パラベンは，数多くの安全性テストと長い使用実績に裏付けされた安全性の高い原料で，肌に悪影響を与えることはないが，体質によってはごくまれにカブレなどを起こすこともあるので，その場合は使用を中止する。

④ 酸化防止剤

1）酸化防止剤が配合される理由

化粧品には油脂，界面活性剤など多くの原料が用いられるが，これらの中には酸化されやすい性質をもつものがある。長い間に空気中の酸素により自動的に酸化が起こり，その結果，色やにおいの変化が現れ，皮膚にも刺激を与える。酸化による劣化を防ぎ，製品の安定性を保つために酸化防止剤が用いられる。

2）酸化防止剤の種類

ジブチルヒドロキシトルエン，ブチルヒドロキシアニソール，トコフェロール，ソルビン酸，没食子酸プロピルが酸化防止剤として用いられる。このほかに植物に含まれる天然のビタミンEもよく配合される。酸化防止剤は単独で使用するよりはクエン酸，リン酸などの酸類と混合して使用するほうが酸化防

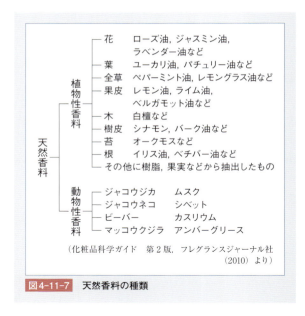

(化粧品科学ガイド 第2版，フレグランスジャーナル社 (2010) より)

図4-11-7　天然香料の種類

止効果が高くなる。これを相乗効果と呼んでいる。

金属も酸化を促進する働きをもっているので金属イオン封鎖剤を添加することにより効果を上げることもある。

⑤ 金属イオン封鎖剤

1）金属イオン封鎖剤を配合する理由

化粧品に微量でも鉄や銅などの金属イオンが混入すると，油脂類でも不飽和結合をもつものは特に酸化や変色が促進され製品を劣化させる。またカルシウムイオンなどは，化粧水のような透明な化粧品に濁りや沈殿を生じさせることもある。これらの金属イオンに働きかけ劣化や沈殿を防止させる物質を金属イオン封鎖剤という。

2）金属イオン封鎖剤となる物質

エチレンジアミン四酢酸という酢酸が4つ付いたエデト酸とその塩がこの封鎖剤としての働きをする。この酸基が水中のカルシウムやマグネシウムイオンと強く結合し変質を抑える。この物質以外に化粧水などを酸性にする酒石酸やクエン酸も金属イオン封鎖剤として働く。これらは2～3つの酸基をもっていて鉄などの金属イオンと結合し，酸化による変色を抑える働きをする。

⑥ 化粧品用薬剤

1）紫外線防御剤（紫外線防止成分）

紫外線には急性の紅斑を起こし，ひどい場合には

水泡を生じさせ皮膚を黒くする紫外線UVB（280〜315nm）と皮膚をすぐ黒化させ，真皮まで浸透してしわを作らせる紫外線UVA（320〜400nm）があり，これらを防ぐために使用される原料で，紫外線吸収剤と紫外線散乱剤とがある。

2）紫外線吸収剤

UVB紫外線を吸収し，熱として皮膚表面から放出させ，肌への紫外線の影響を防ぐ成分である。UVBを吸収する主な紫外線吸収剤は，パラメトキシケイ皮酸2-エチルヘキシルで，UVAを吸収するものは主としてジベンゾイルメタン誘導体の4-ブチル-4-メトキシジベンゾイルメタンが用いられている。

3）紫外線散乱剤

主に粉体で，皮膚表面で受けた紫外線を散乱させ肌への紫外線の影響を防ぐもので，散乱効果を高めるために微粒子の二酸化チタンや酸化亜鉛が用いられる。

（8）美白剤

日焼けなどによるメラニン色素の生成を抑制し，皮膚への沈着を予防するために用いる成分である。美白剤のメカニズムとして一般にいわれているものとしては，
・メラニン色素の生成の抑制
・メラニン色素の還元
・メラニン色素の排泄促進
があげられ，その代表的な成分を表4-11-7に示す。

（9）抗酸化剤

不飽和結合を2つ以上有する油脂は酸化されやすく臭いや刺激の元になり，この酸化を防ぐためには酸化防止剤が用いられ，品質保持原料のところで記述した。近年，紫外線や老化に伴う皮膚成分の抗酸化も重視され，生体に関する酸化防止剤として抗酸化剤が注目されている。抗酸化剤は生体内の活性酸素やラジカルを消去するものと，ラジカルによって起こる過酸化連鎖反応を消去するものがある。

活性酸素やラジカル消去剤は，グルタチオン，メタロチオネイン，チオタウリンなどがあり，チオタウリンは皮脂抗酸化剤として加齢臭の防止剤として

表4-11-7　美白剤の成分

美白メカニズム（機能）	成分
メラニン色素の生成抑制	アスコルビン酸，アスコルビン酸リン酸エステルマグネシウム，アスコルビン酸リン酸二ナトリウム，アスコルビン酸グルコシド，モノステアリン酸アスコルビル，モノパルミチン酸アスコルビル，アスコルビン酸エチルエーテル，アルブチン，エラグ酸，コウジ酸，ルシノール，マグノリグナン，ビタミンE，ニコチン酸アミド，油溶性カンゾウエキス，ソウハクエキス，トウキエキス，システイン，グルタチオン，ワレモコウエキス，カミツレエキス，t-AMCHA（トラネキサム酸）
メラニン色素の還元	アスコルビン酸，アスコルビン酸リン酸エステルマグネシウム，アスコルビン酸リン酸二ナトリウム，アスコルビン酸グルコシド，モノステアリン酸アスコルビル，モノパルミチン酸アスコルビル
メラニン色素の排泄促進	ビタミンCとその誘導体，硫黄，乳酸，グリコール酸，リノール酸

（化粧品科学ガイド　第2版，フレグランスジャーナル社（2010）より）

使用されている。

過酸化連鎖反応消去剤としては，ビタミンC，ビタミンE，カロチノイド，ポリフェノールなどがある。

（10）収れん剤

収れん剤は，皮脂腺や汗腺の開口部の皮膚，粘膜タンパク質と結合して凝固，収縮させ肌を引き締め発汗を抑える作用をもつ物質で，アストリンゼントとも呼ばれている。

①収れん剤の種類

収れん剤には陰イオン型収れん剤と陽イオン型収れん剤がある。

②陰イオン型収れん剤

クエン酸，コハク酸，酒石酸などの有機酸や植物抽出エキスのハマメリス，ホップがあり，比較的緩和な収れん作用を示す。

③陽イオン型収れん剤

パラフェノールスルホン酸亜鉛，クロルヒドロキシアルミニウムなどが使用され，これらの塩が水に

溶けると金属イオンと加水分解による酸が生じ，収れん作用を示す。

（11）肌あれ改善剤

　肌あれ改善剤の機能別分類として保湿剤，油性成分，抗炎症剤，ビタミン類があげられるが，保湿剤，油性成分についてはそれぞれの項で肌の保湿と柔軟化について触れ，肌あれ改善とのつながりを示した。抗炎症剤としてはグリチルリチン酸や塩化リゾチームがあげられるが，これらに加え，トラネキサム酸誘導体やビタミンEリン酸エステルが新たに肌あれ改善剤として認められた。

（12）ビタミン

　生物の生存，生育に必要な栄養素のうち炭水化物，タンパク質，脂質，無機塩類以外の成分で生理機能を円滑に行わせる有機化合物の一群の総称をビタミンという。

　ビタミンは，水に溶ける水溶性ビタミンと油溶性ビタミンに分けられる。

①水溶性ビタミン

1）ビタミンB群

　湿疹，肌あれや皮脂分泌を抑える効果があり，ビタミンB_6はニキビ用化粧品，フケ防止化粧品に配合されている。また，皮膚の正常な角化の促進に効果があるパントテン酸もクリームや毛髪化粧品に使用されている。

2）ビタミンCおよびその誘導体

　抗酸化作用や日やけによる色素沈着を防ぐ作用があり，アスコルビン酸リン酸エステルマグネシウム，アスコルビン酸グルコシド，モノステアリン酸アスコビルなどが美白化粧品に使用されている。

②油溶性ビタミン

1）ビタミンA

　肌あれ，ニキビなどに効果があり，またしわの改善でもレチノールがスキンケア化粧品に配合されている。

2）ビタミンE

　血行促進や抗酸化作用があり，補酵素CoQ10もビタミンE様作用があり，化粧品に使用されている。

（13）植物抽出物

　自然志向，エコロジー志向などを反映して植物系の原料が好んで化粧品に使用されているが，使用に際しては皮膚などへの安全性を十分調べることが大切である。化粧品に使用されるものは抽出液として使用されるものが多く，水，エタノール，1,3-ブチレングリコールや油で抽出したものが使用されている。有効成分としては，タンニン，フラボノイド，カロチノイドなど多くのものが含まれている。植物抽出物はスキンケア化粧品をはじめヘアケア化粧品にも配合される。代表的なものとしては保湿ではアマチャズル，アロエなど，抗炎症では甘草抽出物など，美白ではカモミラエキスなどがあり，このほかにも抗老化，収れん，抗脂漏，育毛などでも数々の植物抽出物が利用されている。

（神田吉弘）

参考書籍

・化粧品科学ガイド　第2版，フレグランスジャーナ社，2010年
・コスメチック　Q&A事典　資料編，日本化粧品工業連合会編，2008
・光井 武夫編　新化粧品学，第2版，南山堂，2001

12 ｜ 化粧品を構成する成分（香料）

1 香料とは

　香料とは，最終消費者製品に「香り」を付与するために使用される原料のことであり，用途から，加工食品に使用される食品香料（フレーバー）と，口に入らない製品（香粧品）を対象とする香粧品香料（フレグランス）に分けられる。ここでは，フレグランスについて，概説する。

2 天然香料，合成香料，調合香料

　香料は，天然物から採取される天然香料と化学合成によってつくられる合成香料に分類され，さらに，天然香料や合成香料の素材を調香技術でブレンドしたものが，調合香料である。ブレンドされるのは合成香料が主体であり，最終製品に使用されるのは，ほとんどが調合香料である。天然香料や調合香料は，多数の化学物質の集合体である。

（1）天然香料

　天然香料には，歴史的に動物性香料があったが，現在では主成分を合成したり，香りが同じような合成香料や調合香料に置き換えられているので，天然香料といえば，植物性香料のことである。植物性香料は，植物のあらゆる部位（花，蕾，葉，樹幹（樹皮），樹液（樹脂），根茎，苔，果皮，果実，種子，全草など）から採取される。

　代表的な植物性香料について，採取部位，香料名，植物名，主な産地，採油法（天然香料としての呼び方）と主な香り成分について，表4-12-1に示す[37]。採油法と天然香料としての呼び方について説明する。水蒸気蒸留法とは，水蒸気を吹き込んで香り成分を採油する方法で，植物の産地でも容易に行えるので，多くのものに採用されている。このものは精油（オイル，エッセンシャルオイル）と呼ばれる。熱に対して弱い（変化しやすい）ものに採用されるのが，溶剤抽出法である。石油エーテル，ヘキサン，エタノールなどの有機溶剤で抽出され，溶

剤を回収したものを，コンクレート，樹液（樹脂）の場合はレジノイドと呼んでいる。コンクレートを再度エタノール抽出したものがアブソリュートである。主に食品香料の場合だが，含水エタノール溶液で抽出されたものを，エキスと呼んでいる。

（2）合成香料

　天然香料の主成分を物理的あるいは化学的方法で単離した単離香料もあるが，ほとんどのものは，有機化学系原料（アセチレン，イソプレン，ベンゼン）や針葉樹から得られるテレピン油中のピネンから有機合成技術で得られる合成香料である。

　表4-12-1についての単離香料の例は，クローブ油からのオイゲノール，オレンジ油からのリモネンやペパーミント油ではないが，薄荷油からのl-メントールなどである。合成香料の例は，表4-12-1の主な香り成分のほとんどが（セスキテルペン化合物を除いて）合成香料として調合香料の素材となっている。

（3）調合香料

　天然香料や合成香料を調香技術で，求められる要件に合うように創作されたものが調合香料である。求められる要件とは，商品コンセプトに合う，オリジナリティがある，嗜好性が良く，安定性が良く，安全であるなどである。調合香料を創作する人を「調香師」と呼び，フレグランスを創作する人を，パフューマー，食品香料の場合は，フレーバーリストと呼んでいる。調香師がイメージを膨らませて，素材を選ぶさまは，画家が作品を描くのと同じといわれるように，まさに，調香技術は，科学と芸術と創造性が結合したものである。調合香料の一般的性質を，表4-12-2に示す[38]。

　調合香料は，素材の揮発性から3つのグループから構成されている。揮発性が高い部分が，トップノートで，香りの第一印象を与え，香りがとびやすいもので，香りに爽やかさや特徴を与える。揮発性が中程度の部分はミドルノートで，香りの骨格を形

表4-12-1 植物性香料

採取部位	香料名	植物名	主な産地	採油法 (天然香料としての呼び方)	主な香り成分
花	ROSE バラ	バラ科 *Rose damascena* *Rose centifolia*	ブルガリア トルコ フランス モロッコ	水蒸気蒸留(精油) 溶剤抽出 (アブソリュート)	シトロネロール ゲラニオール ローズオキサイド フェネチルアルコール
	JASMIN ジャスミン	モクセイ科 *Jasminum grandiflorum*	フランス エジプト インド	溶剤抽出 (アブソリュート)	酢酸ベンジル リナロール インドール ジャスモン酸メチル
	LAVENDER ラベンダー	シソ科 *Lavandula officinalis*	フランス ブルガリア	水蒸気蒸留(精油)及び 溶剤抽出 (アブソリュート)	リナロール 酢酸リナリル
蕾	CLOVE クローブ (チョウジ)	フトモモ科 *Syzygium aromaticum*	ザンジバル マダガスカル インドネシア	水蒸気蒸留(精油)	オイゲノール カリオフィレン バニリン
葉	GERANIUM ゼラニウム	フウロソウ科 *Pelargonium graveolens*	フランス (レユニオン) 中国 モロッコ エジプト	水蒸気蒸留(精油)	ゲラニオール シトロネロール リナロール メントン
	ROSEMARY ローズマリー	シソ科 *Rosmarinus officinalis*	地中海沿岸	水蒸気蒸留(精油)	1.8-シネオール α-ピネン β-ピネン 酢酸ボルニル
樹幹 (樹皮)	SANDALWOOD ビャクダン (サンダルウッド)	ビャクダン科 *Santalum album*	インド	水蒸気蒸留(精油)	α-サンタロール β-サンタロール
	CEDERWOOD セダーウッド	ヒノキ科 *Juniperus virginiana*	アメリカ カナダ	水蒸気蒸留 (精油)	セドロール ツヨプセン セドレン
樹液 (樹脂)	GALBANUM ガルバナウム	セリ科 *Ferula galbaniflua*	イラン トルコ	溶剤抽出または 水蒸気蒸留 (レジノイド, 精油)	α-ピネン β-ピネン 1,3,5-ウンデカトリエン
	MYRRHE ミルラ (没薬)	カンラン科 *Commiphora myrrha*	エチオピア ソマリア	溶剤抽出または 水蒸気蒸留 (レジノイド, 精油)	α-ピネン クミンアルデヒド オイゲノール シンナムアルデヒド
根茎	GINGER ショウガ (ジンジャー)	ショウガ科 *Zingiber officinale*	コーチン ジャマイカ ナイジェリア	水蒸気蒸留(精油)	ジンゲロン ショウガオール
苔	OAKMOSS オークモス	サルオガセ科 (樫の樹につく苔) *Evernia prunastri*	マケドニア	溶剤抽出 (アブソリュート)	ツヨン カンファー ボルネオール オルシノール
果皮	LEMON レモン	ミカン科 *Citrus Limon*	アルゼンチン アメリカ イタリア	圧搾(精油)	リモネン シトラール
	BERGAMOT ベルガモット	ミカン科 *Citrus bergamia*	イタリア コートジボワール	圧搾(精油)	酢酸リナリル リモネン リナロール
	SWEET ORANGE スイートオレンジ	ミカン科 *Citrus sinensis*	ブラジル アメリカ イタリア スペイン	圧搾(精油)	リモネン オクタナール ノナナール デカナール シネンサール
果実	VANILLA バニラ	ラン科 *Vanilla planifolia* *Vanilla tahititensis*	マダガスカル インドネシア パプアニューギニア	溶剤抽出 (エキス, アブソリュート)	バニリン アニスアルコール ベンズアルデヒド
種子	PEPPER コショウ (ペッパー)	コショウ科 *Pepper nigrum*	インド インドネシア マレーシア ブラジル	水蒸気蒸留, 溶剤抽出(精油)	α-ピネン β-ピネン β-カリオフィレン サビネン
全草	BASIL バジル	シソ科 *Ocimum basilicum*	インド エジプト フランス イタリア	水蒸気蒸留(精油)	メチルチャビコール リナロール オイゲノール
	PEPPERMINT ペパーミント	シソ科 *Mentha piperita*	アメリカ インド	水蒸気蒸留(精油)	l-メントール メントン 酢酸l-メンチル

成し，保留性もある。最後はベースノートで，揮発性が低く保留性も高いので，香りの基礎部分で，香りの後残り（残香性）となる。それぞれのノートに対する具体的な香りについては表4-12-3に示す[39]。なお，調合香料の構成部分，すなわちパーツとしての香りには，ノートという言葉を使う（例えば，シトラスノート）。一方，完成された調合香料の香りには，なになに調という言葉が使われ（例えば，シトラス調），香りのタイプを香調と呼んでいる。調合香料の香調を表4-12-4に示す[39]。基本的には，香水やオーデコロンの香調であるが，これらの香調が，賦香されているすべての製品に応用されている。さらに，これらの香料には，着香以外にさまざまな効用があるが，それらを表4-12-5に示す[38]。

表4-12-2　香料の一般的な性質

分類	項目	説明
物理化学的性質	性状	無色透明―淡黄褐色の液体（ほとんど）ないしは粉末
	分子量	350までの有機化合物
	沸点	120～350℃の有機化合物
	比重	1.0前後
	屈折率	1.5前後
	蒸気圧	適当な蒸散性
	反応性	比較的高い
	熟成現象	時間の経過とともに，練れてくる

表4-12-3　トップ，ミドル，ベースノートの具体的な香り（調合香料の香りのタイプ）

パーツとしての基本的な香り（○○○ノートと表現する）

	具体的な香り	副分類	香りの説明
トップノート	シトラスノート		柑橘系（レモン，オレンジ，ベルガモット，ライム，マンダリン）のフレッシュで爽やかな香り。コロンや洗浄剤には欠かせない要素
	グリーンノート	フローラルグリーン	花からの爽やかな自然らしいグリーンの香り
		リーフィグリーン	緑の葉っぱや草を摘んだ時の爽やかで清潔感のある香り
		マリングリーン（オゾンノート，アクアノート）	透き通ったきれいな水のイメージの香り，あるいは海辺の香りで透明感，みずみずしさ，清涼感，清潔感のあふれた香り
		ベジタブルグリーン	野菜を思わせる親しみやすいグリーンな香り，例えば胡瓜など
		バイオレットグリーン	スミレの葉から抽出したアブソリュートバイオレットリーフ的な華やかで高級感のある香り
		ガルバナムグリーン	ガルバナムオイルの香り
	ハーバルノート		スパイシーでグリーンな薬用植物や牧草の香り。シャンプーやリンスの香りに良く使われ，ハーブは薬用というイメージがあり，健康に良いというイメージ
ミドルノート	フルーティノート		フルーツ例えばピーチ，ストロベリーやアップルなどの香り。果物の甘さ，自然らしさの香り
	フローラルノート		単一の花の香り（ローズ，ジャスミン，ミューゲ，リラ）をシングルフローラル，複数組み合わせたものをフローラルブーケ（花束）といい，ローズやジャスミンはゴージャスであり，ミューゲは清純，清楚のイメージ。オレンジフラワー，カーネーションもこの範疇で，香りのクリエーションには欠かせない
ベースノート	バルサミックノート		バルサム（芳香性樹脂）の樹脂様の甘くて持続性のある香り
	ウッディノート		木や木材の香りで，重厚感，オリエンタル（東洋調）なイメージ
	アンバーノート		アンバーグリス関連の香りで，最近は合成香料が主である。セクシーなイメージ
	ムスクノート		ムスクの香り，最近は合成香料が主体である。柔らかな女性らしいイメージ

87

表4-12-4　調合香料の香調

完成された香調（代表的な香水やコロンの商品例をあげる）（○○○調と表現する）

香調	香りの説明と代表的な香水やコロンの商品例
シトラス調	レモン，ベルガモット，オレンジなどの柑橘系をトップノートとするフレッシュで爽快感のある香調。商品例：4711（Muhlens），Eau Sauvage（オーソバージュ）（Christian Dior）（注：かっこ内の英名は，会社名） Christian Dior：クリスチャンディオール社）
シングルフローラル調	単一の花の香り（ミューゲ，ローズ）。商品例：Diorissimo（ディオリッシモ）（Christian Dior）
フローラルブーケ調	ローズ，ジャスミン，スズランなどを主体にいくつもの花の香りの花束。商品例：L'Air du Temps（レール デュ タン）（Nina Ricci），Eternity（エタニティ）（Calvin Klein）
グリーンフローラル調	ヒヤシンス，ミューゲ，バイオレットなどのグリーンなニュアンスの花の香りが特徴。商品例：Fidji（フイジー）（Guy Laroche），CK-one（シーケー・ワン，シンプルなシトラスノートに，軽くあっさりしたグリーンフローラル調）（Calvin Klein）
アルデヒドフローラル調	比較的多量に脂肪族アルデヒドをフローラルノートにブレンドしたシャネルNo°5から始まったもので，高級感，華やかさを与える近代的な香水の幕開けとなった。商品例：Chanel No.5（シャネルNo°5）（Chanel），Arpege（アルページュ）（Lanvin）
シプレー調	地中海のキプロス島が昔フランス領だった時の名前，シープ島の名に由来する。ベルガモットなどの柑橘に，ローズ，ジャスミンなどのフローラル，パチュリ，ムスクのウッディ，アニマルにオークモスのモスベースをアコードさせた香り。商品例：Miss Dior（ミスディオール：アルデヒドシプレー調）（Christian Dior），Mitsouko（ミツコ：フルーティシプレー調）（Guerlain）
オリエンタル調	重厚な甘さをもつエキゾチックで神秘的な香りで，極めて官能的で妖艶な香り。商品例：Shalimer（シャリマー）（Guerlain），Opium（オピウム）（Yves Saint Laurent）
フロリエンタル調	オリエンタルとフローラルの合体した香りである。オリエンタルの重厚で甘い香りをフローラルの香りで軽快にした香りである。商品例：Poison（プアゾン）（Christian Dior），Tresor（トレゾア）（Lancome）
フゼア調	この香りの基本骨格はクマリン，ラベンダー，ゼラニウムなどからなり，今日の男性用フレグランス製品の大半はこの香調である。商品例：Pour Homme（パコ・ラバンヌ・プール・オーム：ウッディフゼア調）（Paco Rabanne），Drakkar Noir（ドラッカーノワール：フレシュフゼア調）（Guy Laroche）

表4-12-5　香料の効用

項目	説明
付加価値性（イメージの伝達）	高級感などの付加価値をつける。使用時の満足感を与える。商品のイメージやメッセージの伝達をする
機能の増進	香りが商品の目的にピッタリ合ったとき，商品の本来もっている機能をアップさせるように感じさせる
香料の抗菌性	細菌やカビに効果がある
香料の抗酸化性	酸化を防いでくれる
香料の誘引性香料の忌避性	引き寄せたり，遠ざけたりする
マスキング性	嫌な匂いをカバーする
消臭性	嫌な匂いを無臭に近づける
心理的作用	気分転換，リフレッシュ，リラックス，癒し効果
生理的作用	ストレス解消，疲労回復
免疫機能	向上させる

3　フレグランスの使われ方

　香りという言葉の特殊性に注目したい。嗅覚で感じとるすべての対象を「匂い，臭い」と呼んでいる。その中で心地良く，快適さが増進する匂いを，特に「香り」と呼び，嫌いだ，気分が悪くなる，不潔だ，不衛生だというものは「臭い」と，われわれは呼んでいる。おそらく，動物は匂いの世界であろうから，香りと呼んでいる世界は，人間に固有のことであろう。フレグランスを最終製品に使うということは，この嗅覚的な美的価値（良いというプラスの文化的イメージ）を付与することである。もっとも，匂いについては，気分次第（心理状態）で香りも臭いになるので，香りに対して嫌悪感を持つ人がいるのは，確率論的には事実ではある。さらに，フレグランスを使うことで，表4-12-5に示した香料の効用が最終製品に与えられる。高級感などの付加価値をつけ，使用時の満足感を与え，製品のイメージや

メッセージを伝達する。香りは，非言語コミュニケーション手段としてのことばだということである。賦香された製品を使うことで，ストレスの軽減，作業効率の向上，さらにその人のQOL（quality of life）が改善され，幸せの創造の可能性もあり得る。主な賦香された製品とその賦香率を，表4-12-6に示す[40]。

4 フレグランスの安全性

フレグランスの安全性，すなわち，消費者の健康と環境に対しての安全性の担保は，科学（サイエンス）を担い，リスク評価をするRIFM（Research Institute for Fragrance Materials：香粧品香料原料安全性研究所：リフムと呼ぶ）とコミュニケーション・アドボカシー（交流を通じて業界の考え方を伝える）活動を担い，リスク管理をするIFRA（International Fragrance Association：国際香粧品香料協会：イフラと呼ぶ）の共同体制で維持されている。この規制は，通称，IFRA規制と呼ばれており，これは国の法律ではなく，業界の国際的な自主規制である。具体的には，消費者の健康と環境を守る安全なフレグランスを提供するというIFRAの誓約を具体化するためのすべてが書かれている総合的文書である実施要綱を守り，その付属書であるIFRAスタンダードを遵守することである。IFRA規制は使用禁止，規格や最終製品での最大許容濃度の制限が決められている。香料会社は，IFRA規制を遵守していることを示すIFRA香料証明書を発行している。

RIFMは1966年（昭和41年）に，米国ニュージャージー州ウッドクリフで設立され，IFRAがスイスのジュネーブで設立されたのは，1973年（昭和48年）であるので，これらの活動に40年から50年の歴史がある。

（浅越　亨）

表4-12-6　フレグランスが使用される製品と賦香率

ファインフレグランス		トイレタリー製品	
香水	15〜30%	シャンプー／コンディショナー	0.3〜0.6%
オード・パルファム	5〜15%	石けん	0.5〜1.0%
オード・トワレット	5〜10%	ボディシャンプー	0.5〜1.0%
オーデコロン	2〜7%	浴用剤	0.7〜1.0%
スキンケア		ハウスホールド製品	
化粧水	0.05〜0.1%	衣類用洗剤	0.1〜1.0%
クリーム	0.05〜0.1%	柔軟仕上げ剤	0.2〜1.0%
洗顔フォーム	0.5〜0.7%		
その他			
芳香剤	0.3〜10.0%		

参考文献

37) 長谷川香料株式会社編：香料の科学，講談社，2013，p.50-53
38) 日本化粧品技術者会編：化粧品事典，丸善出版，2003，p.176
39) 皮膚科医のための香粧品入門：皮膚科の臨床，Vol.56，No.11，2014：金原出版，p.166
40) 皮膚科医のための香粧品入門：皮膚科の臨床，Vol.56，No.11，2014：金原出版，p.168

13 | 肌質と肌悩みに応じた化粧品

はじめに

　肌質とは肌の形状，状態を示す言葉であり美容用語であり，肌タイプともいう。肌は皮膚のことである。そして，良好な肌とは，皮膚の生理機能が整った結果，皮溝（皮表面の細かい溝）が深く鮮明で，ある方向性があり皮丘（皮溝で区切られた三角形ないし多角形の隆起した区画）がはっきり整っていて細かいことである。すなわち，丘陵地帯におけるふっくらした小高い丘が，縦横に走る深い谷によって明確に区切られているイメージである（図4-13-1）。

　角層の重層化（角層が通常よりも多層になること）がなく，角層が厚くないこと，角層の水分量が多く，角層を含む表皮からの水分の蒸散量が低いこと，そして核のある角質細胞（角層細胞ともいう）がない状態が良好な肌といわれている。皮膚科領域の皮膚の健常（正常），疾病（異常）ということではないが，健常な皮膚の範囲内であっても皮膚の状態（美容領域では，これを肌質という）はさまざまである。肌質を決めているのはまず肌自体による生理機能なのである。さらに，外部環境，生活習慣そしてスキンケアなども肌の生理機能を経由して肌質に影響するのである。自分に合った化粧品を選び，自分の肌質に適合した必要なスキンケアを正確に把握するためにも，自分の肌質を知っておくことは非常に大切である。それこそが，スキンケア効果を最大限に発揮できるポイントなのである。

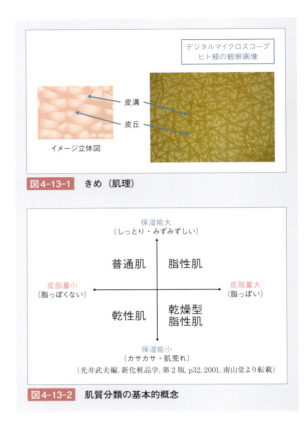

図4-13-1　きめ（肌理）

図4-13-2　肌質分類の基本的概念

1　肌質の分類

　以前は，肌が脂（あぶら）っぽい状態とカサカサした状態を対照的な両極端の肌質としてとらえ，普通肌，脂性肌，乾燥肌の3つの肌質に分類するのが一般的であった。しかし，皮膚の機器測定を主とした研究により「脂っぽいこと」と「しっとりしていること」は，独立していることが見出されたのである。そして「脂っぽくないが，しっとりみずみずしい肌の状態」と「カサカサして肌荒れしているが，脂っぽい肌の状態」が存在することがわかっている。これらのことから現在では肌質について肌の水分量（角層水分量）と皮脂量の2つの指標を2軸展開して，図4-13-2のように分類するのが一般的である。すなわち，角層水分量と皮脂量の組み合わせでできる肌質の典型的な4つの分類，普通肌，脂性肌，乾性肌，乾燥型脂性肌を基本としている。

2　皮膚表面形態

　皮膚表面の形状は前述の皮溝，皮丘により形作られており，これをきめ（肌理）と呼び，その文様を皮紋（ひもん）という。外観的に皮膚のきめが細かく若々しい健康な肌は皮紋が明瞭で細かく規則正しい。逆に皮膚表面がささくれだち，カサカサしている肌荒れ状態の皮膚では皮紋は不明瞭で，まったく

皮紋が消失してしまった皮膚もある。

皮膚表面形態を観察する方法の1つとして，デジタルマイクロスコープを使用して直接，リアルタイムで皮膚の拡大画像を静止画像として保存，評価する方法があるが，その画像を肉眼で観察してその皮紋の状態を評価する。一般的にはシリコン樹脂を用いて，皮膚表面の鋳型（ネガティブレプリカ）を取って，拡大して観察，評価する方法がよく使用される。特にこのレプリカ画像解析[41]は，その形状の特徴をコンピューターによる画像解析による数値化が可能になったことで客観的に把握できることから，有力な評価方法となっている。

3 角層水分量

皮膚の表面が柔らかで滑らかであり，皮膚の一番外側の角層が正常に機能して健康な肌状態を維持するためには，角層の水分が20〜30%含まれることが必要とされている。この水分は角層の下にある表皮組織（70%の水分を含む）から供給される。皮膚は外側から水を塗布することにより，すぐに水分吸収できる。角層の水分含有量は表面では低く，内部ほど高いことから，角層水分量の測定には高周波電気伝導度（コンダクタンス）測定装置[42]を使用して測定する。角層水分量は身体の他の部位に比べ顔面では高く，皮紋が消失しているきめがない皮膚や肌荒れ状態の皮膚では低下している。また，夏に比べ冬では低下傾向にある。

4 経表皮水分蒸散量
(Transepidermal Water Loss；TEWL[43])

皮膚の内部から角層を介して，ごくわずかに蒸散していく水分量が，角層のバリア機能の指標によく使用されている。バリア機能とは，生体内の水分の蒸散や体内成分の喪失を制御するとともに，体外の異物（化学物質，微生物など）の生体内への侵入を防ぐ機能である。この経表皮水分蒸散量は汗腺から分泌される汗とは区別される。皮膚疾患，肌荒れ状態の皮膚では，角層のバリア機能に異常が生じて経表皮水分蒸散量（TEWL）が増加する。

5 皮脂量

皮脂腺は毛嚢孔内に直接開口している。皮脂腺から皮膚表面に分泌された皮脂量を測定する。この皮脂は皮膚からの水分蒸散を防ぎ，潤いを保持して，皮膚を柔軟にする皮膚生理作用であるエモリエント効果（皮膚からの水分蒸散を防止してうるおいを保持し，皮膚を柔軟にする皮膚生理作用）もあるが，主として皮脂の中性脂肪が脂肪酸とグリセリンに分解され，このグリセリンが高い保湿効果を発揮するのである。

6 自己申告による肌質判定

洗顔後のつっぱり感，頬の脂っぽさ，しっとり感，かさつきやすさなどの観点から問診を実施し，カウンセリングを通じて肌質を判断することができる。

7 肌質の特徴とスキンケア

(1) 普通肌

皮脂量は普通から少なめで，保湿をする能力が高く水分量は多い肌である。皮溝，皮丘は整っており，きめは明瞭で毛穴は小さく目立たない。季節により，かさついたり，脂っぽくなったりする。角層の水分，天然保湿因子（NMF：Natural Moisturing Factor[44]，アミノ酸，ピロリドンカルボン酸，乳酸塩，尿素など），脂質のバランスであるモイスチャーバランスが整っている肌であるため，皮膚保湿が維持されている。スキンケアとして化粧水や乳液で健やかな肌を保つことが大切である。

(2) 乾性肌

皮脂量が不足していて，保湿する能力が低く角層水分量も不足している肌で，乾燥肌ともいう。皮溝は浅く，きめは乱れていて明瞭ではない。毛穴は小さく目立たない。肌荒れしやすく，カサカサとしていて粉を吹いたように見えることがある。モイスチャーバランスを整えるために肌に十分な水分と油分を与えることが必要である。また，洗浄力が強すぎず肌にマイルドな洗顔料を選び，保湿効果の高い

化粧水，乳液，クリーム，美容液で水分と油分をバランスよく補う。

（3）脂性肌

　皮脂量も角層水分量も多く，ニキビ，吹き出物ができやすい肌で，特に額と鼻筋は皮脂量が多い。毛穴は比較的大きく，このためきめは粗く見える。角層のモイスチャーバランスが比較的整っている肌であるため，この状態を維持しつつ過剰な皮脂による肌のトラブル（化粧くずれや日やけを起こしやすいなど）を防ぐ必要がある。朝晩に洗浄力の高い洗顔料を使用して，脂っぽい部位を中心にしっかりと洗顔する。その後，肌に適度な水分と油分を補う。

（4）乾燥型脂性肌

　皮脂量は多いが角層水分量が不足していて，ニキビ，吹き出物ができやすい肌である。このタイプの肌では皮脂が固まりやすく，角栓（毛包漏斗部の表皮組織の増殖が活発となり，角層が過剰に形成して厚く強固になり毛穴が詰まったもの）が形成されて，肌がザラザラしている。皮脂量が多いにもかかわらず，皮膚表面で広がらないために肌が乾燥している。皮溝は浅く，きめは粗く乱れていて，毛穴の肌のスキンケアは，過剰な皮脂を取り除くと同時に十分な水分を与える必要がある。そのために乾燥しやすい部位の洗い過ぎには十分注意しながら，脂っぽい部位は洗浄力の高い洗顔料でしっかりと洗顔する。その後，保湿効果の高い化粧品や乳液を使用して，肌に不足している水分を十分に補う。過剰な皮脂による肌のトラブル（化粧くずれや日やけを起こしやすいなど）を防ぐため，小まめな化粧直しが必要である。

8　肌質は季節や生活習慣により変化する

　肌質について前述したが，肌質を決めているのはまず肌自体による生理機能であり，さらに外部環境，生活習慣，そしてスキンケアなども肌の生理機能を経由して影響する。すなわち，この肌質はいつも同じではなく，季節や体調によって変わることが多い。春夏は気温が上がり汗や皮脂の分泌が増加す

るために肌質は脂性肌に傾き，秋冬には気温が下がり空気も乾燥して肌質は乾性肌（乾燥肌）に傾く人が多い。また，年齢，食事，睡眠などの生活習慣，そしてストレスや生理周期も関係する。それゆえ，自分の肌質を決めつけない，思い込まないことが重要であり，その時々の自分の肌状態にあったスキンケアをすることが大切である。自分の肌質を固定せずに自分の肌と向き合って，乾いていればたっぷり保湿をし，脂浮きすれば丁寧に洗顔するなど，フレキシブルな対応をすることも美しい肌を保つためには必要である。

9　良い状態の肌とは？

　良い状態の肌とはどういう肌であろうか？　皮膚科医師が考える良い状態の肌とは「炎症や赤みなどの皮膚トラブルがなく，うるおいに満ちた肌」である。炎症や赤みは皮膚疾患の兆候であり，うるおいに満ちた肌はトラブルが起こりにくい肌である。

　さらに，美容領域では良い状態の肌とは，「はじめに」で記述したように，健常な皮膚の範囲内で角層が厚くなく，角層水分量が多く，角層からの水分の蒸散量が少ない肌である。また，後述する「きめ」が細かく規則正しく整っていてうるおいに満ち，透明感のある肌が良い状態の肌でもある。

10　肌の乾燥のしくみとは？

　乾性肌（乾燥肌）とは何であろうか？　ヒト成人の約60％は水分であり，これを維持して乾燥した大気の中で生活するためには，体内の水分蒸散を防がなくてはならない。これを担っているのが皮膚，特に角層である。健康な肌では角層に約20〜30％の水分が含まれるが，角層深部の水分量は高く，表層では低いという勾配（こうばい：傾きのこと）が存在する。皮膚が刺激性の化学物質との接触や紫外線の長時間曝露などによって，皮膚の表皮において微弱な炎症が生じ，角質細胞（ケラチノサイト）の増殖亢進，ターンオーバー（角化過程）の短縮が生じる。その結果，ヒトがもともと角層の水分を維持する機能として保持している皮脂膜による閉塞効果

の低下，角層細胞間脂質（セラミド，コレステロール，コレステロールエステルなど）のバリア機能の低下，天然保湿因子（NMF）の減少[45]，そして，これらの皮膚表面の水分，天然保湿因子（NMF），脂質のバランスが乱れるなどにより，角層水分量が低下し乾燥した肌状態になる。そして角層の柔軟性が低下し，角層剥離のリズムが乱れて肌荒れが発生する。冬に肌荒れが起きやすいことから，乾燥に伴う角層水分量の低下が，肌荒れ発生を助長することは想像に難くない。スキンケアにより皮膚にうるおいを与え，角層保湿機能を高め，角層の水分量が多い状態を保持することで，皮膚の柔軟性を高め，滞りのない角層剥離が行われる結果，肌荒れが予防，改善される。それゆえ，スキンケア化粧品は，肌荒れの予防，改善に果たす役割が大きいのである。このスキンケアには，大きく4つの目的，①悪影響を取り除く，②バランスを整える，③活力を与える，④環境から守る，がある。これらの目的の中で，特に「②バランスを整える」ことは，肌荒れの予防，改善にとって重要である。さまざまな皮膚におけるバランスが崩れて，皮膚表層の機能が低下する。この皮膚表層の機能低下に対しては化粧水，乳液，保湿液が，その予防，改善を行う。すなわち，これらのスキンケア化粧品に含まれるエモリエント（ワセリンに代表される，それ自身には水を蓄える作用はないが，皮膚表面を閉塞して水分蒸散を防ぐことができるもの）や，ヒューメクタント（アミノ酸や尿素など，それ自身で角層内において水分を保持するもの）が，皮膚にうるおいを与え，角層保湿機能を高め，角層の水分量が多い状態を保持できるのである。

11 きめ（肌理）

きめとは何であろうか？ 「皮膚表面形態」で記述したが，皮膚の表面形態のことを，「きめ（肌理）」といい，皮溝，皮丘により形作られている（図4-13-1）。きめはその形状が文様であるため，皮紋（あるいは皮膚紋理）とも呼ぶ。外観的に皮膚のきめが細かく若々しい健康な肌は皮紋が明瞭で細かく規則正しい。マネキンなどの人形の顔の表面が平坦で凹凸がなく，人の顔のようにきめがなく，外観が

のっぺりした無機質的な印象を与えるのに対して，特に若い人の顔のきめは極めて細かく，皮溝，皮丘の凹凸が明瞭で皮丘の形状が整っていて肌に緻密な質感を与えている。これは平坦な局面に光があたった場合に，光の反射がそれほど複雑ではないが，きめが明瞭で細かく規則正しい皮膚に光があたった場合には，その光は反射，散乱，皮膚への透過と光がいろいろな状況となり，皮膚を明るくしたり，前述した緻密な質感を表現し，その結果，美しい健康的な肌へ導くのである。手のひらや足底では皮溝，皮丘が曲線状に特徴的に並び，指紋，掌（しょう）紋，足紋（足底紋）という。またこの皮紋の形態は加齢や肌荒れにより大きく変化する。加齢に伴って皮紋を構成している皮溝は浅く，皮丘は低くなり凹凸が不鮮明となり，また毛穴が大きくなる傾向があり，きめの粗いざらざらした質感の肌に変化する。そして皮膚表面がささくれだち，カサカサしている肌荒れ状態の皮膚では皮溝，皮丘が不明瞭で，まったく皮紋が消失してしまった皮膚もある。しかし，化粧水，乳液，保湿液などのスキンケア化粧品は適切な成分，水分を肌に十分供給し，維持することによって，きめが整い，うるおいに満ち，透明感のある肌を実現することが可能なのである。

12 日やけ

1970年頃までは健康的な肌のイメージといえば，小麦色に日やけした肌であったが，皮膚への悪影響が次第に知られてきた。このため，元気に太陽の下で長時間遊び，真っ黒な肌の子供は今はほとんどいないし，夏は海に行って肌を焼こうと考えている女性もほとんどいないのである。太陽光の1つである紫外線が，可視光線の紫よりも波長が短い光線である。紫外線には，A波（UVA，波長：320〜400 nm（ナノメートル）），B波（UVB，波長：280〜320 nm），そしてC波（UVC，波長：200〜280 nm）があるが，C波は地上にほとんど届かない。A波はエネルギーが弱いものの，皮膚真皮まで到達する。紫外線を浴びた直後に，皮膚が黒ずんで見える一次黒化，そして二次黒化あるいはサンタン（皮膚が黒くなること）と呼び，サンタンが生じるまで数日かかるが，主に

UVAで起きる。B波はエネルギーが強く，皮膚の表皮にサンバーン（皮膚が赤く炎症を起こし，水ぶくれを起こす場合もある）を起こす。紫外線の皮膚に対する悪影響とは皮膚の細胞や組織が障害を受けることであり，急性と慢性の障害がある。皮膚の急性障害には主にUVBにより生じる炎症反応(紅斑)，黒化，免疫抑制があるが，UVAも大量に浴びると同様な急性障害を起こす。一方，皮膚の慢性障害にはUVBに比べUVAは皮膚深部に到達しやすいことから真皮組織への影響が大きく，メラニンの代謝異常によるしみの発生，炎症により，コラーゲンやエラスチンを分解する酵素の活性が高まり，しわの形成につながる。そして，遺伝子のDNAの損傷と誤った修復の蓄積によって皮膚がんになる場合もある。日やけ止め用の化粧品については，「5｜スキンケア化粧品＜UVケア化粧品＞」において記載している。

13 化粧くずれ

　ファンデーションや白粉を使用した肌が時間経過によって光る，脂が浮く，はげる，ムラになる，色が薄くなる，くすむ，粉っぽくなるというような現象が生じていることを，化粧くずれと感じている。顔のどの部位が化粧くずれを感じているかについては鼻が最も多く，次いで顔全体，そして鼻や口の周りである。最も多く化粧くずれを感じる鼻では光る，脂が浮く，はげる，浮くという状態が生じている。若い人では皮脂が顔全体に多く分泌されるので化粧くずれも顔全体に生じる。一方，中年の人は額，鼻やあごにわたるTゾーンにおいて皮脂分泌が多いため，化粧くずれはTゾーンに集中している。そして，汗による化粧くずれよりも皮脂による化粧くずれが多く，皮脂量の分泌が多い人，多い部位ほど化粧くずれを感じている。

　化粧くずれの原因として肌上のファンデーションなどの塗布膜が，皮脂腺から分泌された皮脂により溶解したり，分散している粉末と皮脂がなじむことにより，皮脂とともに取れてしまうためであることが判明した。また，化粧くずれは雨に触れ，衣服に触れて物理的な摩擦により生じたり，顔の表情筋が

動くこと，すなわち，話すこと，食べること，表情を変化させることが，化粧くずれを促進することが判明した。ファンデーションなどによる肌上の塗布膜や分散している粉末が，分泌した皮脂となじまなければ化粧くずれは生じない。このため，汗や皮脂の分泌を抑制する収れん化粧水は化粧くずれの防止効果がある。また，皮脂となじまないように表面処理した粉末も開発され，ファンデーションに配合されている。

14 体臭

　体臭として皮膚汗臭，腋臭（えきしゅう），足臭などが代表的であるが，その他として口臭，頭皮臭なども体からの臭いであるので体臭である。これらの皮膚汗臭と腋臭の原因である汗や皮脂はそれぞれ2種類の汗腺（エクリン汗腺とアポクリン汗腺）と皮脂腺から分泌される。

　実際に人が体臭として強く感じる臭いは，これらの分泌された汗や皮脂自体ではなく，皮膚表面に存在する皮膚常在菌によって代謝・分解されてできた揮発性の臭気物質なのである。この体臭を防ぐには，常に体を清潔に保ち，さらにデオドラント化粧品（防臭化粧品ともいう）を利用することである。

15 毛穴・体毛

　毛穴とは皮膚表面にある毛が伸びている小さな穴で，毛孔（もうこう）ともいう。毛を断面で見てみるとすり鉢状の構造をしており，この構造を毛漏斗（ろうと）部という。顔面では加齢に伴い毛穴の数は変わらないが，形は長くなり穴の総面積は増加する。毛穴の毛漏斗部に開口しているのが皮脂腺であり皮脂を分泌する。この皮脂の主成分はトリグリセリド，ワックスエステル，スクワレンである。毛漏斗部にアクネ菌が常在し，アクネ菌が産生する酵素リパーゼが皮脂成分のトリグリセリドを分解して遊離脂肪酸を産生，またアクネ菌がプロテアーゼ（タンパク質分解酵素）やヒアルロニダーゼ（ヒアルロン酸分解酵素），また各種因子を産生する。この遊離脂肪酸が毛漏斗部の表皮角質細胞（ケラチノサイ

ト）に刺激を与え角化*を亢進させ，角化物や皮脂が溜まると黒褐色になるが，これが毛穴の黒ずみである。

*角化過程とは表皮角質細胞が毛穴の場合は，毛漏斗部分の基底層において細胞分裂し，その片方の細胞が，有棘（ゆうきょく）層，顆粒層を経て，最外層の角層に到達し，核が消失して角層細胞となり，最終的には垢（あか）となって剥がれ落ちる過程をいう。

女性の毛穴が目立つ原因として，①男性ホルモンが遺伝的に高い女性は思春期頃から皮脂腺の働きが活発で，皮脂分泌が増加し毛穴が開いたりニキビができやすい，②過剰に分泌された皮脂が残って角質と混じり合って毛穴の出口に角栓が生じ，毛穴が詰まり，押し上げることもある，③顔面のたるみが生じ，毛穴がゆるんで広がるもので，たるみ毛穴，涙毛穴（縦長で涙型に開くため）などと呼ばれていて，これらの毛穴がつながるようにしてやがてはしわになっていくなどがあげられる。

毛穴ケア

皮膚の毛穴ケアは上記の毛穴が目立つ原因への対応が考えられる。

毛穴目立ち原因①への対応

皮脂腺が由来の皮脂分泌は男性ホルモンに依存しており，男性ホルモン量が多いと活発に皮脂が分泌される。したがってテストステロンなどの男性ホルモンに拮抗作用する女性ホルモンの1つであるエストロゲン（卵胞ホルモンで，エストラジオール，エストロン，エストリオールなど）が，皮脂抑制剤として配合される場合があるが，その作用が強力なため制限され非常に微量しか使用許可されていない。また，肉類，乳製品，木の実など，脂が多く含まれるものを食べ過ぎたり，睡眠不足なども，さらに皮脂を増加させ毛穴を目立たせるので注意が必要である。

毛穴目立ち原因②への対応

毛穴の出口に角栓が生じ毛穴が詰まり，押し上げることもある状態に対してはタンパク質分解酵素を使用することがポイントである。角栓と呼ばれる黄褐色から黒褐色の毛穴に詰まった小さなふくらみは皮脂と角質のタンパク質が混じり合ってできたもの

である。皮脂は洗顔で落とせても角質のタンパク質が固まると，通常の洗顔では簡単には落とせず，角栓が残ることがある。このため，タンパク質分解酵素が配合された洗顔料を用いて洗顔する。

洗顔料以外にタンパク質分解酵素が配合されている化粧品として，酵素配合の保湿ジェル[46]などが開発されており，日常のスキンケアにより角栓の形成予防を行うことができる。

また，乾燥などにより角化して厚くなった角質が毛穴を狭くし，場合によっては，ほとんどふさいでしまって毛穴が詰まりやすい人には，上記の酵素洗顔料や酵素配合保湿ジェルの他にケミカルピーリングも効果的であるが，化粧品の範疇（はんちゅう）ではなく，医師による美容医療の領域である。それゆえ，「第5章　美容の対象となる皮膚の状態と医療対応」の章で記載している。

角栓形成の予防，除去はコメド（面皰（めんぽう））形成やニキビの予防として重要であり，上記の洗浄だけではなく，毛穴の詰まりに対しては毛穴パックというピールオフパックによる角栓除去が有効である。

毛穴目立ち原因③への対応

顔面のたるみが生じ毛穴がゆるんで広がった状態は，皮膚の真皮のタンパク質であるコラーゲンやエラスチン（弾性線維の主なタンパク質）量の減少や，紫外線により変性が生じ，皮膚の弾力が失われたために起きる。これは紫外線による炎症が生じて，各種のタンパク質分解酵素（コラゲナーゼがコラーゲンを，またエラスターゼがエラスチンをそれぞれ分解するなど）の活性化が起こり，皮膚真皮のタンパク質が分解，変性するために皮膚の弾力性が失われる。このたるみにより生じた毛穴は放置すると，毛穴同士がくっつきしわにつながることにもなりかねないため早期の予防が大切である。

真皮のコラーゲンを維持し少しでも増加させるために用いられるのが，ビタミンC誘導体，レチノールやピーリング剤が配合された化粧品である。ビタミンCは体内のタンパク質を構成するアミノ酸の1つであるヒドロキシプロリンの合成に必須である。ヒトを含む哺乳類のタンパク質でヒドロキシプロリンがあるのは，皮膚真皮を構成しているコラーゲン

とエラスチンの2種類であり，このため，これらの合成にはビタミンCが不可欠なのである。ビタミンC誘導体は皮膚への浸透を高めたビタミンCである。レチノールは，脂溶性のビタミンAの1つでヒトも含め，動物の体内では合成できないが，ニンジンなどの緑黄色野菜に含まれるβ-カロテンが体内に取り込まれると酵素的に分解されて肝臓などで貯蔵される。レチノールは，表皮ターンオーバーの正常化，真皮内コラーゲン産生をそれぞれ促進し，皮脂の分泌を抑制するため，ニキビの発生を予防したり，皮脂の異常分泌による毛穴詰まりを予防する。

16 敏感肌用化粧品

　前述したように化粧品アレルギーの社会問題化を背景として，1970年代に化粧品メーカー数社がアレルギーを引き起こさない化粧品開発を開始している。さらに，1980年代に化粧品メーカー数社がアトピー・アレルギーなどの皮膚疾患に対応した化粧品開発を開始し，敏感肌に向けた化粧品の市場が形成され始めたのである。そして1990年代には化粧品メーカーが，各社一斉に女性の社会進出（生活環境の変化）を背景とした低刺激性化粧品開発に着手し，低刺激，無添加などを含めて拡大し，肌荒れしやすい人，肌の調子がなんとなく良くないと感じる人など，幅広い層の敏感肌に向けた化粧品の市場が形成され始めた。

　「敏感肌」という言葉が化粧品業界，一般消費者のなかで注目されてからかなり久しい。この敏感肌という言葉の定義は，現在においても皮膚科学的に明確に確立された定義はなく，美容領域においても共通の定義はないのである。しかし，香粧品科学領域では敏感肌を対象とした皮膚科学的研究，および化粧品の研究開発が進み，消費者の意識が高まり，皮膚科医からの指導も期待されている。この皮膚科学的に定義されていない「敏感肌」の言葉ではあるが，皮膚科に来院する患者からの訴えや皮膚科医から患者への病態説明において，医療現場では日常的に使用され，マスコミでも今や幅広く使用され，市民権を得た言葉となっている。

　1980年から数年おきに，自らの肌が敏感肌と思うかどうかという自己申告調査（20〜30代の女性）を資生堂が実施している。その結果によると，敏感肌（敏感肌，やや敏感肌）であると認識している女性が1980年には21％の5人に1人の割合であったのが，1992年には3人に1人の割合に，1998年には43％の人が，そして2007年には，20〜30代の女性の76％が自らを敏感肌であると考えるに至っている。

　化粧品ユーザーが自らを敏感肌と考える理由についての調査報告[47, 48]によれば，敏感肌の認識として，ほとんどの人は皮膚がかさつく，肌荒れがある，あるいは乾燥によるかゆみといったようなドライスキン，あるいはバリア機能障害を反映すると思われるような肌の状態をいっていることが多いと考えられる。また，ニキビ，オイリースキン，日やけなどの皮膚のトラブルを，すべて敏感肌と捉えている傾向があると思われる。また，化粧品使用者の自己判断による肌性と敏感肌の関係の調査分析[49]によれば，各種の肌における敏感肌の比率は脂性と乾燥性の混合肌である脂性乾燥肌が35％と最も多く，次に脂性肌と乾燥肌が，それぞれ31〜32％で，普通肌が22％で最も少ないと報告している。すなわち，皮膚科医が敏感肌と理解している乾燥肌だけでなく，化粧使用者は脂性肌についても，敏感肌と認識しているのである。

　香粧品科学分野では皮膚科学分野と同様に，アレルギー性物質や刺激性物質に対して体質的に過敏の肌と，そして，もう一つの肌として，普段から化粧品や紫外線，外気などで皮膚のトラブルを起こしやすく，多くの人には何でもない物質に対して過敏に反応してしまう肌，すなわち，主としてヒリヒリ感や痒みなどの自覚症状や過去の経験も含めて敏感肌ととらえているようである。香粧品科学分野での敏感肌は特定の皮膚性状や発生症状によるものだけではなく，自覚症状の程度などにより，敏感肌，やや敏感肌，健常肌と分類しているのである。

　これまで敏感肌は水分蒸散量が高いことや角層水分量が低いこと，弱い炎症が生じているなどバリア機能低下の観点での議論が多かった。一方，敏感肌には肌トラブルを繰り返し生じている人が多いこと，健常肌に比べ肌の色に関する悩みが多いこと，そしてその解析が報告されている[48]。特に肌の色

みについては赤いあるいは黒い，またはその両方が共存し，炎症マーカー量の増加がみられていることから，これら肌の色みの原因として弱い炎症が生じ，それによる色素沈着が起きていることが考えられた。敏感肌群の中で赤みよりも黒みのある人ではアトピー素因が多いことから，炎症による色素沈着の割合が高いのかもしれない。

　このように敏感肌のとらえ方の相違はあるものの，大きくまとめると敏感肌は，外的環境因子，化学物質，内的要因などの原因により，乾燥肌，バリア機能低下，物理刺激，感覚刺激を含む皮膚刺激，アレルギー反応，ニキビなどのさまざまな症状の皮膚トラブルを起こしやすい肌のことであると理解できる。そして敏感肌の人が気にしている肌の色み[49]（赤い，黒い）の原因として微弱炎症が繰り返され，色素沈着を生じる過程を図4-13-3〜5に記載した。

　この過程を説明すると，健常の肌は，皮膚角層のバリア機能が保たれているため体内からの水分が蒸散により外へ出にくい状態に維持されており，角層の水分量も多い。しかし，図4-13-3に記載したように健常の肌であっても，前述したような紫外線，乾燥，皮膚刺激物（化学物質，ハウスダスト，ダニ，花粉，酸化した皮脂や汗，衣服の摩擦など），ストレス，寒冷などの外的環境因子，内的要因が，肌に繰り返しダメージを受け続けるのである。この結果，外界刺激に対する抵抗性が低い人では，角層のバリア機能が低下するために，体内からの水分が外に出やすい状態の肌に変化しやすい。さらに，このような角層のバリア機能が低下した肌が，これらのダメージを受け続けると，微弱炎症が繰り返され，さらに肌状態が悪化して乾燥肌，物理刺激や感覚刺激を感じやすい肌，かぶれ，赤み，腫れなどのアレルギー反応を起こしやすい肌，ニキビを生じやすい肌などのトラブルが起きやすい肌となっていく。特に，初期の繰り返される微弱炎症が次第に炎症の程度も強くなり，血流や皮膚ターンオーバー（皮膚の新陳代謝，皮膚の生まれ変わり）が促進され，また，色素細胞（メラノサイト）からメラニンが産生，蓄積されて色素沈着を起こしたり，さらに，炎症によりタンパク質分解酵素が活性化され弾力線維が分解されて，長期的な肌の赤み，黒み化，肌の弾力性低

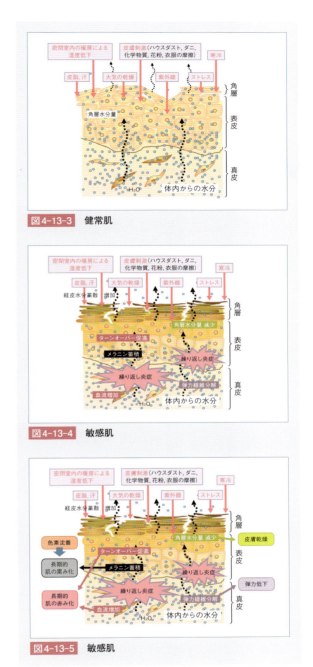

図4-13-3　健常肌

図4-13-4　敏感肌

図4-13-5　敏感肌

下につながるのである（図4-13-5）。

（1）敏感肌用安全設計

　皮膚科におけるアレルギー接触皮膚炎やパッチテスト陽性の臨床報告がある成分，および皮膚に刺激になるような成分を配合しないことが最重要である。知覚過敏にも対応し，デリケートな肌にも安心

して使用できるように，すなわち，低刺激設計が必要である。低刺激設計の処方として安全性の高い厳選された原料をさらに不純物を極力除外するために徹底した精製を行った原料を使用，無香料，無着色の処方設計が基本となっている。化粧品メーカーによっては，敏感肌用化粧品として，防腐剤であるパラベン無添加や鉱物油無添加と表示している化粧品がある。防腐剤や鉱物油といえば，消費者にはイメージが悪いのであろう。しかし，化粧品の安全性が高い成分の中でも，パラベンほど安全性が高い成分はないといえるし，医薬品や食品にも配合されている。むしろ，防腐剤がない，あるいは防腐力が弱い化粧品では雑菌が繁殖しやすいため，安全ではないと考えるのが適切である。皆さんが知っているワセリンは，そもそも鉱物油であり，石油由来の化学物質である。医薬品の局方ワセリンは，このワセリンであるが，アトピー性皮膚炎患者のバリア機能が破壊された皮膚に塗布されているほど，安全性が高いのである。これらのことからわかるように，イメージが悪い原料であるから，敏感肌用化粧品に使用していないのである。イメージはイメージであり，科学的な根拠はないと考える。また，アルコール無添加と表示している敏感肌用化粧品があるが，ごく少量のアルコールでも皮膚が赤くなる人がいるため，除外しているが，そのような人のなかには，水でも皮膚が赤くなる人がいるのも事実である。アルコール無添加に加え，弱酸性，クリーン製法，臨床テスト済み，アレルギーテスト済み，ニキビのもとになりにくい処方を採用し，表示している敏感肌用化粧品がある。

（2）敏感肌の保湿機能，バリア機能改善

　敏感肌のスキントラブルを助長するかさつき，つっぱり感，粉ふき，皮むけ，肌荒れなどの乾燥トラブルそして，ベタつき，脂（あぶら）浮きテカリ，毛穴の目立ち，ニキビ，吹き出物などの皮脂過剰トラブルを改善するために，保湿機能，バリア機能の改善を目的とした成分を配合する。これらの機能改善には，天然保湿成分（NMF）や細胞間脂質，また肌荒れ改善成分のトラネキサム酸を配合する。

（3）敏感肌用化粧品

　化粧品は，健康な人の皮膚に繰り返し，毎日，長時間にわたり使用されるので，皮膚に対して安全であることは必須条件である。すでに化粧品の安全性については記述したが，わが国では，化粧品の安全性確保のために，他国に例をみない厳しい規制が実施されており，また，日本化粧品工業連合会では，安全性を向上させるために専門分野の研究を推進し，積極的な努力を続けている。このようにわが国の化粧品は品質，特に安全性において，世界で高く評価されている。それでも，化粧品に対してアレルギー反応を起こしたり，肌に合わない方もいる。この原因については記載しているが，化粧品の成分である化学物質に安全性の問題があるとは限らないのである。すなわち，化粧品を使用する人の体質や体調が原因となることも知られている。

　このように，通常の化粧品が肌に合わない，すなわち化粧品に配合されている成分によって，かぶれ，赤み，腫れなどのアレルギー反応を起こしやすい肌，そして季節や環境変化に伴う体調変化によって化粧品が肌に合わなくなる，あるいは化粧品を使用すると一過性の刺激が起きやすい肌のための化粧品が敏感肌用化粧品である。そして皮膚トラブルが繰り返し生じている敏感肌に対するスキンケアとしては，炎症を引き起こさないこと，すなわち洗顔や化粧品塗布の際に，顔を激しくこするなどの動作を控えることが大切である。また，抗炎症成分により炎症を鎮める対処法も考えられる。黒い肌に対してはメラニンの関与が大きいと考えられるので美白成分による対応が好ましいと思われる。

　敏感肌用化粧品は一般に使用される化粧品よりも高い安全性が求められ，低刺激性，低アレルギー性が必須事項である。また敏感肌の生理的特徴からバリア機能の改善，保湿など，よりしっかりしたスキンケア効果が求められている。敏感肌用化粧品開発には安全性，有用性を十分に確認することが重要であり，特に安全性試験であるヒトパッチテスト，ヒトアレルギーテスト，そして健常者とは異なる敏感肌の特徴に対応したスティンギングテスト（化粧品や洗顔料を使用した際に生じるひりつき，かゆみ，ほてりなどの感覚刺激を評価する試験）などの各安

全性，有用性試験の実施が必要である。さらに，健常人だけでなく，敏感肌や接触皮膚炎を起こした肌，軽症から中等症のアトピー性皮膚炎を有する肌などの軽度皮膚疾患肌を対象とした実使用の臨床試験で，安全性，有用性を確認することが必要である。

前述したように自称敏感肌と認識している女性が約80%という報告もあることから，敏感肌に対応した商品を求める消費者ニーズが高まっている状況と考えられる。しかし，低刺激性・低アレルギー性化粧品の使用頻度が30%に届かないというのは，どのような理由からであろうか。いろいろな理由が考えられるが，低刺激性・低アレルギー性化粧品が安全性重視のためのシンプルな処方設計のために，仕方なく除かなければならなかった成分が，本来の化粧品の使用目的「美しく見せること」，「化粧自体の楽しみ」にとって必要な成分であるならば，消費者の化粧品使用の目的が満たされておらず，市場に受け入れられないかもしれないという考察の報告[50]がある。

①敏感肌用化粧水，乳液，クリーム

基剤の種類により角層バリアが影響を受け悪化する場合があり，配合には注意が必要である。特にNMFや細胞間脂質などを溶出させる溶剤であるアルコールやプロピレングリコールや界面活性剤は，化粧品の他の成分の皮膚浸透性の促進が考えられる。

②敏感肌用メークアップ化粧品

ファンデーションなどのベースメークアップ，リップスティック（口紅），チーク（頬紅），アイシャドーなどのポイントメークアップには着色顔料，そして色調，明度調節のため，また真珠光沢を与えるために，さまざまな無機顔料が使用されている。これらのメークアップの赤，黄色素の配合が許可されているか，刺激性の色素もあるので注意が必要である。

メークアップ化粧品に限らないが，敏感肌用化粧品，すなわち，低刺激性・低アレルギー性化粧品に配合する原料については，必要に応じて極力，不純物を除去し，純度を上げるために高度な精製を行い，安全性を確保することが重要である。また敏感肌用化粧品であってもその安全性には限界があるこ

とを認識し，正しい使用法により安全性をさらに確保していくことが必要である。

③敏感肌用日やけ止め（サンスクリーン）

一般の日やけ止めには高い紫外線防御効果のために，紫外線散乱剤と紫外線吸収剤が配合されている。しかし，紫外線吸収剤はアレルギー性接触皮膚炎，光アレルギー性接触皮膚炎が多数報告されており，敏感肌用日やけ止めには，紫外線散乱剤のみを配合するのが望ましい。

④敏感肌用洗顔料

洗顔料に配合されている界面活性剤の種類によって，洗顔後のつっぱり感が大きく異なり，吸着残存や角層成分除去などにより肌トラブルをもたらすことが報告されている。しかし，すぐに洗い流すものであり，配合している界面活性剤を十分に洗い流すことで，敏感肌に使用できると考えられる。洗顔に石けんが使われることが多いようであるが，皮膚に吸着残存しやすく，バリア機能を低下させることから，アシルN-メチルタウリン塩（AMT）などの低刺激合成界面活性剤の使用が好ましい。

17 機能性化粧品

（1）抗老化（アンチエイジング，しわ・小じわ，たるみ，くま）

加齢（エイジング）と老化という2種類のワードがある。加齢は文字どおり年齢を加えるというヒトの一生の時間経過を示しており，誕生，成長，成熟，老化，そして，死の過程である。加齢変化はこれらの時間経過において，身体に起こるすべての変化を示している。老化は身体の生理機能がピークに達した後，加齢に伴って低下し，死に至るヒトの一生の後半部分である。アンチエイジングとは，このような加齢に伴う身体の機能低下による，好ましくない変化を改善したり，予防したりすることを指している。

現在の高齢化社会においては「QOL（Quality of Life，生活の質）の向上」の視点から，「肌の美と健康」は非常に大切なキーワードとなっている。進

んでいく肌のエイジングを少しでも遅らせるために
は，皮膚老化とはどういうことなのか，なぜ起こる
のかを知り，正しいエイジングケアを行うことが，
なによりも重要なのである。皮膚の老化を加速する
ファクターは紫外線，皮膚の乾燥，細胞の酸化（活
性酸素による），皮膚の慢性的な炎症，血行不良，
そして，皮膚の菲薄（ひはく）化が最重要と考えら
れており，そのほか，栄養，ストレス，睡眠，喫
煙，飲酒に関わるファクターも加わっている。

（2）皮膚老化の加速ファクター①：皮膚老化の最大原因である紫外線

　皮膚老化の約80％は紫外線による光老化といわ
れている。日光を浴びるとその中の紫外線が細胞の
DNAを傷つけるのを皮膚が守ろうとして，メラニ
ン色素を作り，紫外線をブロックする。その後，作
られたメラニン色素はターンオーバーにより排泄さ
れる。しかし，繰り返し紫外線を浴びると，メラノ
サイト（色素細胞）の数が増加し，表皮が厚くなる
変化も生じて，しみができてしまう。紫外線が皮膚
真皮まで到達すると真皮で炎症が生じて活性化され
たタンパク質分解酵素のコラゲナーゼやエラスター
ゼが働き，肌のはりを保つコラーゲンやエラスチン
が変性・劣化し，弾力性が失われる。その結果，肌
にしわやたるみが生じるのである。

　皮膚老化として皮膚が乾燥気味になる，黄色味が
かかってくる，きめが粗くなったり消失する，しみ
ができる，しわができる，しわが増える，はりがな
くなる，タルミができる，髪にこしがなくなる，髪
の毛が薄くなる，白髪が増えるなどの老化現象が生
じる。加齢に伴うしみ，しわの増加に対して，予
防，改善のために美白剤を配合した美白用化粧品，
レチノールやビタミンC誘導体を配合した化粧品が
使用される。

（3）皮膚老化の加速ファクター②：皮膚の乾燥

　肌が乾燥すると角層の表面が乾いて，はがれやす
くなり，角層に隙間ができるため，表皮の水分が蒸
散し，水分が失われていく。水分が失われることで
ハリがなくなり，小じわやたるみの形成が生じる。
さらに，外から細菌やウイルス，化学物質などの異

物が侵入しやすい肌状態になっているため，皮膚老
化が加速しやすい状況である。目元などによく見ら
れるごく浅いちりめんじわは，乾燥によって生じる
もので，保湿，すなわち肌がうるおうことで回復す
る。すなわち，ちりめんじわが進行すると，真皮の
しわになるわけではない。保湿により治るしわと治
らないしわがあるのである。

（4）皮膚老化の加速ファクター③：活性酸素

　活性酸素はもともとは，体に必要な物質で，体内
に侵入した細菌やウイルスを撃退するために白血球
から放出され，殺菌や消毒の役割がある。しかし，
一方で体に悪影響を与える面もある。細胞の細胞膜
を構成している不飽和脂肪酸が活性酸素により過酸
化脂質となり，細胞が老化するのである。この活性
酸素は酸素に比べ化学反応を起こしやすく，体内で
大量に発生すると，細胞や遺伝子に傷をつけ，老化
を引き起こす。活性酸素はしみやしわなどの老化の
ほか，がん細胞の発生にも関わっていることがわ
かっている。活性酸素の原因になるものに，紫外
線，大気汚染，食生活，過労，ストレス，喫煙など
さまざまなものがある。この活性酸素を減らす酵素
であるスーパオキシドジスムターゼ（SOD）は人
間の身体で産生できるが，30代以降，このSOD量
が減少し抗酸化力が低下していくと考えられる。

（5）皮膚老化の加速ファクター④：炎症

　肌のこすりすぎや肌を叩く，引っ張る，また肌に合
わない化粧品を使い続けたために生じるダメージは
肌に炎症を起こす。この炎症によって活性酸素が発
生し，常に肌を傷つけ老化を加速している。このよ
うな慢性炎症は皮膚老化の大きな原因の1つである。

（6）皮膚老化の加速ファクター⑤：血行不良

　血管は皮膚の細胞へ酸素と栄養を送り，不要に
なった二酸化炭素と老廃物を回収する。しかし，加
齢とともに血行が悪くなると，皮膚の細胞に酸素や
栄養分が届きにくくなり，老廃物が蓄積し，その結
果，皮膚老化が加速される。血行不良を起こす原因
として，加齢とともに生じる血管の老化，運動不足，
喫煙，不規則な生活，体を冷やすことなどがある。

（7）しわ（wrinkle）

皮膚老化が外観に現れる最も顕著な変化の1つであり，皮膚表面上に生じる溝状の筋目のことである。20代後半になると目の周囲，額，口の周辺などの顔面や首，その他の身体の各部に現れ，40代以降は急激に増加し，深くなっていく。Kligmanらの形態学的分類[51]によれば，①線状じわ（目尻，眉間，額に生じる直線的なしわ。目尻のしわは，いわゆる「カラスの足跡，crow's feet」である），②図形じわ（頬や首などで比較的深い溝が互いに交差して三角形や菱形に見える），③縮緬（ちりめん）じわ（細かなひだ状のしわで，衣服で隠れた部分の腹部，大腿部などの弛緩した皮膚にできる。高齢者に多い）の3種類に分類される。

これらのしわで，①線状じわ，②図形じわは，生じる部位から明らかなように，筋肉のメカニカルな動きにより繰り返し変形が加わり，徐々にしわとして固定されていくものと考えられる。また，①線状じわのうち，目の周囲に現れる比較的，溝が浅く細く目立ちにくいしわや，③縮緬じわは，小じわと考えられている。また，表情の変化に伴って，皮膚が折り畳まれる目尻などの部位で一時的に生じるしわは，表情じわともよばれている。

日光，特に紫外線の皮膚への影響は極めて大きく，慢性的な日光曝露がもたらす光老化皮膚では明らかな角層の肥厚・乾燥，あるいは真皮における膠原線維（結合組織を構成する線維の1種で，コラーゲンからなる）の減少や変性した弾性線維（主にエラスチン）の蓄積が生じる。さらには基底膜などの損傷により皮膚の弾性力が失われ，繰り返される皮膚の構造的変化に対して，皮膚自身の修復力が低下するためにしわとして固定されていくと考えられる。

（8）たるみ（sagging）

若い肌はハリがあるのに，加齢により次第にハリがなくなり，40歳前後から，たるみが，特にあご，まぶた，頬，側腹などに生じる。発生原因はしわと同様，真皮の弾力性の低下や皮下脂肪組織の支持力の低下，皮膚を支える筋力の低下などがあげられる。

真皮の結合組織は主に膠原線維（コラーゲン）とその間にある弾力線維（エラスチン）により網状構造を構成している。太く張っていた弾力線維エラスチンが変性し始め，細かくゆるんだ構造になると，皮膚にはしわが現れてくる。このように真皮の組織が変化したとき，筋肉が多く皮下脂肪が少なくて，たるまないところがしわになり，筋肉が少なく皮下脂肪の多い胸などの部分は，皮膚が重力で引かれて，たるみが現れる。すなわち，しわとたるみの違いは筋肉と脂肪にあったのである。

（9）くま

目の周辺など，皮膚の浅い部位で血液が滞留（うっ血）して青く見えるもの（①青ぐま）があり，本当の意味でのくまである。眼球の周りはクッションの役割をするための柔らかい脂肪（眼窩（がんか）脂肪）でおおわれている。下まぶたの薄い皮膚は年齢とともに，さらに薄く，弱くなってくる。眼窩脂肪を支えきれなくなり，前に出てくる。ここに陰ができ，黒っぽいくまとして見えるため，②黒ぐまとよばれている。目の下の小さなしみが連なって茶色のくまのように見えることがあり，③茶ぐまと呼ばれている。

（10）美白（しみ，ソバカス，くすみ対応）

美白は，現在，一般的に使われている言葉であるが定義があるわけではなく，医薬品医療機器等法の分類に美白化粧品は存在せず，日やけによるしみ，ソバカスを防ぐ効能表現が認められた薬剤が配合された医薬部外品が，美白化粧品に相当する。この美白という概念には2種類あり，1つはくすみなどの顔色それ自身を白くすることであり，もう1つはしみやソバカスなどの顔色の濃淡であるムラをなくし，均一な皮膚の色にすることである。

ヒトの皮膚色は血液中のヘモグロビン，皮膚の表面状態，水分，メラニン色素などさまざまなものが複雑に絡み合って形成されている。この中でいちばん皮膚色に影響を及ぼし，色素沈着の原因であるのがメラニン色素である。前述のように皮膚障害を起こす紫外線を遮断するために，皮膚表皮の最下層の基底層に存在するメラノサイト（色素細胞）がメラニン色素を生成する。この生成をさらに詳しく説明すると，活性化されたメラノサイト内の小顆粒であ

る細胞内小器官のメラノソームにチロシナーゼという酵素が蓄積される。このチロシナーゼなどの酵素は、アミノ酸の1つであるチロシンを基質としてドーパキノンなどの多くの物質を経由して、最終的に茶褐色のユーメラニンが生合成される。基底層に存在するメラニンキャップ（あるいはメラニンアンブレラ（メラニンの傘））を形成して紫外線から防御しようとするのである。紫外線を浴びた後に皮膚が黒化（タンニング：色素沈着）するのであるが、以下のように2種類の黒化[52]がある。

（11）即時型黒化（一次黒化）

UVA、可視光を浴びた皮膚に速やかに灰黒色の色素が生じる黒化現象である。即時黒化には2種類あり、その1つはメラニンの新生ではなく、すでに皮膚中にある還元型メラニンが酸化されて色が濃くなった場合で、UVAによる即時型黒化という。可逆で一時的な皮膚の黒褐色化で紫外線の照射がなくなるとともに消褪していく。これに対して、もう1つはUVAによる持続型即時黒化という。最終的にメラニンモノマー（単量体）がUVAにより重合化（多くのメラニン単量体が結合して高分子化すること）を起こし、茶褐色のユーメラニンを生成し、この黒化が数週間持続する。

（12）遅延型黒化（二次黒化）

主にUVBを浴びて、やけどと同じ皮膚炎を起こしている状態をサンバーンという。この炎症がおさまりかけた後、3〜10日間で黒化が最大となり、状況によっては、数週間から1年以上にも及ぶことがあり、これを遅延型黒化という。

このように皮膚に侵入した紫外線がメラノサイト（色素細胞）に働きかけ、細胞内でチロシナーゼという酵素により、チロシンが最終的にメラニン色素となり、皮膚の局所で生成され増加する。紫外線が皮膚に照射されるとメラニン合成が開始され皮膚が黒化するが、その後、時間の経過とともにメラニン合成が終了し、やがてもとの肌色に戻る。しかし、紫外線照射によりメラニン合成がいったん開始するともとに戻らなくなり、紫外線が照射されなくても、メラニン色素が過剰に生成されて皮膚に褐色の色素が沈着するのが、しみやソバカスである。しみはある程度大型であるが、ソバカスは小型の点状の色素沈着である。このしみは医学用語ではないが肌に正常な肌色とは別の茶色か黒色のものが生じ、美容上問題になったものを呼んでいる。しみは以下のように医学的には6種類に分類されている。

（13）しみの分類[53]

①**老人性色素斑（日光性黒子（こくし））**：しみの中で最も多く、何年も経過すると隆起して脂漏性角化症になるものもある。ごく初期のものであれば美白化粧品は有効である。明確なものはレーザー治療でないと除去できない。

②**脂漏性角化症**：老人性色素斑が盛り上ったものでレーザー治療でないと除去できない。

③**雀卵斑（じゃくらんはん、ソバカス）**：小さなしみを一般にソバカスという。10代頃から小さい茶色い色素斑が鼻を中心に散らばるようにできる。美白化粧品は緩和な効きめであり、レーザー治療であれば除去できる。

④**炎症性色素沈着**：ニキビ跡（あと）や傷の跡などが茶色くしみになって残るもの。ピーリングが有効であるが、美白化粧品とともに使用することが勧められる。

⑤**肝斑（かんぱん）**：茶色、灰色などさまざまで頬骨部分の左右対称に生じることが多い。女性ホルモンのバランスが崩れたときにできるといわれ、男性にはほとんど生じることはない。トラネキサム酸を数カ月間内服すると肌色が薄くなることが多く、美白化粧品も有効である。

⑥**花弁状色素斑**：急な日やけ後に肩から背にできる、花びらのような形をしている小さなしみ。レーザー治療が確実で、それ以外の方法で消すのは難しい。

（14）くすみ

くすみは、比較的多くの女性から美容上の悩みとして認知されている。しかし、くすみが1つの原因により生じるものではないため、実態が必ずしも明確ではないのである。くすみは複数の原因によって生じ、視覚的に認識される。

代表的な原因として、①ヘモグロビン（毛細血管

中のヘモグロビン濃度の減少などにより肌自体の赤みが減り，くすみを生じ，また，血流停滞もくすみにつながる），②メラニン（皮膚色に最も大きな影響を及ぼすもので，メラニンの褐色は皮膚の黄味を強め，暗くする影響がある），③角層の変化（角層の重層化，肥厚化は透明度を減少させ，皮膚表面が乾燥するとつやが減少し，肌荒れ状態は光の乱反射をもたらし，くすみ感につながる），④皮膚表面形態（肌表面の微細な凹凸状態の変化により，見た目が明度が低下し，くすみ感につながる）などがあげられる。

（15）機能性化粧品・医薬部外品

①しわ対応化粧品・医薬部外品

　加齢や日光曝露により，一時的に生じていた「しわ」がもとに戻りにくくなり，次第に深く恒常的なしわに移行する。そして真皮のしわは真皮にあるコラーゲン線維，エラスチン線維が量的・質的に変質劣化することで生じる。その過程は十分には解明されていないが，加齢，特に日光の紫外線で生じる光老化により皮膚の構造，機能，物性の大きな変化が真皮の深いしわ形成に深く関わっていると考えられる。このため，若い年齢からの紫外線対策が必要である。深いしわの予防・改善のための抗しわ剤として，紫外線防御剤である紫外線吸収剤（メトキシケイ皮酸誘導体など），紫外線散乱剤（酸化亜鉛，酸化チタンなど），抗酸化剤（ビタミンE，カロチノイド，コエンザイムQ10など），細胞機能の低下抑制のための細胞賦活剤（α-ヒドロキシ酸，レチノールなど），コラーゲン産生促進剤，コラゲナーゼ（コラーゲン分解酵素）活性阻害剤，エラスターゼ（エラスチン分解酵素）活性阻害剤などが使用されている。

　平成28年（2016年），ポーラ化成工業（株）が「しわを改善する」効能の新たな医薬部外品として，しわの原因となるエラスチン分解酵素「好中球エラスターゼ」の活性を阻害する有効成分を開発し，製造販売承認を取得した。この有効成分は，「三フッ化イソプロピルオキソプロピルアミノカルボニルピロリジンカルボニルメチルプロピルアミノカルボニルベンゾイルアミノ酢酸ナトリウム」である。この有効成分を含む「しわを改善する」効能効果を有する

医薬部外品として，厚生労働省から承認を受け，しわ改善製品が販売された。さらに平成29年（2017年），（株）資生堂から「純粋レチノール」を有効成分として配合した「しわを改善する」医薬部外品として厚生労働省の承認を受け販売された。

②小じわ，たるみ対応化粧品

　小じわ（縮緬じわ）は乾燥によって生じるもので，保湿，すなわち肌がうるおうことで回復する。平成23年（2011年）から「乾燥による小ジワを目立たなくする」という効能表現を化粧品に表示することが可能になった。化粧水は皮膚に失われがちな水分やうるおいを蓄えるために保湿剤を十分に補い，乳液やクリームは，皮膚に油分を補い，皮膚表面を覆って水分蒸発を防ぎ，皮膚をしなやかにし，つややうるおいを保つのである。これら化粧水，乳液，クリームにより，皮膚保湿の基本成分である水—NMF—脂質に相当する成分として，水—保湿剤—油分を適正バランスで皮膚に補うことで，モイスチャーバランスを整え，皮膚を乾燥させずに小じわを作らせない。小じわの改善として活性酸素やフリーラジカルによる皮膚ダメージを抑制するビタミンCなどの抗酸化剤，ビタミンA（レチノイド）誘導体やα-ヒドロキシ酸などを配合する。

③くすみ，くま対応化粧品

　肌のくすみは顔全体または目の周りや頬などに生じ，肌の赤みが減少して黄味が増し，または肌のつややや透明感が減少したり，皮膚表面の凹凸による影によって明度が低下して暗く見える状態であり，また，くまは目の周囲の皮膚の色調の濃い状態であり，両者に対してスキンケア化粧品では血行促進剤，美白剤，肌荒れ改善剤，角層剥離剤，保湿剤などで対応している。

・マッサージクリーム，マッサージジェル

　マッサージクリーム，およびジェルは皮膚の血行を促進し，新陳代謝を促進する。マッサージ後に使用する収れん化粧水は皮膚表面を引き締める効果に加え，マッサージによる血行促進効果を維持する効果を持つ。

④美白化粧品

　メラニン色素の生成を抑え，しみ，ソバカスやくすみを防ぐ効果をもたらす成分を美白剤と呼び，これを配合した医薬部外品を美白化粧品と呼ぶ場合が多い。美白剤のメカニズムとしてはメラニン生成抑制，メラニン還元，メラニン排泄促進があり，これらの機能をもつ美白剤を表4-13-1に記載した。しみのなかでも，美白化粧品が効くものと，効かないものがある。美白化粧品が効くのは，老人性色素斑（初期のもの），炎症性色素沈着，肝斑である。美白化粧品には，表4-13-1に記載した有効成分以外に，美白効果のポテンシャルをもつ生薬エキスなどが配合される場合がある。これらの医薬部外品添加剤の例として，ルムプヤンエキス，ユキノシタエキス，ニコチン酸アミド，チョウジエキスなど，さまざまなものが配合されている。これらの添加剤は，色素沈着に対する効果が報告されているが，実際に配合した製品を使用した場合の美白効能を訴求することが認可されているわけではない。皮膚のメラニン色素の増加した部分に作用して緩和にメラニン色素の生成を抑え，生まれた時の肌色に近づけてくれる美白有効成分であるが，肌色よりも白くする漂白作用をもつものではない。

⑤ニキビ防止化粧品

　ニキビは脂腺性毛包に生じる炎症性の皮膚疾患であり，尋常性痤瘡と呼ばれ，痤瘡，アクネ（acne）とも呼ばれている。患者の70〜80％は11〜25歳の年齢に集中しており，軽いニキビは皮膚疾患というよりは青年期の皮膚のシンボルの1つともいえる。このような軽いニキビは思春期に発生して成長とともに自然に治る場合が多い。しかし，重症のニキビは治癒後にも痕跡を残すことが多く，人によってはニキビができていることだけで精神的に憂うつになり，社会での活動にまで影響する場合がある。ニキビの発生の主要因子として，ホルモンによる皮脂腺の肥大（皮脂分泌過剰），毛嚢孔（もうのうこう）の角化亢進，毛嚢孔の細菌，遺伝的要因などがある。

　ニキビ肌用の製品として医薬品医療機器等法により，一般用医薬品，医療用医薬品，化粧品，医薬部外品の4種類がある。ニキビ肌用化粧品とはニキビ

表4-13-1	美白剤の成分
美白メカニズム（機能）	成分
メラニン生成抑制	アスコルビン酸，アスコルビン酸リン酸エステルマグネシウム，アスコルビン酸リン酸二ナトリウム，アスコルビン酸グルコシド，モノステアリン酸アスコルビル，モノパルミチン酸アスワレモコウエキスコルビル，アスコルビン酸エチルエーテル，アルブチン，エラグ酸，コウジ酸，ルシノール，マグリグナン，ビタミンE，ニコチン酸アミド，油溶性カンゾウエキス，ソウハクエキス，トウキエキス，システイン，グルタチオン，ワレモコウエキス，カミツレエキス，t-AMCHA（トラネキサム酸）
メラニン還元	アスコルビン酸，アスコルビン酸リン酸エステルマグネシウム，アスコルビン酸リン酸二ナトリウム，アスコルビン酸グルコシド，モノステアリン酸アスコルビル，モノパルミチン酸アスコルビル
メラニン排泄促進	ビタミンCとその誘導体，硫黄，乳酸，グリコール酸，リノール酸

（化粧品科学ガイド　第2版　p261,
フレグランスジャーナル社（2010）より）

表4-13-2		ニキビ用医薬部外品の主な有効成分
殺菌剤	洗顔製品	トリクロサン，トリクロカルバン，塩化ベンザルコニウム，ビオゾール
	クリーム，乳液など	ビオゾール，ピオニン
抗炎症剤		アラントイン，ε-アミノカプロン酸，グリチルリチン酸
角質溶解剤		イオウ，サリチル酸

（化粧品科学ガイド　第2版　p265,
フレグランスジャーナル社（2010）より）

の発生を予防したり，悪化を防ぐための化粧品や医薬部外品で，アクネ肌用化粧品とも呼ばれる。皮脂腺から分泌された過剰な皮脂を取り除くものや皮脂腺自身の過剰な分泌を抑制するものが一般的であり，これに加えて抗炎症剤や抗菌剤を配合することが多い。医薬部外品の主剤として配合されている主な有効成分の例を表4-13-2に記載した。「ニキビを防ぐ」という効果を訴求するニキビ防止化粧品の医薬部外品の製品は，薬用石けん，洗顔料，化粧水，

パック，クリーム，乳液に限定される。

・ニキビ肌用洗顔料

石けんと洗顔フォームの2種類があり，両者はともに角質溶解剤や殺菌剤が配合されることが多い。石けんには角質を取り除く効果があるが，皮膚がつっぱる場合には，保湿効果がある透明石けんを，また皮膚がカサカサするように感じたり，石けんのアルカリが敏感な肌に合わない場合には，洗顔フォームの使用が適切である。さらに洗浄力を上げるためにスクラブ剤が配合されたものもあるが，ニキビ肌にスクラブ剤が気になる人もあり，自分のニキビ肌に合う洗顔料を選ぶ必要がある。

ニキビ肌用の洗顔料は過剰な皮脂をしっかりと除去できる高い洗浄力をもつものが一般的である。しかし，若い女性を中心に肌の乾燥とニキビが同時に存在しているのが見られたため，保湿成分を配合したり，皮膚への作用が緩和で穏やかな洗浄作用の洗浄料を配合する場合もある。

・パック

ニキビ肌用パックはクレイパックが効果的で一般的である。クレイパックに配合されたカオリン（天然産の含水ケイ酸アルミニウムで，白色の塊あるいは粉末状の粘土鉱物）などの粉体が過剰な皮脂を吸着除去する。その他，クリームパック，フォームパック，フィルムパックなども洗浄作用と角質剥離作用がある。ニキビ肌やニキビができやすい脂性肌に効果的である。

・化粧水

ニキビ肌の脂っぽさを控えたいリクエストに化粧水は適している。過剰な皮脂分泌を抑制する収れん剤を配合した収れん化粧水（アストリンゼントローション）と共通する基剤が使用されており，これに角質溶解剤や殺菌剤，抗炎症剤，抗酸化剤などが配合される。

・クリーム，乳液

油脂を使用せず，油性成分が少ないホホバ油やスクワランなど油性感の少ないものを用い，角質溶解剤や殺菌剤などを配合する。

（世喜利彦）

参考文献

41) Nakayama Y., et al. : *Cosmet Dermatol*, 1, 197, 1986
42) Tagami H., et al. : *J Invest Dermatol*, 75, 500, 1980
43) 熊谷 広子 他：日本化粧品技術者会誌，19, 9, 1985
44) Spier H.W., Pascher G., : *Hautarzt*, 7, 2, 1956
45) Laden K., Spitzer R., : *J Soc Cosmet Chem*, 18, 351, 1967
46) 世喜 利彦：フレグランスジャーナル，32(9)，38-46, 2004
47) 勝村 芳雄：フレグランスジャーナル，22(8)，25-34, 1994
48) 森 福義：フレグランスジャーナル，22(8)，17-24, 1994
49) 飯田 年以，麦倉 茂，世喜 利彦，藤原 一彦，柴田 道男，松元有羽子，天野 聡：日本香粧品学会誌，37(4)，263-267, 2013
50) 伊藤 正俊：フレグランスジャーナル，30(10)，11-16, 2002
51) Kligman A. M. : 加齢と皮膚, p221, 清至書院, 1986
52) 畑尾 正人，*Visual Dermatol*, 5(5)，436-440, 2006
53) 吉木 伸子：素肌美人になるためのスキンケア基本事典，p142-143, 池田書店, 2011

14 | 毛髪の悩みに応じた化粧品

はじめに

　風になびく黒髪，髪は女の命といわれるように，日本人は，昔から艶があり，黒い真っ直ぐな長い髪の女性が美しいという潜在意識があるといわれている．しかし，現在は黒髪以外にヘアカラーリングを楽しむ女性も多く，またヘアスタイルや髪の長さもさまざまである．

　このように，艶のある美しい髪はその人の顔を魅力的に見せるだけでなく，見た目にも大きく影響しているようである．健康な髪，美しい髪を作り，維持するための要素として，以下のポイントがある．
①頭皮の健康を維持する．
②紫外線，乾燥，酸化，海水，プールの消毒用塩素などの環境から受けるダメージ，パーマ，シャンプー，ヘアカラー，ブラッシング，ドライヤーによる熱などの美容的処理，静電気などの化学的・物理的なダメージから髪を守る．
③傷んだ髪の表面（キューティクル）を修復する．

1　枝毛・切れ毛，および頭髪の変色

　毛髪の頭皮から伸びている部分を毛幹といい，生え変わるか，あるいはヘアカットされるまで，上記の多くの環境，化学的・物理的ダメージにさらされ続けている．特にこれらのダメージを受けやすいのが，毛幹の外側部分を覆っているキューティクル（毛小皮）である．毛髪を構成しているのは中心部の毛幹の芯の部分をメデュラ（毛髄質），その周りをコルセット（毛皮質）が取り巻き，最外層で毛幹を保護している組織がキューティクルで，毛髪の根元から毛先に向かって鱗（うろこ）状に重なって（紋理という）いる．キューティクルは色素のない透明な細胞から作られており，1枚の細胞の厚さ約0.5〜1.0μm（1mmの1/1000），長さ約45μmで，健康な毛髪1本あたり6〜8枚が密着して重なり合っている．

　傷んでいる毛髪はキューティクルの先端が欠けたり，めくれたり，部分的な剥離や脱落が進んでいる

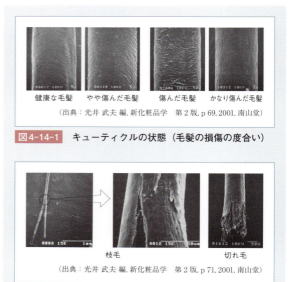

図4-14-1　キューティクルの状態（毛髪の損傷の度合い）
（出典：光井 武夫 編, 新化粧品学　第2版, p 69, 2001, 南山堂）

図4-14-2　枝毛ならびに切れ毛
（出典：光井 武夫 編, 新化粧品学　第2版, p 71, 2001, 南山堂）

（図4-14-1）．このような毛髪では光が乱反射するために艶が消失し，滑らかさもなくなり，健康的な美しい髪とはいえない．さらに，毛髪への累積のダメージが蓄積されるとキューティクルのほとんどが脱落し，最終的には完全に消失して内部のコルテックス（毛皮質）が露出．コルテックスもダメージを受けてコルテックスどうしの接着力が低下した結果，毛髪の長さ方向に沿った亀裂が生じる．これが枝毛や切れ毛である（図4-14-2）．毛髪は損傷を受けることにより，つや，ハリ，コシがなくなり，カサカサのパサつきが目立ち，ヘアスタイルのまとまりやヘアスタイルのもちの悪さ，赤くなるなどの変色，そして上記の枝毛や切れ毛などが生じ，本来，毛髪がもっている健康的な美しさが損なわれている．

2　枝毛，切れ毛ケア

　毛髪は主にタンパク質（ハードケラチン）からできているため，熱に弱く，ドライヤーの使い方を誤ると毛髪を痛めることになる．すなわち，水分を

10〜15%含む毛髪も，加熱すれば水分は蒸発し乾燥状態になるわけで，また，キューティクルは日常の継続的過熱（80℃以上）で構成成分のタンパク質が壊され，はがれやすくなる。このため，ドライヤーを使う時はヘアトリートメントなどを使用し，毛髪にはドライヤーを長時間近づけ過ぎないような注意が必要である。特に髪が濡れたままドライヤーで乾燥しながらブラッシングするブローも，キューティクルに無理な力がかかりはがれやすくなる。このため，濡れた毛髪をタオルでよく拭き取って，適度に乾燥させた後にブローすることである。

シャンプーを行う際，気をつけなければならないのは毛髪と毛髪をこすりあわせてシャンプーを行うと，キューティクルは摩擦に弱いために，次第にはがれていくことである。パーマ・ヘアカラーが毛髪に損傷を与えることはやむを得ないと考えるが，ヘアダメージが少ないパーマネントウェーブ，ヘアダイの使用を勧める。さらに，パーマ・ヘアカラーの施術後や海水浴後には，ダメージヘア用のシャンプーやリンスを使用し，ヘアトリートメントを十分に行うことでダメージの少ない美しい髪が長く続くようにこころがけることが重要である。

③ 薄毛・抜け毛・脱毛

毛髪が薄く頭皮が透けて見えるようになると，実際の年齢よりも老けて見られることが多いようである。薄毛とは毛髪の量が減ることであり，毛自体が細く，本数が少なくなることによって生じるのである。日本人男性の3人に1人は薄毛を気にしているといわれており，また，女性の薄毛の悩みも増加する傾向にある。その背景にはホルモンの影響，ストレス，遺伝的要素，血行不良による毛根の栄養不足，頭皮の汚れ，食生活などの理由が考えられている。

ヒトの毛髪の本数は一般的に約10万本，伸長速度は，日本人男子の頭頂毛で0.44 mm/日，側頭毛で0.39 mm/日と報告[54]されており，1カ月間で1〜1.4 cmで伸長することになる。毛は一生伸び続けるのではなく，いつかは自然に抜け同じところから再び新しい毛が生えてくる。頭の毛である毛髪1本の寿命は4〜7年間で，毛には生え変わりの周期が

あり，毛周期（ヘアサイクル）と呼んでいる。詳細は「第3章　皮膚の基礎知識 ⑧毛器官」をご覧いただきたい。ここでは，ポイントに絞って触れることにしたい。

ヒトの毛周期（ヘアサイクル）は成長期（5〜6年間），退行期（2〜3週間），休止期（2〜3カ月間）の3期[55]に分けられ，毛髪は成長期においてのみ伸長する。毛髪の成長が停止するとき，退行期を経過し毛球のメラニンの産生が停止し，毛母細胞の増殖が減少し，最終的な毛母細胞の増殖が停止後，毛母細胞以外のほとんどの毛包部分はマクロファージに貪食されて収縮し，毛根は起毛筋開始部の下まで上がり，成長期毛の半分から1/3の長さとなり，休止期に入る。その後，新しい毛として再生するための毛芽が毛乳頭と相互作用によって，活発に増殖して毛母細胞に分化し，次の新しい毛髪が生まれる[56, 57]。この新毛に押し出されて脱落するのが抜け毛であり，自然な脱毛である。1日あたり硬毛で70〜120本程度の脱毛がある。これに対して1日150本以上の脱毛が続くのであれば，病的な抜け毛（異常脱毛）と考えられる。この異常な脱毛が多くの人の悩みになっているのである。

④ 脱毛症と発毛剤，育毛剤

（1）脱毛の原因

脱毛症の原因は内因性のものや外因性のものなど，数多くある。

ヘアサイクルの休止期における脱毛は自然の抜け毛であるが，この休止期毛が異常に多く抜ける疾患を休止期毛性脱毛症といい，男性型脱毛症，女性の産後の脱毛症などがある。特に男性型脱毛症は，その患者が非常に多い。また，萎縮毛が認められる脱毛症を成長期毛性脱毛症といい，毛母に対する障害が大きいときに，その機能が急激に阻害されて，成長期が中断され脱毛する。この成長期毛性脱毛症には円形脱毛症，抗がん剤などの薬剤性脱毛症などがある。男性型脱毛症の原因は男性ホルモン（テストステロン，ジヒドロテストステロン）が関与している毛包機能の低下と考えられている。これ以外の脱毛症の原因を以下に記載する。

①毛包，毛球部の新陳代謝機能の低下

特に成長期の毛包，毛乳頭を取り巻いているバスケット状の血管網の末梢毛細血管の血流量が減少すると，毛乳頭および毛母への細胞分裂に必要な種々の栄養物質の供給不足となり，新陳代謝が低下し毛髪の成長に異常を来す。

②頭皮生理機能の低下

乾燥したふけが毛穴周辺を塞ぎ，細菌等が繁殖して毛根が炎症し，脱毛に至る粃糠性（ひこうせい：細かい米ぬか状）脱毛症[58]や毛包上部の皮脂腺から皮脂の過剰分泌が生じると，頭皮の常在菌などにより皮脂が分解され，生じた脂肪酸が頭皮を過剰刺激し，毛根の炎症や化膿を起こして脱毛に至る脂漏性脱毛症を引き起こすことがある。

③頭皮の緊張（つっぱり）による局所血流障害

頭皮の柔軟性低下により，頭部皮下組織の末梢血管の血流量が低下して，毛の成長に異常を来す。上記の原因の他に，④栄養不良，⑤ストレス，⑥薬物による副作用，⑦遺伝などが考えられている。

(2) 代表的な脱毛症

①男性型脱毛症（AGA：Andorogenetic Alopecia あるいは，Male-Pattern Baldness）

男性型脱毛症の原因は還元酵素の5α-リダクターゼの働きにより，男性ホルモンのテストステロンから変換されたジヒドロテストステロン（DHT）[59, 60]と考えられている。このDHTが毛乳頭細胞に存在し男性ホルモンレセプター（受容体）と結合すると，ヘアサイクルが正常状態から乱れると考えられている。5α-リダクターゼは，2種類存在し，Ⅰ型，Ⅱ型がある。Ⅰ型5α-リダクターゼはほぼ全身の細胞に存在しているが，Ⅱ型5α-リダクターゼはごく限られた部位，外陰部の皮膚，前立腺，精嚢（せいのう），そして前頭部の毛包の毛乳頭細胞に存在している。5α-リダクターゼⅡ型で生成されるDHTのほうが，テストステロンより強力な作用があることが知られている。男性型脱毛症が出現する前頭部と頭頂部にはⅡ型の5α-リダクターゼが主に存在し，男性型脱毛症が出現しにくい後頭部と側頭部に

はⅠ型の5α-リダクターゼが主に存在する。通常，毛髪はおよそ2年間から6年間は成長し続けるが，その後は抜け毛となり，その下部で新たな毛が生え変わるのである。Ⅱ型5α-リダクターゼにより生成されたDHTが，前頭部と頭頂部の毛包の毛乳頭細胞にある男性ホルモンレセプターに結合すると，脱毛に関連するタンパク質が生成され，毛髪の寿命を縮め，数カ月間から1年間で成長が止まるのである。そのタンパク質の代表的なものがTGF-β1と考えられている[61]。TGF-β1はサイトカイン（細胞の働きを調節する内因性の生理活性タンパク質）であり，毛包細胞に存在するTGF-β1レセプターに結合すると，毛包細胞の積極的な細胞死（アポトーシス）が生じ，ヘアサイクル（毛周期）が退行期へ誘導される[62]。

男性型脱毛症を防ぐには現時点では，ミノキシジル（商品名：リアップ）とフィナステリド（商品名：プロペシア）の内服が新しい治療薬として話題を集めている。しかし，どちらも医薬品であり，化粧品，医薬部外品ではない。フィナステリドは内服薬であり，ミノキシジルは外用薬である。ミノキシジルは降圧剤として開発されたが副作用に多毛が認められ，発毛剤として使用されている。ミノキシジルは毛乳頭細胞において，アデノシンを介して血管新生因子のVEGF（Vascular Endothelial Growth Factor）の産生を促進することが報告されている[63]。Ⅱ型の5α-リダクターゼの阻害薬がフィナステリドである。前立腺肥大症の治療薬として開発されたが使用中に男性型脱毛症の改善が見られたので，用量を少なくして男性型脱毛症治療薬として使用されるようになった[64]。しかし，現在のところ男性型脱毛症の原因に関しては，すべてがわかっているわけではない。

②女性における脱毛症

女性では副腎から男性ホルモン，卵巣から女性ホルモンを分泌しバランスをとっている。しかし，女性の中には更年期になると女性ホルモンの分泌量が減少し，男性ホルモンが優位になり，男性型脱毛症を発症する場合がある。その脱毛程度は男性ほどではなく，頭皮が透けて見える程度で止まる。女性の

男性型脱毛症は女性型脱毛症の一部に認められ，前頭部から頭頂部にかけて全体的に毛髪が薄くなる。女性に医薬品フィナステリドを内服投与することは禁忌（使用できない）となっている。脱毛は，更年期の女性だけではなく，若い女性，出産における上記のホルモンのアンバランスによっても見られることがある。また，ダイエットや過度の偏食などにより毛包の栄養障害が起きるとヘアサイクルが乱れることにより，脱毛が見られることがある。

③その他の脱毛症
円形脱毛症

円形脱毛症は頭皮に境界明瞭な円形の脱毛が，突然，毛束（たば）になって前症状なしに始まる。その大きさは指先大の小さなものからニワトリの卵大のものが，1カ所または数カ所に発症する。比較的若い人に発症し，頭髪に限らず，眉毛（まゆげ），まつ毛，髭（ヒゲ），腋毛（わきげ），陰毛，そして体毛と全身に生じる。この原因は自己免疫疾患であり，頭皮毛根の毛母細胞を自分ではない異物としてリンパ球が排除しようとし，その結果，毛母細胞は破壊され毛幹だけとなり脱毛となる。

5 育毛剤

毛髪のヘアサイクルが正常に機能するのをサポートするのが，育毛剤である。育毛剤とは医薬部外品の名称であり，化粧品では養毛料と呼ぶ。その違いは配合されている有効成分の種類や量にあり，医薬部外品には有効成分が多く配合されている。医薬品医療機器等法における化粧品の養毛料の効能効果は一般にふけ・かゆみを抑える，頭皮，毛髪にうるおいを与える，頭皮，毛髪を健やかに保つもので，間接的な育毛効果を示す。これに対して，医薬部外品の育毛剤の効能の範囲は，毛生促進，発毛促進，育毛，養毛，薄毛，ふけ，かゆみ，脱毛の予防となっている。また，薬用という名称を頭につけた薬用育毛剤や薬用発毛促進剤という表示も許されていて，直接的な育毛効果を訴えている。一方，円形脱毛症，粃糠（ひこう）性脱毛症，脂漏（しろう）性脱毛症，発毛不全などの病的な脱毛症は一般用医薬品，医療用医薬品である医薬品による適応が必要であり，化粧品や医薬部外品の対象外である。

しかし，男性型脱毛症は病的な脱毛症ではないため，医薬部外品および一般用医薬品が脱毛防止のために使用されているのが現状であり，医薬部外品の育毛剤の存在意義はここにある。

育毛剤は一般にアルコール水溶液に各種の薬効成分，保湿剤，油分，香料，色素，可溶化剤などを添加した外用剤で，頭部に使用して頭皮機能を正常化する。また，頭皮の血液循環を良好にして毛包機能を高めることによって，発毛，育毛促進および脱毛防止，同時にふけやかゆみを防止するものである。

一般に育毛剤に配合する有効成分は血行促進剤，局所刺激剤，毛乳頭細胞の活性化剤，血管拡張剤，毛母細胞賦活剤，抗男性ホルモン剤，抗脂漏剤，角質溶解剤，抗炎症剤，保湿剤があり，その成分を表4-14-1に記載した。

医薬部外品の育毛剤の原則的な剤型は液状であり，クリーム状（軟膏剤）は認められないことが厚生労働省医薬食品局通知[65]により示されている。

6 白髪（しらが）

加齢に伴って現れる毛髪の灰白化のことであり個人差はあるが，30代で白髪が増加することが多い。白髪は10代からも1万人に3人ほどの割合でまれに見られ，30代までの白髪を若白髪と呼んでいる。毛髪は根元の毛球にある毛母細胞が細胞分裂して伸長していく。毛髪の色はこの毛母のメラノサイト（色素細胞）にあるメラニン色素の量で決定される。加齢とともにメラノサイトの機能が低下し，メラニン色素の産生能が低下すると，毛髪は次第に白くなっていく。白髪の毛母ではメラノサイト数が減少，欠如または不活性の状態となる。白髪にはメラニン色素がほとんどないといわれてきたが，髪を黒くする黒色のユーメラニン色素はほとんどないが，黄味がかった白髪の場合には，赤色のフェオメラニンに似た物質が通常の黒髪と同程度の量で含まれていることが判明した。

白髪の白さは個人差があるが，そのままの白髪を活かしたり，ヘアカラー（染毛剤，染毛料）で自然

な黒や茶色に染めたりする。最近は毛髪の一部分または全部をヘアマニキュア（酸性ヘアカラー）で紫色や緑色に染色したり，この染色性を調整し数回の使用で徐々に髪が染まるように設計されたカラーリンスも使用され，上手におしゃれを楽しむようになっている。

7 毛髪の変色

　夏に戸外のプールに通い，水で濡れた毛髪に紫外線を繰り返し浴びると，黒い髪がやや茶色になったり，少し赤っぽくなったように感じることがある。これが海辺の場合，長時間紫外線にさらされた場合には，ブリーチやヘアダイで染めたように強く赤く変色することがある。この変色の理由は紫外線がメラニン色素の一部をフリーラジカルにし，さらに，このフリーラジカルが酸素を活性化酸素にしてメラニン色素を酸化分解するためで，ブリーチを行うのと同じことである。そして，紫外線による毛髪の強度への影響は，酸性では変わらないが中性で低下し，海水では半分の強度になり，弱アルカリ性では亀裂等が生じて切断に近いほど低下する[66]のである。毛髪の傷みやヘアカラーの毛髪の退色は紫外線が原因の1つである。紫外線から毛髪を守るため，傷んだ毛髪を修復するために，紫外線吸収剤が配合されている紫外線防止用のヘアトリートメントが使用されている。

（世喜利彦）

表4-14-1　発毛用，育毛用薬剤成分

分類	作用	成分
医薬品	内服	フィナステリド，セファランチン
	外用	ミノキシジル，塩化カルプロニウム
医薬部外品	血行促進	ニコチン酸ベンジルエステル，ビタミンEおよびその誘導体，塩化カルプロニウム，センブリエキスなど
	毛乳頭細胞の活性化，血管拡張	ミノキシジル，アデノシン，t-フラバノン，6-ベンジルアデニン
	局所刺激	メントール，トウガラシチンキ
	毛母細胞賦活	パントテン酸およびその誘導体，ペンタデカン酸グリセリド
	抗男性ホルモン	エストラジオール，エチニルエストラジオール
	抗脂漏	イオウ，ビタミンB_6
	角質溶解	サリチル酸，レゾルシン，乳酸
	殺菌	塩化ベンザルコニウム，サリチル酸，ヒノキチオールなど
	抗炎症	グリチルリチン酸ジカリウム，グリチルレチン酸，塩酸ジフェンヒドラミンなど
	保湿	グリセリン，ヒアルロン酸，ピロリドンカルボン酸など
	その他	アミノ酸，ビタミン，生薬エキスなど

参考文献

54) Saito M., Uzuka M., Sakamoto M., Kobori T. : Advance in Biology of skin, Vol.IX, 183, Pergamon Press, Oxford, 1969

55) Otto Braun-Falco : *Seminars in Dermatol*, Vol.4(1), 40, 1985

56) 小堀 辰治監修：毛の医学, 15, 文光堂, 1987

57) Ito M., Hashimoto K. : *J Invest Dermatol*, 79, 392, 1982

58) 宇塚 誠, 福島 正二：フレグランスジャーナル, 11 (1), 28-31, 36, 1983

59) Bruchovsky N., Wilson J. D. : *J Biol Chem*, 243, 2012, 1968

60) Takayasu S., Adachi K. : *J Clinical Endocri & Metab*, 34, 1098, 1972

61) Inui S., Fukuzato Y., Nakajima T., Yoshikawa K., Itami S. : *FASEB J.*, 16：1967-1969, 2002

62) Foitzik K., Lindner G., Mueller-Roever S., Maurer M., Botchkareva N., Botchkarev V., Handjiski B., Metz M., Hibino T., Soma T., Dotto G.P., Paus R. : *FASEB J.*, 14：752-760, 2000

63) Li M., Marubayashi A., Nakaya Y., Fukui K., Arase S. : *J Invest Dermatol*, 117：1594-1600, 2001

64) Price V. H., Menefee E., Sanchez M., Ruane P., Kaufman K. D. : *J Am Acad Dermatol*, 46：517-523, 2002

65) 日本公定書協会編：医薬品製造指針, 薬業時報社, 1986

66) 鳥居 健二, 植村 雅明, 龍田 真伸：皮膚と美容, 24, 3982-3987, 1992

15 ｜化粧品と肌トラブル

はじめに

「4｜化粧品の重要な4つの要素　①化粧品の安全性」のところで，安全性についての基本的考え方を記述しているが，化粧品は，皮膚を清潔に保ち，健康を維持するために使用されることから，健康な人の皮膚に毎日繰り返し，長期間にわたり使用されるので，皮膚に対して安全であることは必須条件である。すなわち，化粧品が皮膚に接触したときに，皮膚炎（かぶれ）が起こらないことが求められている。しかし，かぶれの原因が化学物質（化粧品）の安全性に問題がある場合だけとは限らない。化粧品の安全性が確認されたとしても，化粧品が使用されるときの温度，湿度などの環境条件，誤った使用法，敏感な肌の人や健常な人でも体質，体調が原因になることが知られている。化粧品が直接の原因として起こりうるかぶれなどを防ぐために，化粧品の使用に関してどのような皮膚トラブルが起こりうるのか，その場合にはどのように対処したらよいかを知っておくことは，消費者にとって重要な事項である。

1 刺激性接触皮膚炎，アレルギー性接触皮膚炎など

皮膚トラブルとしてどのような症状があるのだろうか。代表的な症状として，肌がピリピリ，チクチクする痛みや刺激感がある，赤く腫れる，ほてりを感じる，ブツブツができる，かゆくなるなどがあげられる。さらに，傷害が激しい場合には，水ぶくれ（水泡）や皮むけ（痂皮）が形成される。

これらの症状の多くは皮膚の炎症によるものである。皮膚は，外界からの化学物質やさまざまな環境条件に対して防御機能を備えているが，毒性の強い物質や過剰な物理学的刺激にさらされると，皮膚傷害が生じる。化学物質による皮膚傷害は，接触性皮膚炎と総称され，発症メカニズムの違いにより，刺激性接触皮膚炎と免疫機構に基づくアレルギー性接触皮膚炎に大きく分けられる。刺激性反応は比較的短い期間で終了するが，皮膚アレルギー反応は長期間続くことがある。また，皮膚炎を引き起こす化学物質の濃度も，刺激性反応は比較的高い濃度であるが，皮膚アレルギー反応の場合は，極めて低濃度であることがある。

また，光毒性物質，光感受性物質の存在下で光線（紫外線）照射により発症する皮膚炎症反応を光接触性皮膚炎（光線過敏性皮膚炎ともいう）と呼び，発症メカニズムの違いから，光毒性皮膚炎，および光アレルギー性接触皮膚炎がある。

2 刺激性接触皮膚炎

2種類の皮膚炎があり，一次刺激性皮膚炎と連続（累積）刺激性皮膚炎である。一次刺激性皮膚炎は，皮膚を直接傷害するような刺激性の強い化学物質が初めて皮膚に接触して，すぐに炎症を引き起こす皮膚炎であり，連続（累積）刺激性皮膚炎は，刺激性の弱い化学物質が繰り返し皮膚に接触することにより誘発される皮膚炎である。これらの皮膚の炎症は，紅斑（こうはん：皮膚の赤み）を主体とした炎症で，その程度が強ければ浮腫（ふしゅ：痛みを伴わない皮膚のはれ，むくみともいう）を伴い，さらに傷害が激しい場合には水泡，痂皮が形成される。

3 アレルギー性接触皮膚炎

2種類の皮膚炎があり，接触じんま疹と遅延型アレルギー性接触皮膚炎である。遅延型アレルギー性接触皮膚炎の方が多く発症している。接触じんま疹は体液性免疫に基づくⅠ型アレルギーであり，ある特定の化学物質が繰り返し皮膚に接触していると，やがて体にその化学物質を認識できる抗体（免疫グロブリンE抗体，IgE抗体）が作られ，その化学物質（抗原）が再び皮膚に接触したときに，抗原抗体反応が起きてアレルギー性の皮膚炎が発生し，皮膚トラブルを誘発する。一方，遅延型アレルギー性接触皮膚炎は細胞性免疫に基づくⅣ型アレルギーであり，Ⅰ型アレルギーと同様にアレルギー反応であ

る。Ⅰ型では抗体が免疫の主役であったが，Ⅳ型は抗体の代わりに皮膚に接触してきた特定の化学物質を認識できるTリンパ球（T細胞）が体に作られ，その化学物質（抗原）が再び皮膚に接触したときに，抗原とTリンパ球との反応が起きてⅠ型と同様にアレルギー性の皮膚炎が発生し，皮膚トラブルを誘発する。アレルギー物質が皮膚表皮に侵入後1～3日後に明らかな皮膚反応が認められることから，遅延型アレルギー反応と呼ばれている。

4 光接触性皮膚炎（光線過敏性皮膚炎）

2種類の皮膚炎があり，光毒性皮膚炎と光アレルギー性接触皮膚炎である。光毒性皮膚炎は，皮膚に化学物質が初めて接触し，そこに光線（紫外線）が照射されることによって起きる皮膚刺激反応である。光アレルギー性接触皮膚炎は前述の遅延型アレルギー性接触皮膚炎とほとんど同じであるが，ある化学物質が皮膚に接触し，光線（紫外線）の照射により，タンパク質などの生体内の構成成分と結合し抗原となり，アレルギー反応を生じ皮膚トラブルを誘発する。このように光線（紫外線）照射に伴い免疫反応に基づいて発症する遅延型アレルギー性接触皮膚炎であり，光アレルギー性接触皮膚炎という。

5 化粧品が肌に合わない場合の対応

肌がピリピリ，チクチクする痛みや刺激感がある，赤く腫れる，ほてりを感じる，ブツブツができる，かゆくなるなどの皮膚のトラブルが生じたときは，ただちに化粧品の使用を中止する必要がある。化粧品の注意書きには必ず，「お肌に合わない場合は使用をおやめください。」と記載されていて，症状が収まるまでは化粧品の使用中止が指示されている。至急に皮膚科専門医の診療が必要な場合もあり，化粧品を購入した化粧品店，薬局，ドラッグストアなどの化粧品担当者（薬剤師を含む）に相談することも重要である。このため，店の化粧品担当者は，早急な対応として化粧品による皮膚トラブルを生じた消費者と一緒に皮膚科専門医を訪ね，サポートすることは非常に重要なことと考える。皮膚トラブル

の症状が重い場合は至急，皮膚科専門医の診療を受ける必要がある。その症状が軽くても，化粧品の使用を中止したのに，いつまでも治らないときは，必ず皮膚科医師の診察を受けることが必要ある。

化粧品も使用方法を間違えると，前述のような皮膚のトラブルが起こることがある。例えば，洗顔した際に，顔の髪の生え際，目頭，小鼻，鼻唇溝（びしんこう：鼻の両脇から口の両脇にかけてできる八の字状の溝）など，すすぎ残しやすい部位があり，肌に残った石けん成分や界面活性剤，洗髪時のシャンプーやリンスのすすぎが不十分だった場合など，皮膚に作用して，かぶれを引き起こすことがある。この状態も消費者は化粧品が肌に合わないと判断していることも考えられる。

皮膚トラブルが発生しても，すぐにその原因を取り除き，適切な処置を行えば皮膚はやがて回復し，もとの健常な皮膚に戻ることが普通である。しかし，皮膚アレルギー反応が起きていることに気づかずに問題の化粧品を使い続けていると，短期間では回復しないような重い症状の皮膚トラブルや色素沈着が発生することもあるので，注意しなければならない。また，かぶれのような皮膚トラブルが皮膚科領域の湿疹やアトピー性皮膚炎なども考えられるため素人判断は禁物である。繰り返しになるが，皮膚トラブルの訴えがあった場合は，皮膚科医の診断を受けるように勧めることが大切である。

また，化粧品による皮膚トラブルを防ぐためには，以下の事項を守ることが基本である。

①体調の悪いときや産前産後，病気療養時は，これまで使用してきた化粧品でも使用は慎重にする。
②皮膚の清浄を心がける。
③化粧品購入時に受けた説明，表示された使用法に沿った正しい使い方をする。
④使い慣れた化粧品を使い続ける。
⑤新しい化粧品に変更する場合は使用前に少量を皮膚につけて，翌日まで皮膚にトラブルがないか観察し，安全性を確認後，使用する。
⑥化粧品の品質が損なわれるような環境（開封後の相当な長期間使用，ふたが開いていた，日が当たる場所や高温環境での長時間放置など）に置かず，説明書に従い，適切な条件で化粧品を保管すること。

6 化粧品及び医薬部外品の安全性情報報告制度

制度の概要

薬事法（昭和35年法律第145号）は，現在，「医薬品，医療機器等の品質，有効性及び安全性の確保等に関する法律」（略称：医薬品医療機器等法，平成25年法律第84号）に一部改正，名称変更されている。薬事法の第77条の4の2第2項の規定に基づく，医療機関等からの医薬品又は医療機器についての副作用，感染症及び不具合の情報の報告については，医薬品・医療機器等安全性情報報告制度[67]（以下「安全性情報報告制度」という。図4-15-1）の中で実施されている。また，報告された情報を提供し，専門的観点から分析，評価され，必要な安全対策を講じるとともに，広く医療機関関係者に情報を提供し，医薬品及び医療機器の市販後安全対策の確保に活用している。平成26年6月12日に薬事法及び薬剤師法の一部を改正する法律（平成25年法律第103号）が施行されたこと等に伴い，本報告書の様式が変更された[68]。この変更に伴い，医薬品の報告様式とは別に「化粧品・医薬部外品安全性情報報告書」が定められた。これは，薬用化粧品による白斑の発生等を受け，平成26年4月より，化粧品等については，医薬品に比べてより幅広い範囲の副作用症例を把握する必要があるため，製造販売業者に対し重篤な副作用(医薬品と同等の基準)に加え，「治療に要する期間が30日以上の症例」についても個別症例報告を求めることになったのである。

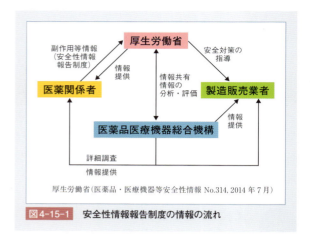

厚生労働省(医薬品・医療機器等安全性情報 No.314, 2014年7月)

図4-15-1 安全性情報報告制度の情報の流れ

7 過去の化粧品被害

(1) 大阪化粧品公害被害者の会，東京化粧品被害者の会の化粧品訴訟

化粧品の安全性に関する社会的問題の発生について，過去にさかのぼると，まず，大阪の化粧品訴訟（大阪裁判① 大阪化粧品公害被害者の会）が，昭和52年（1977年7月）に行われ，顔面黒皮症（リール黒皮症）と診断された12名の患者が，使用していた化粧品が原因として化粧品会社5社を相手取って，損害賠償を請求している。その半年後に，大阪の化粧品訴訟（大阪裁判② 大阪化粧品公害被害者の会）が昭和52年（1977年12月）に行われ，顔面黒皮症（リール黒皮症）と診断された6名の患者が，使用していた化粧品が原因として化粧品会社4社を相手取って，損害賠償を請求している。両件は合併裁判とし，昭和56年（1981年12月）に化粧品メーカー5社に対して支払いが命じられた。

次に東京の化粧品訴訟（東京化粧品被害を考える会）が，昭和55年（1980年3月）に同被害者16名が，化粧品会社4社を相手取って，損害賠償を請求している。昭和56年（1981年12月）の和解を手始めに，以後2年余りをかけて全メーカーと和解した。

(2) 女子顔面黒皮症（リール黒皮症）

女子顔面黒皮症は，アレルギー症の1つで接触性皮膚炎である。化粧品に含まれる赤色219号の不純物「スダンⅠ」により生じるアレルギーで起こる色素沈着性の接触皮膚炎。症状の経過は化粧を続けている女性が，まず顔面の一部にかゆみを覚える。かゆみが広がり，その部分が赤くなり，やがて黒色ないしは黒褐色に変わる。かゆみの後，痛みを感じることがあり，また赤くなるだけでなく，腫れあがることもある。始めにかゆくなってから，肌が黒変するまでに要する時間は，数日から数週間くらいとされている。大阪大学医学部皮膚科，小塚雄民先生により本件，顔面黒皮症（リール黒皮症）の原因成分が，赤色219号の不純物「スダンⅠ」（タール色素のうちの2-ナフトール由来のアゾ色素21種と交叉反応）であることを発見した[69]。橙色203号，赤色

205号，赤色225号にも不純物として含有する。これらの色素は当時の厚生省が使用許可を与えている。

スダンIによるリール黒皮症のメカニズムを図4-15-2〜5に示す。赤色219号の不純物である「スダンI」が配合されている化粧品の使用を継続すると，スダンIに対する皮膚接触アレルギー反応が生じ，皮膚炎が発症する。この皮膚炎を繰り返すことにより長期的な肌の赤み化が起こる。さらに，繰り返す炎症によりメラニン色素の産生が増大するとともに，炎症により生じたタンパク質分解酵素が活性化し，皮膚表皮の基底膜を分解する。基底膜が分解され，産生されたメラニン色素が，壊された表皮の基底膜から真皮に落ちて，色素沈着するのである。真皮において色素沈着が起きると，表皮ターンオーバー（表皮細胞の生まれ変わり，表皮角化過程）がいくら促進されても，その色素は皮膚から排除されずに真皮に存在し続けることになり，顔面黒皮症と名づけられている。

（3）石けんの小麦アレルギー，集団提訴

化粧品会社が販売した石けんによる小麦アレルギー発症問題で，全国被害者計535人が化粧品会社，原料会社の3社に，平成24年（2012年4月）に損害賠償を求めて全国の地裁に一斉提訴した。製造物責任法（PL法）に基づく訴訟としては，原告数がその当時，過去最大とみられる[70]。

この訴訟では同製品に含有される小麦加水分解物により，小麦アレルギーを発症する事例が報告されている。呼吸困難や意識不明などのアナフィラキシー症状を発症する例も報告されており，国民生活センターは，製品の使用中止を呼びかけた。

（4）美白化粧品による白斑被害，集団提訴

美白成分のロドデノールが配合された化粧水や乳液などを使用し，顔面や首周り，手などに白斑が生じた問題[71]で，国内で白斑の被害者は1万7,893人（2014年1月時点）にも及ぶ報告があった。日本皮膚科学会は特別委員会を設置し，ロドデノールと白斑症状の関連性解明に動き始めた。化粧品による健康被害は安全性保証が企業の自己責任である以上，当事者である企業が責任を負わねばならず，企業に

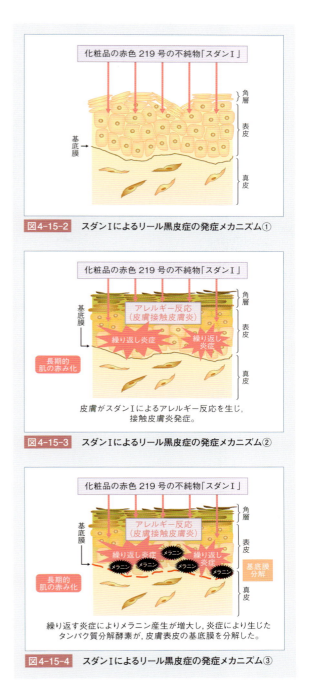

図4-15-2　スダンIによるリール黒皮症の発症メカニズム①

図4-15-3　スダンIによるリール黒皮症の発症メカニズム②

図4-15-4　スダンIによるリール黒皮症の発症メカニズム③

とっては死活問題となるのである[72, 73]。

（世喜利彦）

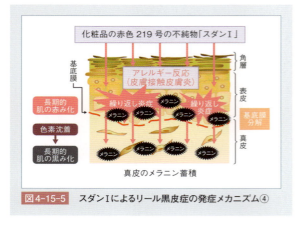

図4-15-5 スダンIによるリール黒皮症の発症メカニズム④

参考文献

67）厚生労働省，医薬品・医療機器等安全性情報，No.314，2014年7月
68）「医薬品・医療機器等安全性情報報告制度」の報告様式の変更について（平成26年6月12日付け薬食発0612第1号 厚生労働省医薬食品局長通知）
69）小塚 雄民 他：皮膚，19，191-194，1981
70）朝日新聞社：朝日新聞，4月21日朝刊，2012
71）消費者庁：News Release（ニュースリリース），7月4日，2012
72）日本経済新聞社：日経電子版，10月8日，2013
73）読売新聞社：読売新聞，6月30日朝刊，2014

第4章全体の参考書籍

・一般社団法人日本コスメティック協会学術委員会編，日本コスメティック協会 検定テキスト コスメQ＆A，一般社団法人日本コスメティック協会（2013）
・福井 寛，今日からモノ知りシリーズ トコトンやさしい 化粧品の本，日刊工業新聞社（2009）
・日本化粧品工業連合会編，コスメチックQ＆A事典 資料編，日本化粧品工業連合会（2008）
・田上 八朗，他（監修），化粧品科学ガイド 第2版，フレグランスジャーナル社（2010）
・日本化粧品技術者会編，化粧品事典，丸善株式会社出版事業部（2003）
・光井 武夫編，新化粧品学 第2版，南山堂（2001）
・田村 健夫，廣田 博，香粧品科学 ―理論と実際―，フレグランスジャーナル社（2001）
・長沼 雅子責任編集：（特集）化粧の知識と使い方 皮膚科医のknow-how, Visual Dermatol., 5(5)，2006
・中村 詳二：香りの世界をさぐる，朝日選書378．(1989)
・川島 眞：皮膚に聴くからだとこころ，PHP新書880．(2013)
・川島 眞：化粧品を正しく使えばあなたはもっとキレイになる，幻冬舎（2014）
・吉木 伸子：素肌美人になるためのスキンケア基本事典，池田書店（2011）
・吉木 伸子：一生ものの美肌をつくる正しいエイジングケア事典（2014）

第5章 美容の対象となる皮膚の状態と医療対応

1 乾燥皮膚

はじめに

　乾燥皮膚（乾燥肌，ドライスキン，乾皮症ともいう）は，触れるとカサカサ・ザラザラとして皮膚の表面に角層細胞の塊である白く毛羽だったような鱗屑が見える。乾燥が重度になるほど鱗屑は大きくなり，皮膚は粗造な外観を呈する。乾燥皮膚は，皮膚の最外層に位置する角層に含まれる水分量の低下に起因している。乾燥皮膚では，特に自覚症状を伴わないこともあるが，髪や衣類が触れることにより，チクチクとした刺激感やかゆみを感じやすい過敏状態になっていることが多い。

　皮膚は外界に接するほうから，表皮，真皮，皮下組織という構造となっており，角層は表皮の最外層に位置する。角層の下層の顆粒層の水分量は，乾燥皮膚であっても潤いのある皮膚でも同程度である。乾燥皮膚では潤いのある皮膚と比べて角層に含まれる水分量，とりわけ角層の表層の水分量が低下している。角層は，表面を乾燥した外界にさらし，深部を水分で満たされた生きた表皮に接しているため，深部ほど含有する水分量が多く表層ほど含有水分量が少ない。角層中に含まれる水分は，深層の生きた表皮から滲み出るように角層に供給され，角層から外界に蒸散して失われるという動的平衡状態になっている。角層水分量は，角層内で水分を保持する能力（水分保持能）が高く，角層中から蒸散して失われる水分である経表皮水分喪失（蒸散，Transepidermal Water Loss：TEWL）が少ないほど多くなる。

1 角層の水分保持能を規定する因子

　①天然保湿因子（Natural Moisturizing Factor：NMF），②皮脂，③角層細胞間脂質などが重要である。NMFは水と結びつきやすい水溶性の低分子成分でケラチン線維周囲に存在する。したがって角層中の水分の多くが角層細胞中のケラチン線維とともに存在する。水分量が非常に少ない場合（10％以下），水はケラチン蛋白分子の極性部分に固く結合し（一次水），水分量が10〜40・50％のとき，一次水の周りに水素と結合して存在し（二次水），40・50％以上では，bulk liquidとして存在する。乾燥皮膚は，二次水の減少による。NMFには，遊離アミノ酸，ピロリドンカルボン酸，乳酸，尿素などがある[1]。遊離アミノ酸やグルタミン酸の代謝産物であるピロリドンカルボン酸は角層細胞由来である。表皮顆粒層のケラトヒアリン顆粒中に存在するプロフィラグリンはフィラグリンに分解され，角層細胞内でケラチン線維を重合する役目を担う。その役割を果たした後，フィラグリンは加水分解され遊離アミノ酸となりNMFとして角層内で水分を保持する機能を担う。乳酸と尿素は汗に含まれ，角層の表層から角層内に汗とともに供給される。

　頭皮，顔面，肩甲間部，前胸部正中など，発達した大きい皮脂腺をもつ毛包が分布している部位を脂漏部位という。皮脂の主な成分は，トリグリセライド，ワックスエステル，スクアレンである。皮脂は，角層のターンオーバーにより皮表に出た細胞間脂質と水分とともに乳液状の膜である皮表膜を形成し，細菌や真菌の発育を阻止する役割を担うととも

に角層水分の保持に寄与する。顔面など脂漏部位では皮表脂質が多いため乾燥皮膚が生じにくく，皮脂分泌が少ない腹部，腰臀部や四肢では乾燥皮膚になりやすい。皮脂腺は性ホルモンの男性ホルモンの作用により発達する。皮脂分泌は出生後まもなくの時期を除き小児期は少なく，思春期以降増加し，老年になると減少する。女性では男性より早く50歳代以降に著減する[2]。したがって，小児や高齢者では皮脂分泌量が少なく乾燥皮膚が起こりやすい。

　角層細胞間脂質として，セラミド，コレステロール，脂肪酸が知られている。これらの脂質は，角層バリア機能に必須であるが，水保持には，直接的な関与は少なく，バリア機能を担うことにより水分喪失を防ぐことによる二次的な結果であることが大きい。スフィンゴミエリンなどの極性をもつ脂質分子には水分子が結合できるので，細胞間脂質自体が水保持能をもつともいえるが，その量は，NMFにより保持される水分に比べわずかである。

2　乾燥皮膚とかゆみ

　乾燥皮膚では，かゆみやチクチク感など刺激を感じやすい過敏状態になっていることが知られている。アトピー性皮膚炎（Atopic Dermatitis：AD）や，アセトン／エーテルで作成した動物の乾燥皮膚モデルでは，表皮内知覚神経線維の増加や神経成長因子（Nerve Growth Factor：NGF）の発現増加が観察される。また，表皮内に侵入した神経線維は角層直下まで分布していることが報告されている[3]。これらのことから，乾燥皮膚でかゆみ閾値の低下があると推測されている。

3　乾燥皮膚とバリア機能

　透過バリアとしての皮膚バリア機能には，表皮顆粒層・有棘層に存在するタイトジャンクションとともに，角層が大きな役割を果たす。角層は層状に堆積する扁平な角層細胞とその周囲の間隙に存在する細胞間脂質からなる。セラミド，コレステロール，遊離脂肪酸からなる角層細胞間脂質は規則的なラメラ構造をとり，セラミドは角層細胞の角化外膜の構成蛋白と緊密に結合し，角化脂質外膜を形成して角層バリア機能に重要な役割を果たす。接着構造であるコルネオデスモゾームが隣り合う角層細胞を接着させている。角層細胞が成熟し表層に移動するにつれ，コルネオデスモゾームは複数の蛋白分解酵素により分解され，最終的に皮膚表面で角層細胞の接着が外れ落屑に至る。これらの蛋白分解酵素は不活性の前駆体として産生され，活性化の段階や阻害酵素により活性が調節されている。角層中のpH勾配やカルシウム濃度，角層水分量がこれらの分解酵素や阻害酵素の活性に影響することが知られている。角層水分量の低下した乾燥皮膚では，コルネオデスモゾームの分解酵素の活性が低下し落屑が遅延する[4]。

　重度の乾燥皮膚では，角層が硬くなり柔軟性を失うため，体動により容易に亀裂を来し，その部位ではバリア機能が破綻する。

4　環境要因によって生じる乾燥皮膚

　角層中に含まれる水分量は深層から角層に入る水分と，角層から外界に蒸散して失われる水分による動的平衡状態になっていることを前述した。外部環境に含まれる水分が極度に少ない低湿度環境では，角層の表面から水分が蒸散して失われ，角層水分量が低下し，乾燥皮膚が助長されることが知られている。

　相対湿度10％RHの極端な低湿度環境下にヘアレスマウスを置いた実験[5]では，3〜4日すると鱗屑の形成ならびに角層水分量の低下で示される乾燥皮膚が形成される。こうして惹起された乾燥皮膚では，1日以内に基底層のDNA産生が増加し，1週間ほどすると表皮ならびに角層の肥厚が起こり，層板顆粒と角層細胞間脂質の増加が観察され，TEWLが低下し，角層バリアを増強するような適応変化が見られる。一方，低湿度環境においてから数日以内に，角化細胞のIL-1α産生増加，角層バリア破壊時に真皮の肥満細胞に肥大と脱顆粒，またアレルギー反応の増強が観察される[5]。以上より，低湿度環境で惹起された乾燥皮膚では，表皮角層が肥厚してバリア機能を増強する方向になるものの，内面は知覚神経の伸長によるかゆみ過敏状態があり，ひとたび

バリア損傷があると炎症反応が増強して惹起される可能性がある，いわば"一触即発状態"にあるといえる。

ヒトを相対湿度10% RHの環境に3時間おくと，角層水分量の低下が起こり，6時間後には皮表の粗さの指標が増加するという[6]。冬季の外気温が2℃，相対湿度60% RHのとき，その絶対湿度（単位空気中にある水分量）は，$3.335g/m^3$であり，その外気を屋内に取り込み加湿なしに20℃に暖房したとすれば，その相対湿度は20% RHに相当する。寒風にさらされたときも，角層の表面から水分が失われ角層水分量が低下するため，冬季は，夏季よりも乾燥皮膚が生じやすい。同じ被験者を用いて，夏季と冬季に恒温恒湿測定室で20～80歳の健常女性の頬部および前腕屈側皮膚の角層機能の計測を行い，皮膚の季節変動について検討したところ，夏季に比べ冬季では角層水分含有量が前腕屈側皮膚で著明に低下した。バリア機能指標であるTEWLは，冬季に頬部および前腕皮膚で著明に増加し，皮膚バリア機能の低下が示された[7]。このような冬季に生じる乾燥皮膚を冬期乾皮症（winter xerosis）という。

そのほか，実験的にはアセトンやエーテルなどの有機溶剤の曝露で生じる乾燥皮膚が知られているが，日常生活においては，紫外線照射や石けんなど界面活性剤の過度の使用，暖房や電気毛布の使用などでも乾燥皮膚が助長されることが経験される。

⑤ 乾燥皮膚を症状とする病態

（1）老人の乾燥皮膚（老人性乾皮症）

老人性乾皮症は，加齢によって生じる皮膚の変化であり，皮脂分泌の少ない四肢や腹部，腰臀部の皮膚に好発し，冬期などの乾燥環境下で症状が増悪する。老人性乾皮症の皮膚では，若年者皮膚と比較してターンオーバーの低下に伴い，角層層数が増加し，皮表の角層細胞の面積は大きく扁平になっている。ケラトヒアリン顆粒は減少し，その結果，NMFとして機能する遊離アミノ酸量が減少している。皮脂量が著明に減少し，細胞間脂質も減少している。発汗量ならびに汗由来のNMFも減少する。これらの変化が，高齢者で起こる乾燥皮膚の病態と

考えられている[8]。

老人性乾皮症におけるTEWLは若年者と比較して低値であり，基本的にバリア機能は保たれている[8]。しかし，亀裂形成や搔破によって角層の損傷が起こると角層バリア機能の破綻を来し，その部位からの刺激性物質や環境抗原の侵入により湿疹性変化が起こる。老人性乾皮症に続発する湿疹性変化は，皮脂欠乏性湿疹ともいわれるが，病態が皮脂欠乏のみではないことは述べたとおりである。

（2）アトピー性乾皮症
（アトピックドライスキン）

アトピー性皮膚炎（Atopic Dermatitis：AD）では湿疹・皮膚炎を生じている病変部だけでなく，皮膚炎が見られない非病変部皮膚においても乾燥皮膚が見られ，これをアトピー性乾皮症（アトピックドライスキン）という。アトピー性乾皮症では，角層の吸水能ならびに水分保持能低下に起因する角層水分量の低下とともにバリア機能の低下が認められる[9]。

AD患者の一部で，フィラグリンの遺伝子変異があることが報告されている[10]。フィラグリンは分解された後にNMFとして角層の水分保持に重要であるため，フィラグリン遺伝子変異がAD患者の乾燥皮膚ならびにバリア機能異常に関与することが一般的に知られるようになった。フィラグリン遺伝子異常がなくても，ADでのTh2炎症がフィラグリン蛋白の発現を抑制する[11]ことや，角層細胞間脂質のセラミドの産生を抑制する[12]こと，AD患者での発汗の減少と汗由来のNMFが減少する[13]ことなどによりアトピー性乾皮症が生じる。

（3）顔面の"乾燥肌"

皮表脂質が角層水分保持能に影響することは前述した。顔面の正中の額や鼻，頬の内側，口の周囲，顎の部分（いわゆるTゾーン）で毛包は高密度に分布し皮脂腺が発達した脂腺性毛包であるのに対し，頬の外側部分（いわゆるUゾーン）の毛包は毛包密度が低く皮脂腺も発達していないため，正中部分は皮膚に潤いがあるものの皮脂で皮表がテカリやすく，外側ほどテカリは少ないが乾燥皮膚になりやすい。女性は男性よりも皮脂腺が大きく発達していな

いため，男性よりも女性のほうが顔面の乾燥皮膚を訴える。また，皮脂分泌量は個体差が大きい。顔面の比較的広い部分で皮脂分泌が多く毛穴の目立つ肌質を「脂性肌」，皮脂分泌が正中部分でも少なく，角層の水分量も低下している肌質を「乾燥肌」ということがある。これらの顔面の肌タイプは，皮膚科学的分類ではなく一般社会や化粧品業界でいわれる分類である。

思春期以降の脂腺性毛包の中では，好脂性菌であるアクネ桿菌やマラセチアが増殖し，それらの常在菌が関与して起こる皮膚疾患である尋常性痤瘡や酒皶，脂漏性皮膚炎などが顔面に生じることがある。さらに，顔面は常に露出されている部位であるため，大気の乾燥や太陽紫外線など外部刺激にさらされやすく，また，皮膚バリア機能が劣るゆえに物質が侵入しやすく，接触皮膚炎のリスクが高い。皮膚炎に伴って生じる落屑が乾燥肌ととらえられる場合もあるので，皮疹を正確に診断して適切な薬物治療を行うことも必要である。

⑥ 乾燥皮膚の治療とスキンケア

皮脂欠乏性湿疹やADなどのように，乾燥皮膚だけでなく湿疹性病変の炎症性変化が見られる場合は，ステロイド外用薬やタクロリムス外用薬による外用治療を行うが，炎症性変化が明らかでない場合は，保湿外用剤を塗布することによるスキンケアを行う。保湿外用薬を塗布することにより，顔面に見られる冬期乾皮症やアトピー性乾皮症においてもバリア機能の悪化を防ぐ可能性が示唆されている。保湿外用剤は，1日1～2回，十分量を乾燥皮膚に塗布する。乾燥が重度の場合やアトピー性乾皮症のように炎症によるターンオーバー亢進が病態にある場合は，1日の塗布回数は1回よりも2回，毎日連続して塗布するほうが高い効果が期待できる。

わが国では，保湿外用剤に，医薬品，医薬部外品，化粧品に属するものと多数の製剤が存在する。保湿外用剤の保湿効果は，薬剤のように単一の有効成分のみで決まるのではなく，閉塞作用や湿潤作用，柔軟作用のある種々の成分が基剤に含まれる結果，総合的にもたらされるため，必ずしも医薬品＞

医薬部外品＞化粧品の序列ではなく，同じ"有効成分"を含む医薬品であっても先発品と後発品で保湿効果に差があることすらある。医薬品の保湿製剤は，有効性や安全性が高く，また乾燥症に保険が適用されるため，患者にとって安価に手に入るメリットがある。

一方，医薬部外品や化粧品の製剤は，ドラッグストアなどで買えるため入手しやすく，また伸展性がよく肌馴染みがよいなど使用感に優れるものが多いというメリットがある。ただし，医薬品と異なり，保湿効果の実証が必ずしも必須ではないので，その有用性は製品によって異なることに注意が必要である。

（菊地克子）

参考文献

1) Rawlings AV, Harding CR：Moisturization and skin barrier function. *Dermatologic therapy*, 17, Suppl 1：43-48, 2004

2) 沼上 克子, 小林 弘実, 田上 八朗：いわゆる敏感肌についての皮膚機能の検討を含めた健常成人女性の加齢に伴う皮膚の機能的変化. 日本香粧品科学会誌（0287-1238）, 24：7-13, 2000

3) Tominaga M, Ozawa S, Tengara S, Ogawa H, Takamori K：Intraepidermal nerve fibers increase in dry skin of acetone-treated mice. *J Dermatol Sci*, Nov 48(2)：103-111, 2007

4) Rawlings AV, Voegeli R：Stratum corneum proteases and dry skin conditions. *Cell and tissue research*, Feb 351(2)：217-235, 2013

5) Denda M：Influence of dry environment on epidermal function. *J Dermatol Sci*, Dec 24, Suppl 1：S22-28, 2000

6) Egawa M, Oguri M, Kuwahara T, Takahashi M：Effect of exposure of human skin to a dry environment. *Skin Res Technol*, Nov 8(4)：212-218, 2002

7) Kikuchi K, Kobayashi H, Le Fur I, Tschachler E, Tagami H：Winter season affects more severely the facial skin than the forearm skin：comparative biophysical studies conducted in the same Japanese females in later summer and winter. *Exo Dermatol*, 1：32-38, 2002

8) Hara M, Kikuchi K, Watanabe M, et al.：Senile xerosis：Functional, morphological, and biochemical studies. *J Geriatr Dermatol*. 1(3)：111-120, 1993

9) Watanabe M, Tagami H, Horii I, Takahashi M, Kligman AM：Functional analyses of the

superficial stratum corneum in atopic xerosis. *Archives of dermatology*, Nov 127(11)：1689-1692, 1991

10) Akiyama M：FLG mutations in ichthyosis vulgaris and atopic eczema：spectrum of mutations and population genetics. *Br J Dermatol*, Mar 162(3)：472-477, 2010

11) Howell MD, Kim BE, Gao P, et al.：Cytokine modulation of atopic dermatitis filaggrin skin expression. *The Journal of allergy and clinical immunology*, Jul 120(1)：150-155, 2007

12) Sawada E, Yoshida N, Sugiura A, Imokawa G.：Th1 cytokines accentuate but Th2 cytokines attenuate ceramide production in the stratum corneum of human epidermal equivalents：an implication for the disrupted barrier mechanism in atopic dermatitis. *J Dermatol Sci*, Oct 68(1)：25-35, 2012

13) Sugawara T, Kikuchi K, Tagami H, Aiba S, Sakai S：Decreased lactate and potassium levels in natural moisturizing factor from the stratum corneum of mild atopic dermatitis patients are involved with the reduced hydration state. *J Dermatol Sci*, May 66(2)：154-159, 2012

2 | アトピー性皮膚炎

1 基本的診療

アトピー性皮膚炎の基本的な診療を解説したものとして，日本皮膚科学会による「アトピー性皮膚炎診療ガイドライン」があり，2016年に改訂された[1]。この改訂ガイドラインに基づいて，アトピー性皮膚炎の定義，病態，診断，治療について概説する。

2 定義

アトピー性皮膚炎は，増悪・寛解を繰り返す瘙痒のある湿疹を主病変とする疾患であり，患者の多くはアトピー素因をもつ。アトピー素因とは，①家族歴・既往歴（気管支喘息，アレルギー性鼻炎・結膜炎，アトピー性皮膚炎のうちいずれか，あるいは複数の疾患）があること，または，②免疫グロブリンE（IgE）抗体を産生しやすい素因を指す。

3 病態

アトピー性皮膚炎の病態は，皮膚バリア，アレルギー炎症，瘙痒の3つの観点から考えると理解しやすい。

(1) 皮膚バリア

アトピー性皮膚炎の患者では，皮膚バリア機能の低下のため，炎症が起こりやすくなると想定されている。近年は，皮膚の角層形成に関与するフィラグリンの産生量の低下がアトピー性皮膚炎の発症に大きく関与していると考えられている。

(2) アレルギー炎症

皮膚バリア機能の低下は，抗原（アレルゲン）の皮膚への侵入しやすさにつながる。ダニや花粉のようなアレルゲンは，アレルギー炎症の病態に重要な役割を果たしている2型ヘルパーT細胞（Th2型）の免疫応答を誘導する。

(3) 瘙痒

アトピー性皮膚炎の瘙痒に対する抗ヒスタミン薬の効果は症例によって異なることから，ヒスタミン以外の生理活性物質も瘙痒に関与していると考えられている。近年，Th2細胞が産生するインターロイキン-31（IL-31）が瘙痒を誘導することが報告された。

4 診断

(1) 診断基準

日本皮膚科学会によるアトピー性皮膚炎の診断基準に基づき，1）瘙痒，2）特徴的皮疹と分布，3）慢性・反復性経過の3基本項目を満たすものを，症状の強さにかかわらずアトピー性皮膚炎と診断する（表5-2-1）[1]。皮疹の分布は左右対側性で，肘や膝など屈曲する部位（屈側部）に好発する。年齢による特徴もあり，乳児期（2歳未満）には頭，顔から

表5-2-1　アトピー性皮膚炎の診断基準（日本皮膚科学会）

1. 瘙痒
2. 特徴的皮疹と分布
   ①皮疹は湿疹病変
   　急性病変：紅斑，浸潤性紅斑，丘疹，漿液性丘疹，鱗屑，痂皮
   　慢性病変：浸潤性紅斑・苔癬化病変，痒疹，鱗屑，痂皮
   ②分布
   　左右対側性
   　　好発部位：前額，眼囲，口囲・口唇，耳介周囲，頸部，四肢関節部，体幹
   　参考となる年齢による特徴
   　　乳児期：頭，顔に始まりしばしば体幹，四肢に下降。
   　　幼小児期：頸部，四肢屈曲部の病変。
   　　思春期・成人期：上半身（顔，頸，胸，背）に皮疹が強い傾向。
3. 慢性・反復性経過（しばしば新旧の皮疹が混在する）
   乳児では2カ月以上，その他では6カ月以上を慢性とする。

　上記1，2，および3の項目を満たすものを，症状の軽重を問わずアトピー性皮膚炎と診断する。そのほかは急性あるいは慢性の湿疹とし，経過を参考にして診断する。

(文献1より引用，改変)

皮疹が出現し、体幹や四肢に拡大する。幼小児期（2歳以上12歳未満）には首、肘（図5-2-1）、膝などに皮疹が出現しやすい。思春期・成人期（13歳以上）には顔（図5-2-2）を含む上半身に皮疹が強くなる傾向がある。診断に迷う場合は急性あるいは慢性の湿疹とし、年齢や経過を参考にして診断する。

(2) 重症度分類

簡便な重症度分類として、日本アレルギー学会によるガイドラインでは重症度の目安が提唱されている[2]。すなわち、軽度の皮疹のみが見られる場合を軽症、強い炎症を伴う皮疹が体表面積の10％未満に見られる場合を中等症、10％以上30％未満に見られる場合を中重症、30％以上に見られる場合を最重症と定めている。

一方、治療の主体である外用療法の選択は「個々の皮疹の重症度」（表5-2-2）により決定される[1]。範囲は狭くとも高度な皮疹には十分に強力な外用療法が選択されるが、範囲は広くとも軽度の皮疹には強力な外用療法は必要としない。

(3) 診断や重症度の参考になる検査

血清総IgE値はアトピー性皮膚炎患者の約80％で高値を示し診断の参考となり、長期的な重症度や病勢を反映するが、短期的な変化は反映しない。アトピー性皮膚炎の短期的な重症度や病勢の参考となる検査には、末梢血好酸球数、血清LDH（lactate dehydrogenase）値やTARC（thymus and activation-regulated chemokine、Th2細胞を引き寄せる物質）値などがある。

5 治療

(1) 治療の目標

治療の最終目標（ゴール）は、症状がないか、あっても軽微で、日常生活に支障がなく、薬物療法もあまり必要としない状態に到達し、その状態を維持することである。

(2) 治療方法

アトピー性皮膚炎の治療方法は、①薬物療法、②

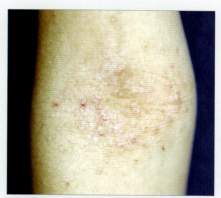

図5-2-1　肘の皮疹

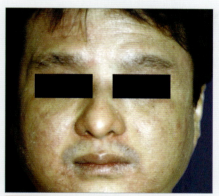

図5-2-2　顔面の皮疹

表5-2-2　皮疹の重症度とステロイド外用薬の選択

	皮疹の重症度	外用薬の選択
重症	高度の腫脹／浮腫／浸潤ないし苔癬化を伴う紅斑、丘疹の多発、高度の鱗屑、痂皮の付着、小水疱、びらん、多数の掻破痕、痒疹結節などを主体とする。	必要かつ十分な効果のあるベリーストロングないしストロングクラスのステロイド外用薬を第一選択とする。痒疹結節でベリーストロングでも十分な効果が得られない場合は、その部位に限定してストロンゲストクラスの使用もある。
中等症	中等症までの紅斑、鱗屑、少数の丘疹、掻破痕などを主体とする。	ストロングないしミディアムクラスのステロイド外用薬を第一選択とする。
軽症	乾燥および軽度の紅斑、鱗屑などを主体とする。	ミディアム以下のステロイド外用薬を第一選択とする。
軽微	炎症症状に乏しい乾燥症状を主体とする。	ステロイドを含まない外用薬を選択する。

（文献1より引用）

スキンケア，③悪化因子の検索と対策の3点が基本になる。個々の患者ごとに症状の程度や背景などを勘案して，これらを適切に組み合わせる必要がある。

(3) 薬物療法

①抗炎症外用薬

アトピー性皮膚炎の炎症を十分に鎮静できる外用薬は，ステロイド外用薬とタクロリムス軟膏であり，これらが治療の中心になる。

ステロイド外用薬は薬効の強さにより，Ⅰ群（ストロンゲスト），Ⅱ群（ベリーストロング），Ⅲ群（ストロング），Ⅳ群（ミディアム），Ⅴ群（ウィーク）の5つに分けられる。ステロイド外用薬を使用する際，「個々の皮疹の重症度」に見合ったランクの薬剤を適切に選択することが重要である（表5-2-2）[1]。なお，乳幼児や小児に対しては，原則として皮疹の重症度が重症あるいは中等症では，表5-2-2に示したよりも1ランク低いステロイド外用薬を使用する。

タクロリムスはステロイドホルモンとは異なった作用機序で炎症を抑制する。タクロリムス軟膏には0.1%成人用（16歳以上）と0.03%小児用（2歳以上16歳未満）がある。タクロリムス軟膏は特に顔や首など皮膚が薄い部位に使用しやすい薬剤として位置づけられている。薬効の強さとしては，0.1%タクロリムス軟膏はⅢ群のステロイド外用薬とほぼ同じである。タクロリムス軟膏は使用初期に一過性に刺激感が生じることがあるので，そのことをあらかじめ患者に説明しておく。

プロアクティブ（proactive）療法は，急性期の治療によって寛解導入した皮膚に，保湿外用薬によるスキンケアに加え，ステロイド外用薬やタクロリムス軟膏を定期的に（週2回など）塗布し，寛解状態を維持する治療法である。なお，プロアクティブ療法を行っている間も保湿外用薬などによる毎日のスキンケアは継続することが勧められる。

②抗ヒスタミン薬

アトピー性皮膚炎の瘙痒に対して抗ヒスタミン薬が広く用いられているが，その効果は症例によって差が見られる。アトピー性皮膚炎の治療において

は，ステロイドやタクロリムスなどの抗炎症外用薬によって皮膚炎を鎮静化することが最も重要であり，抗ヒスタミン薬の内服はその補助療法として勧められる。なお，抗ヒスタミン薬の使用に際しては，眠気や自覚を伴わない能力低下（インペアードパフォーマンス）などの副作用が少ない非鎮静性の第二世代抗ヒスタミン薬を第一選択とする。

③シクロスポリン

シクロスポリンは2008年に，既存治療で十分な効果が得られない最重症の成人アトピー性皮膚炎患者に対する使用が承認された。短期的な寛解導入療法として用いることが大切で，症状が軽快した後は速やかに一般的な外用治療に切り替える。使用中は腎障害や高血圧，感染症などに注意する。長期投与が必要な場合は，最大3カ月までの使用後2週間以上の休薬期間をはさむ間欠投与とする。

(4) スキンケア

アトピー性皮膚炎では角質の水分含有量が低下して皮膚が乾燥し，皮膚バリア機能の低下を来している。保湿外用薬（保湿剤・保護剤）の使用は，低下した角質水分量を改善し，皮膚バリア機能を回復させることで，皮膚炎の再燃予防とアレルゲンの侵入予防，かゆみの抑制につながる。保湿外用薬による維持療法中に皮膚炎の再燃が見られた部位には，ステロイド外用薬やタクロリムス軟膏を使用する。

(5) 悪化因子の検索と対策

アトピー性皮膚炎患者，特に乳児では，食物アレルゲンの関与が認められることがある。しかし，食物アレルギーの関与が明らかでない小児の治療にアレルゲン除去食が有用でないことは，多数報告されている。小児における除去食療法は，開始前に食物アレルギー関与の評価を十分に行ったうえで施行されるべき治療法である。

乳児期以降のアトピー性皮膚炎患者では，ダニや室内塵，花粉，ペットの毛などの環境アレルゲンによって悪化することがある。これらのアレルゲンが皮疹の悪化因子であるかは，血液検査（特異IgE抗体価）や皮膚テストの結果のみで判断するのではなく，病歴，環境の変化と皮疹の推移などの情報を総

合して判断すべきである。

汗がアトピー性皮膚炎に与える影響については，「汗をかくこと（発汗）」と「かいた後の汗」を区別して考える必要がある。発汗自体は推奨されるが，「かいた後の汗」はかゆみを誘起することがある。発汗の多い季節の症状緩和にシャワー浴が有効なことから，かいた後の汗はそのまま放置せず，洗い流すなどの対策を行うことが推奨される。

（6）教育

アトピー性皮膚炎において，病態や治療に対する不十分な理解や不安が原因で，適切に治療が行われていないことがしばしば見られる。これらの問題を解決するために，アトピー性皮膚炎の患者もしくはその両親に対するさまざまな患者教育が行われ，その有用性が報告されている。特に，医師や看護師を含めた多職種による複数回の患者集団教育プログラムでは，生活の質（QOL）や皮疹の重症度の著明な改善が報告されている。

（7）アドヒアランス

慢性疾患であるアトピー性皮膚炎の診療では，患者や養育者が疾患の病態や治療の意義を十分に理解して，"積極的に"治療方針の決定に参加し，その決定に従って"積極的に"治療を実行していく姿勢，すなわち治療のアドヒアランスを高める配慮が大切である。医療者と患者間の信頼関係，疾患や治療法に関するわかりやすい説明，継続的な情報提供や支援などがアドヒアランスの向上につながる。

（8）治療の手順

最後に，アトピー性皮膚炎の治療の手順を図5-2-3に示す[1]。確実な診断と重症度の評価の後，患者の皮疹の状態に応じて適切な治療をうまく組み合わせて行うことが重要である。

（佐伯秀久）

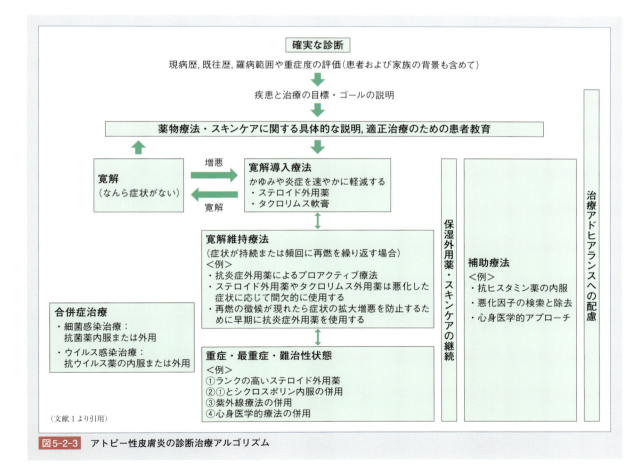

図5-2-3 アトピー性皮膚炎の診断治療アルゴリズム

参考文献

1) 加藤 則人, 佐伯 秀久, 中原 剛士, 他：アトピー性皮膚炎診療ガイドライン2016年版. 日皮会誌, 126：121-155, 2016
2) 日本アレルギー学会アトピー性皮膚炎ガイドライン専門部会：アトピー性皮膚炎診療ガイドライン2015（片山 一朗監）. 協和企画, 2015

3 │ 一次刺激性接触皮膚炎

はじめに

　日常生活で，私たちの皮膚に触れるすべての物質により生じる可能性のある接触皮膚炎，いわゆる"かぶれ"は発症機序により一次刺激性接触皮膚炎とアレルギー性接触皮膚炎に分けられる。一次刺激性接触皮膚炎は，接触物質の強い刺激により起こる急性刺激性皮膚炎と，弱い刺激でも繰り返し触れることによって生じる慢性刺激性皮膚炎の臨床像に分類される。化学物質が皮膚に接触して生じる刺激性炎症性反応は，免疫応答に基づかない局所的な反応である。

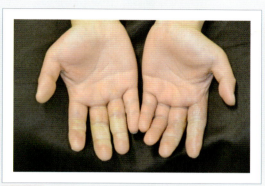
図5-3-1　22歳男，化学実験室助手で実験作業中メタクリル酸グリシジル曝露による化学熱傷

1 急性刺激性皮膚炎

　接触原である化学物質の種類により特徴ある臨床像を呈し，接触した部位に一致して発赤やヒリヒリした痛み，かゆみを生じる。多くは，あまり時間をおかずに発症するが，接触した物質の毒性が強いほど症状もひどくなり，熱傷様に大水疱ができることもある。刺激性接触皮膚炎の発症機序は原因により異なり，その病態解明も次第に明らかにされてきている。強酸性，強アルカリ性の物質のほか灯油，錆止油，切削油，強力台所用洗剤，漂白剤，浴槽パイプ洗浄剤，毒性のある植物，昆虫などの接触により発症する。刺激物質の曝露が一定の刺激閾値を超えれば誰にでも発症する。

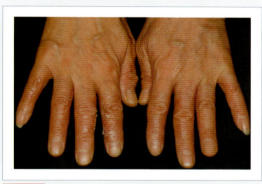
図5-3-2　73歳女，業務用洗浄剤による職業性接触皮膚炎

2 慢性刺激性皮膚炎

　刺激物質は皮膚のバリア機能異常があると容易に滲入しやすくなる。すなわち，角層のバリア障害により接触部位の表皮細胞から炎症性サイトカインが産生されて皮膚炎を生じる。年齢や季節に応じて洗顔料の使用を減らしていくように皮膚科医は指導しているが，日常診療で眼周囲や口周囲に洗顔料による刺激性接触皮膚炎を診ることが多い。台所用洗剤は低刺激性製品が増え，手袋使用も多くなっているようではあるが，皮脂欠乏やアトピー性皮膚炎患者では洗浄剤の繰り返し接触により慢性刺激性接触皮膚炎として手湿疹を発症する。また理・美容師の職業性接触皮膚炎として高頻度に見られる手湿疹は，シャンプーを用いた水仕事で皮膚バリア機構の障害を来してしまうことで発症頻度が高くなる。

　乾燥が起こりやすい眼周囲や口周囲皮膚では，冬季も夏季と同様のスキンケアでは刺激性接触皮膚炎を容易に生じてしまう。アイライナー，アイシャドー，マスカラのように眼周囲皮膚，眼に入りやすい製品，また虫歯や口臭対策に頻用される歯磨き製品や口腔内清浄化製品などが原因になる。頭髪製品（育毛剤，整髪料，シャンプー，リンス，トリートメントなど）も同様に皮膚バリア機能障害があると

刺激性接触皮膚炎を起こす頻度が高くなる。多くの患者が化粧品かぶれと自己判断して，化粧はやめてしまうが洗浄剤を使用しての洗顔は継続していることが多く，化粧をやめたのに皮膚症状が軽快しないと受診される。眼周囲や口唇周囲に鱗屑を伴う紅斑が目立つ図5-3-3，5-3-4のような症例では，洗浄製品使用の制限，中止を指導するだけで皮膚症状が軽快することが多い。バリア機能が低下した皮膚にはむしろ化粧品による保湿や遮光は必要で，化粧を落とすのには刺激がないオイル洗浄が効果的である。図5-3-4の症例では，歯磨き粉に含有される界面活性剤や発泡剤による刺激の可能性を考えて歯磨き粉を中止してブラッシングのみを継続，あるいは電気ブラシに変更させて経過を見ていく。図5-3-4症例はパッチテスト（PT）で使用していた歯磨き粉とリップクリームに刺激反応が見られた。

刺激性接触皮膚炎には上記のように製品の中止で軽快する症例もあるが，接触を繰り返して慢性刺激性反応が続く場合と，アレルギー性接触皮膚炎に進展する場合がある。たとえば時計や靴，下着など身につけるものは，使用しているうちに汗で製品が劣化しその一部が溶け出して皮膚炎を生じる可能性があり，アレルギー機序で発症する症例と刺激性接触皮膚炎と診断すべき症例がある。刺激性炎症を生じる機序についてアレルギー発症機序と異なるサイトカイン，ケモカインの関与が明らかにされ[1]，オムツ皮膚炎のような刺激性接触皮膚炎が，好酸球と好塩基球で引き起こされていることも明らかにされている[2]。このように，刺激性接触皮膚炎の病態解明が急速に進み，亜鉛欠乏に伴う腸性肢端皮膚炎は刺激性接触皮膚炎の原型である可能性が示唆され，刺激反応の好発部位やその原因物質の種類・頻度といった臨床的病態と亜鉛欠乏との関連が指摘されている[3]。

3 接触皮膚炎の診断

接触皮膚炎の診断確認には皮膚検査が重要であるが，皮膚検査前に血液検査を実施してアトピー素因の有無を検討しておく。皮膚検査は負荷テストであることを説明し，患者の承諾を得てパッチテスト

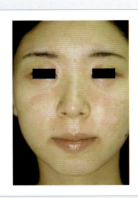

図5-3-3　32歳女，眼周囲～頬～口唇まで不整形紅斑と鱗屑あり，AD素因（＋）PTで化粧品陰性

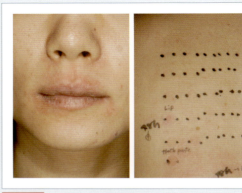

図5-3-4　42歳女，口唇周囲に限局した皮膚症状でPTでは歯磨きとリップクリームが48hrのみ（＋）

（PT）を計画する。被疑物質を貼布できるような形にして上背あるいは上腕伸側に2日間（48hr）閉鎖貼付をして，除去後の判定を経時的に行う。洗い流す製品は百倍希釈して閉鎖貼布し，皮膚の上に塗り重ねて使う製品は被疑物質を適切な量（油溶性製品はアルミ板に20mg，水溶性製品はアルミ板にろ紙をのせ，その上に15μL）をのせたPTユニットを準備して背部に2日間貼付する。同様に衣類や手袋，靴などは小片に切り刻んでユニットにのせて貼付する。通常被疑物質と同時にジャパニーズスタンダードアレルゲンを貼布することで被疑物質の関連アレルゲンの把握ができることがあり，生活指導に有用である。現在はユニット準備時間の削減が可能なジャパニーズスタンダードアレルゲン貼布済みのPTパネルが利用できるようになり，より多くの施設でPTが実施され，積極的に原因解明がなされる

ようになるであろう。

　PTは接触皮膚炎の診断・治療に不可欠で特異度・感度も高く有用であるが，患者の受診回数を要し医療従事者にも負担がある。刺激性，アレルギー性接触皮膚炎，両者の臨床像の違いは重症例では明らかであるが，感作が弱い症例ではPTでも刺激反応とアレルギー反応の鑑別が難しいことがある。製品PTで陽性になるのは必ずしもアレルギー反応のみでなく，汗や細菌の関与により発症する刺激性接触皮膚炎の場合，PTで同様条件を誘発できれば再現できる。ただし，刺激性接触皮膚炎の場合，貼布部位周囲に拡大していくような丘疹，浮腫性紅斑が見られない。図5-3-5の症例では，製品陽性を確認後分析成分で実施したPTではすべて陰性であった。このような症例を時々経験し，アレルギー反応ではない可能性を考え，最終的に刺激性接触皮膚炎と診断している。

（関東裕美）

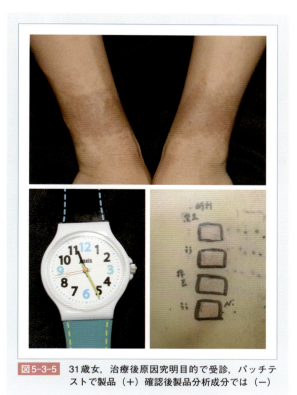

図5-3-5　31歳女，治療後原因究明目的で受診，パッチテストで製品（＋）確認後製品分析成分では（－）

参考文献

1) Haur Yueh Lee, Marco Stieger, Nikhil Yawalkar, and Masato Kakeda：Cytokines and Chemokines in Irritant Contact Dermatitis, Mediators Inflamm. 2013：916497, 2013
2) Chisa Nakashima, Atsushi Otsuka, Akihiko Kitoh, Tetsuya Honda, Gyohei Egawa, Saeko Nakajima, Satoshi Nakamizo, Makoto Arita, Masato Kubo, Yoshiki Miyachi, Kenji Kabashima：Basophils regulate the recruitment of eosinophils in a murine model of irritant contact dermatitis, Journal of Allergy and Clinical Immunology, 134, 100-107, 2014
3) 川村龍吉：皮膚疾患の病態　一次刺激性接触皮膚炎　腸性肢端皮膚炎のプロトタイプとして，臨床皮膚科，69(5), 38-42, 2015

4 │アレルギー性接触皮膚炎

はじめに

　日常診療では，接触した部位に刺激感やかゆみを伴って皮膚症状が見られ，中止で軽快したと患者自身が接触原因物質を把握して受診される場合と，原因がわからずに皮膚症状が出てきて，次第に瘙痒も皮疹も広がってきたといって受診される場合がある。慢性遷延性難治性湿疹として対症加療されている場合は，体質的に増悪寛解を繰り返すアトピー性皮膚炎との鑑別が必要である。臨床的に皮膚バリア機能異常や皮膚の乾燥，粗糙，鳥肌様皮膚の合併があり，皮疹の多様性，搔破痕，痒疹結節を混じるなど，アトピー性皮膚炎として典型的な症状を有し，加療するも難治性の場合は接触皮膚炎を合併していることがある。

　接触物質の大きさや皮膚条件で原因物質が経皮吸収されやすい状況であると，経皮感作が成立し，量や部位に依存しない再現性のあるアレルギー性接触皮膚炎が発症する。接触物質と紫外線が関与する場合もあり，免疫関与のない光毒性反応で生じる皮膚炎，感作成立症例では再現性のある光アレルギー性接触皮膚炎を生じる。経皮的にアレルギーが成立した物質が皮膚以外の場所から吸収されると，全身に播種性散布するような中毒疹を生じ全身性接触皮膚炎と診断される。一方，職業性接触皮膚炎や染毛剤皮膚炎で見られるように，経皮感作が成立後もなおアレルゲンの接触が続く場合，次第に接触部位を越えて全身に皮疹が拡大，重症化して接触皮膚炎症候群に進展する。

　アレルギー性接触皮膚炎の多くは遅延型アレルギーで発症するが，即時型アレルギーが関与する接触蕁麻疹にも注意を要する。たとえば染毛剤使用後に瘙痒のある紅斑，膨疹が出現しても消退してしまうので無視されることが多く，次第に全身反応，アナフィラキシーショックに進展してしまう症例をまれに経験する。経口摂取する成分を皮膚に接触させ経皮感作を生じることがないように，皮膚科医は注意喚起をし続けることが必要であるが，昨今の化粧品は消費者要望に応えてか，天然成分として植物や食物成分が添加されることが多いように感じる。2011年に，加水分解小麦含有石けんによる皮膚障害から小麦アナフィラキシーを生じるようになった事例が相次いで，社会問題に発展してしまったのは記憶に新しい。

　化粧品のみでなく我々の生活環境にあるすべてのもの，文明生活を支えるすべての物質が接触皮膚炎の原因になる可能性がある。医薬品や化粧品と違い衣類やアクセサリーなどの身の回り品，家庭用品では，法的規制が十分ではなく，流行や価格，消費者の思考や要望に応じて種々の目的で新たな化学物質が使用される。時代により新たな物質による新たな接触皮膚炎を皮膚科医は経験し，公的機関と協力して原因アレルゲンの追究に努力し社会啓発をしているが，残念ながら，現状はいまだに安全性検証は十分ではない。

　スギ花粉皮膚炎や茶毒蛾皮膚炎のように，空中に浮遊する花粉や虫の鱗粉，有機溶剤などにより空気伝搬性接触皮膚炎が生じることもある。

アレルギー性接触皮膚炎の診断

　上述したように遅延型アレルギーにはPT（パッチテスト），即時型アレルギーにはプリックテストを実施して確定診断する。接触蕁麻疹，空気伝搬性接触皮膚炎，Protein contact dermatitisなど即時型，遅延型反応両者が関与して発症，増悪していくような症例ではPT，プリックテストともに実施して反応を見比べる。プリックテストはアナフィラキシー誘発の可能性があり，即時反応と遅発反応を観察するには入院検査が必要であることを患者に説得する。検査によりアナフィラキシーショック発症のリスクを想定して対処し得る準備をし，静脈確保のうえ実施している。検査で原因アレルゲンを推定，確認ができて原因物質除去により皮疹が消退すれば確定診断となる。

　図5-4-1は顔と頸部の難治性皮膚炎精査加療目的

で依頼された症例で，薬剤誘発光線過敏反応として2年間加療し，顔の皮疹は軽快するも頸部皮疹が続くためPTを依頼された。化粧品，染毛剤，金属アレルゲンなどについてPTを実施したところ，洗顔フォーム，化粧水，乳液に陽性を呈し，すべてヒアルロン酸含有製品であった。同時に香料，クロムアレルギーが判明し，PT結果から生活指導をした。染毛剤アレルギーはないことを確認したので染毛剤使用後受診させたが，生活の質（QOL）向上に患者の治療意欲も増して皮膚症状の改善が見られたように思う。PT実施時に患者にめぐり合い3カ月間で数年間に及ぶ皮膚症状が改善した症例を経験し，筆者自身も改めてPTの重要性を再確認できた症例である。初診時の臨床像を見直すと，内服薬の検討と同時に眼周囲や頸部皮膚の乾燥，鱗屑を伴う紅斑局面により，当初からPTを計画，実施すべきだったとも思う。

年齢や季節に伴い皮脂分泌量が変動することを意識せずに洗浄方法を変更しない患者が多い。洗浄により皮膚バリア機能は低下し，刺激性，アレルギー

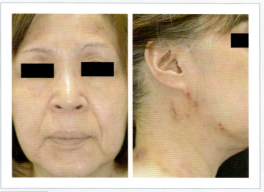

図5-4-1b　2年後64歳の臨床像，加療するも頸部皮疹は難治性でPT依頼

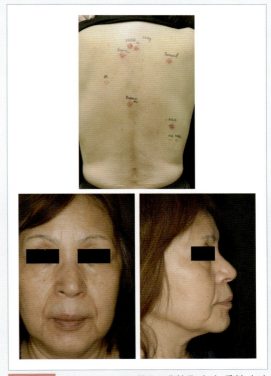

図5-4-1c　PTでヒアルロン酸入り化粧品（＋）香料（＋）検査結果で化粧品指導3カ月後の臨床像

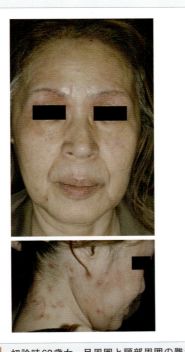

図5-4-1a　初診時62歳女，目周囲と頸部周囲の難治性湿疹，薬剤性光線過敏として加療

性接触皮膚炎両者のリスクが上がってしまうことを，化粧品企業はより積極的に啓発していくべきであると考えている。

（関東裕美）

5 脂漏性皮膚炎

はじめに

脂漏性皮膚炎は，主として成人に好発する，頭部（図5-5-1），顔面（図5-5-2），腋窩（図5-5-3），胸部や背部正中部，臍周囲などのいわゆる脂漏部位に生じる湿疹をいい，通常軽度のかゆみを伴う。発症部位別では頭部のみに皮疹を有する例が38％，頭皮・顔面に皮疹を有する例が30％，顔面のみに皮疹を有する例が21％で，躯幹のみに皮疹を有する例は6％程度といわれており，脂漏性皮膚炎患者の2/3が頭皮に，半数が顔面に症状を有していることになる。これら目につく部位の皮疹は患者のボディイメージを損ないQOLを下げることになるので，適切な治療とともにスキンケアが必要となる。

1 脂漏性皮膚炎の皮疹の特徴と鑑別すべき疾患

脂漏性皮膚炎の主要症状は鱗屑と紅斑であり，小丘疹や漿液性丘疹，水疱，膿疱，びらんを伴うことはまれである。言い換えれば湿潤性病変を見たら通常は脂漏性皮膚炎を除外して考えるべきである。

顔面の皮疹でアトピー性皮膚炎とときに紛らわしいことがある。脂漏性皮膚炎では鼻部，鼻唇溝が好発部位で赤くなる（図5-5-4）のに対し，アトピー性皮膚炎では全例ではないが，同部が白く抜けて見えることが多く鑑別の参考になる。また，脂漏性皮膚炎は慢性に経過する湿疹であるにもかかわらず苔癬化を伴うことはまれであるため，苔癬化を伴う湿疹病変を前額部などに見たときは，アトピー性皮膚炎や他の慢性湿疹を考えるべきである。

接触皮膚炎も顔面に生じた場合は脂漏性皮膚炎と鑑別が必要となるが，漿液性丘疹や小水疱を伴うような急性湿疹の像を呈した場合，鑑別は容易で脂漏性皮膚炎を否定できる。紅斑が主体の場合は診断に迷うこともあるが，脂漏性皮膚炎では眼瞼縁にまで病変が及ぶことはまれで，紅斑が眼瞼縁にまで見られる場合は接触皮膚炎など他の疾患を疑う。

尋常性乾癬が頭皮のみに皮疹が限局している場合

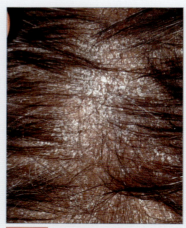

図5-5-1 頭頂部の脂漏性皮膚炎 鱗屑が著明である。

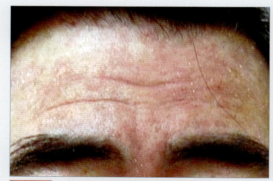

図5-5-2 顔面の脂漏性皮膚炎 前額部に紅斑が目立つ。

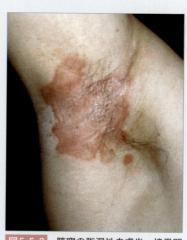

図5-5-3 腋窩の脂漏性皮膚炎 境界明瞭な紅斑が腋窩に見られる。

は，脂漏性皮膚炎か尋常性乾癬か判別しにくいことがある．頭部の脂漏性皮膚炎として治療しているうちに肘頭，膝蓋，下腿などに乾癬の皮疹が後から生じてくるような経験も少なくない．顔面頭部に脂漏性皮膚炎の像を呈し，躯幹四肢に乾癬の皮疹を呈する場合にsebopsoriasisないし脂漏性皮膚炎様乾癬という概念が提唱されている[5]．このような症例の顔面頭部の皮疹にはケトコナゾールの有効性に加えて活性型ビタミンD_3外用薬の有用性が報告されている．

酒さは脂漏性皮膚炎と同様，鼻唇溝，頬部，眉間が好発部位となるが，通常火照り感を伴う．第1度の紅斑性酒さでは丘疹や膿疱はないため，ときとして紛らわしいが，第2度の酒さ性痤瘡では丘疹，膿疱を伴うため，鑑別は比較的容易と考えられる．

酒さ様皮膚炎・口囲皮膚炎もステロイド外用薬使用歴などから比較的鑑別は容易と考えられるが，脂漏性皮膚炎の治療中に酒さ様皮膚炎・口囲皮膚炎を来すことがあるので注意を要する．ステロイドによる酒さ様皮膚炎・口囲皮膚炎にはタクロリムス軟膏が奏効するものがあるが，反対にタクロリムス軟膏による酒さ様皮膚炎・口囲皮膚炎発症の報告もある．

毛囊虫性痤瘡も脂漏性皮膚炎の治療中に発症してくることがある．ステロイド外用薬のほか，最近ではタクロリムス軟膏外用中に毛囊虫性痤瘡を発症した例が多く報告されている．経験上，中年以降の女性で脂漏性皮膚炎などアトピー性皮膚炎以外の疾患に使用されていたケースに多い．タクロリムス軟膏の適応外使用は慎重に行うべきである．毛囊虫性痤瘡では鼻唇溝，頬部，眉間，頤部などに毛包一致性に帽針頭大程度の紅暈を伴う小丘疹が集簇し，丘疹の頂点には乳白色の微小な膿疱が見られる．この膿疱をメスでこそぐと容易に破れ粘稠度の低い水っぽい膿汁が得られる．膿汁を鏡検し，多数の毛囊虫を確認すれば診断は確定する．

全身性エリテマトーデスの蝶形紅斑や皮膚筋炎のヘリオトロープ紅斑も，ときとして脂漏性皮膚炎と紛らわしいことがある．

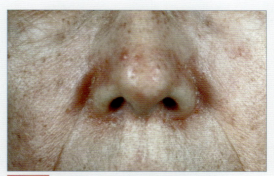

図5-5-4　脂漏性皮膚炎に見られる鼻唇溝の紅斑

2　脂漏性皮膚炎とふけ症

ふけとは，主に頭皮から脱落する角化細胞と皮脂の混合物のことで，一般的にいう"ふけ症"はふけが増加して目立つ状態をいい，医学的には軽症の脂漏性皮膚炎を指しているものと考えられる．ふけは正常人でも発生するが，ふけの量が増えてきた，よく頭がかゆくなる，洗髪してもふけが気になる，鼻の脇が赤くかさかさする，髪の生え際の皮膚がむける，耳の中や後ろの皮膚が赤い，などと感じたら脂漏性皮膚炎を疑う必要がある．

3　脂漏性皮膚炎と過酸化脂質

脂漏性皮膚炎の発症には皮脂分泌機能の異常が関与し，過酸化脂質など皮脂の種々の分解産物が角質細胞のターンオーバー速度を亢進させ，皮膚炎を起こすものと考えられている．

過酸化脂質は洗い残した皮脂から生じるが，皮脂中の過酸化脂質は洗髪後日数が経つほど増加することが確かめられている．過酸化脂質は皮膚の炎症を惹起するのみならず，毛周期にも影響を与え，細毛や抜け毛に関与している可能性が考えられており，マウスを用いた実験では過酸化脂質が毛包のアポトーシスを誘導し，退行期への移行を促進することが示されている[1]．脂漏性皮膚炎が進行すると脂漏性脱毛症となり，抜け毛や薄毛が進行することは臨床上よく経験される．

4 脂漏性皮膚炎とマラセチア

一方，患者の脂漏部位の皮脂の分泌量を調べたら正常範囲であったというデータもあり，皮脂の過剰分泌のみが原因とはいいがたい。最近では癜風の原因菌でもあるマラセチアが脂漏性皮膚炎の発病因子として注目されており，本真菌が産生するリパーゼにより皮脂中のトリグリセリドが分解されて遊離脂肪酸が生成され，これがさらに酸化されて過酸化脂質となり，皮膚を刺激して皮膚炎を生ずると考えられている[2]。

マラセチアは皮膚に常在する真菌であるが，皮脂を好み脂漏部位で増殖する。発育環境により形態が異なり，通常は短い菌糸状の形態をとるが，毛包内では球形の形態をとり，ピチロスポルムと呼ばれる。マラセチア属真菌は十数種類同定されているが，そのうちM.restrictaが脂漏性皮膚炎の発症に主に関与しているらしい。脂漏性皮膚炎におけるマラセチアの鏡検陽性率は年齢，性別，部位により異なるが，35～90%と報告されている。

メチレンブルーないしズームブルー染色液を用いた直接鏡検で400倍の倍率で1視野中10個以上菌要素を認めた場合，陽性とするが[3]，ふけを伴う疾患で菌要素が豊富に見られたのは脂漏性皮膚炎と脂漏性乾癬だけであり，尋常性乾癬や接触性皮膚炎などでは菌数が少なく，鑑別に直接鏡検が有効と報告されている[4]。

また，マラセチアはケラチノサイトのインターロイキン(IL)-6，IL-8産生を増強させるともいわれている。

5 脂漏性皮膚炎の治療

治療は外用療法が主体となる。強力な抗炎症作用を有するステロイド外用薬は脂漏性皮膚炎に有効であるが，治療中止後に再燃しやすく，また長期外用による皮膚萎縮，毛細血管拡張などの局所性副作用も懸念される。抗真菌薬であるケトコナゾール外用薬は長期の外用でもステロイド外用薬に見られるような局所副作用がなく，ステロイド副作用の生じやすい顔面には使いやすい薬剤である。また，ケトコナゾールは外用中止後も寛解期間がステロイド外用薬より長く持続する。一方で抗炎症作用はステロイド外用薬より弱いために，炎症症状の強い皮疹に対してはステロイド外用薬を併用するのがよい。内服薬としては，かゆみの強い場合は抗ヒスタミン剤を用いる。ふけが多く頭皮に固着している場合には，尿素含有ローションを使うなどしてふけが取れやすいようにする。

6 脂漏性皮膚炎のスキンケア（シャンプーを中心に）

ふけ止めシャンプーは脂漏性皮膚炎のスキンケア用品として代表的なものであり，消費者ニーズも高いので，ここではシャンプーを中心に解説したい。

脂漏性皮膚炎のスキンケアとしては過酸化脂質対策が重要で，過酸化脂質の元となる皮脂を適切に除去するとともに過酸化脂質の生成を抑制することが求められる。過酸化脂質の生成にはマラセチアが関与するため，まずはマラセチアに対する抗菌活性が重要である。抗真菌剤がその代表例で，欧米では2%ケトコナゾールシャンプーが発売されているが，日本で発売されているものは硝酸ミコナゾール含有シャンプーのみである。そのほかにはジンクピリチオン，ピロクトンオラミン，ヒノキチオールなどにもマラセチアに対する抗菌活性があり，特にヒノキチオールで強いという。ピロクトンオラミンには抗菌活性に加えて抗酸化作用があり，皮脂からの過酸化脂質の生成を抑制し，実験的にも毛包細胞アポトーシスの抑制効果が確かめられている[1]。そのほか，香料成分やセンブリ，マンネンソウ，カミツレなどの植物エキス，デヒドロ酢酸ナトリウム，安息香酸などの防腐剤にもマラセチアに対する抗菌活性をもつものがあり，これらが配合された製品も発売されている。さらに，遊離脂肪酸発生の原因となるリパーゼに対する阻害活性や，ケラチノサイトに対する増殖抑制活性などがふけの抑制に有効であるとされる。グリチルリチン酸ジカリウムは，抗炎症作用を有しており，しばしばシャンプーに配合される。また，角質除去作用をもつ硫黄，サリチル酸配合のものもある。硫化セレン配合のものは海外からの個人輸入で入手可能のようである。

患者への生活指導

　ふけ対策のスキンケアとしては皮脂を適度に除去する必要があるので，洗顔，洗髪は定期的に行うようにする。しかし過度の洗髪が皮膚を乾燥させたり頭皮を傷めたりすることもある。洗髪の頻度は個人差があるので必ずしも毎日という必要はなく，かゆみが生じない，ふけがでてこない，といった症状を目安に決めればよく，常識的には1～2日に1回が適切であろう。20年近く前の新聞での健康相談で，毎日の洗髪は過剰という記事があったことを覚えているが，同じ脂漏部位である顔面は毎日洗顔するわけであるから，毎日の洗髪が必ずしも過剰とはいえないと考える。また，マラセチアは好脂性の真菌であるため，ヘアクリームなど油性の整髪料が頭皮に付着することはなるべく避け，毛髪の毛先に使用するようにしたほうがよいであろう。

　　　　　　　　　　　　　　　　　　（五十嵐敦之）

参考文献

1) 小八木 友子，廣畠 利江：過酸化脂質に着目した頭皮ケア．FRAGRANCE JOURNAL，40：16-22, 2012
2) 渡辺 晋一：脂漏性皮膚炎におけるMalassezia furfurの関与と抗真菌療法．皮膚臨床，41：1113-1118, 1999
3) 清 佳浩：脂漏性皮膚炎．皮膚臨床，47：1423-1427, 2005
4) Conti Diaz IA, Civila E, Veiga R：The importance of microscopic examination in the management of desquamative diseases of the scalp. Mycopathologia, 153：71-75, 2002
5) 中山 樹一郎：最近話題の皮膚疾患Sebopsoriasis．臨皮，56(5増)：17-19, 2002

6 | 紫外線による皮膚の障害

はじめに

- 太陽光の中には紫外線・可視光・赤外線などの光がある。その中の特に紫外線は皮膚にさまざまな障害を生じる。
- 紫外線の障害で急性に生じるものとして，日焼けがある。日焼けは赤くなって（サンバーン），色がつく（サンタン），2つの反応から成る。
- 慢性に生じるものとして，光老化・しみ（色素斑）・皮膚がんがある。

1 紫外線とは

　紫外線 Ultraviolet Light（UV）は100〜400nmの波長域の光をいう。UVは，長波長紫外線（UVA，320〜400nm），中波長紫外線（UVB，290〜320nm），短波長紫外線（UVC，200〜290nm），真空紫外線（100〜190nm）に分けられる（図5-6-1）。太陽光線は主としてUV，可視光，赤外線から成る光である（図5-6-2）。地表を包む成層圏オゾン層によって太陽光線のうち300nm以下の光が吸収されるため，地表上には実際には300nmよりも長い波長の光が到達している。

　UV量は緯度が低い地域ほど多く，日本では沖縄の1日のUV量（年間平均）は北海道の約2倍とされている。標高が高いほどUV量が多く，300m上昇するごとに4%増加する。年間では5〜7月が，1日では正午の1時間前後のUV量が最も多い。

2 紫外線による正常人の皮膚障害

（1）急性障害
①サンバーンとサンタン
　紫外線が1回大量に皮膚に当たることによって起こるものが急性障害である。最も代表的な反応が「日焼け」である。日焼けとはサンバーンとサンタンの2段階の反応から成る[1]。すなわち，長時間日光に当たった日の夜から翌日にかけて皮膚が赤くは

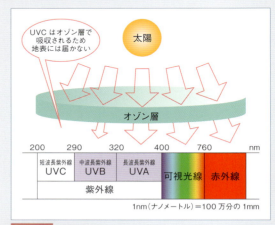

図5-6-1　紫外線とは1

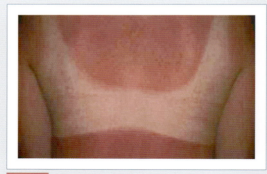

図5-6-2　紫外線とは2

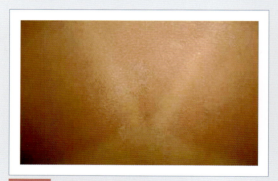

図5-6-3　日焼けの2つの反応　1.サンバーン

図5-6-4　日焼けの2つの反応　2.サンタン

れ（紅斑，サンバーン），痛みを伴う（図5-6-3）。そして4日目頃からサンバーンが薄くなり，1週間前後でサンバーンが消え，褐色の色素沈着（遅延型色素沈着，サンタン）となる（図5-6-4）。さらにより大量に当たった場合は水疱が出現し，熱傷と同じような症状になる。これらの反応は主にUVBの作用によって起こり，UVAによって増強される。

②スキンタイプ

日焼けの反応には個人差があり，それをスキンタイプという。本邦では「日本人のスキンタイプ分類」（1986 Satoh & Kawada）が用いられている[2]。すなわち真夏の約1時間の日光浴後にみられるサンバーンとサンタンの反応の程度によって，次の3つのタイプに分ける（図5-6-5）。普通に赤くなり普通に黒くなる平均的な反応を示す人をJ-Ⅱタイプとする。赤くなりやすく黒くなりにくい，より感受性が高い人をJ-Ⅰタイプとし，赤くなりにくく黒くなりやすい人をJ-Ⅲタイプとする。J-Ⅰタイプの人は紫外線の障害をより受けやすく，前がん病変である日光角化症の発生が多いことが報告されている。

（2）慢性障害

長期間紫外線が当たることによって起こる変化（慢性障害）としては，光老化・種々の色素斑・皮膚がんなどがある。

①光老化

長期間少量の紫外線に繰り返し当たったことによって生じる皮膚の変化を「光老化」（photoaging）という[3]。「光老化」は年齢を重ねること（加齢）による「老化」とは質的に異なる。皮膚の色が黄色から褐色となり，種々の色素斑（後述）が増加する。さらに表面がザラザラし，血管が拡張し，つやを失い，厚く硬い皮膚となり，弾力性を失ってたるみ，しわが増えかつ深くなる（図5-6-6）。後述するさまざまな皮膚の腫瘍が生じる。

組織学的には真皮内に変性した弾性線維（エラスチン）が増加し均一な染色性を示す（図5-6-7）。これを日光弾性線維症（solar elastosis）といい，この変化は光老化に特徴的である。さらに真皮の膠原線維（コラーゲン）や細胞外基質が，変性し減少する。

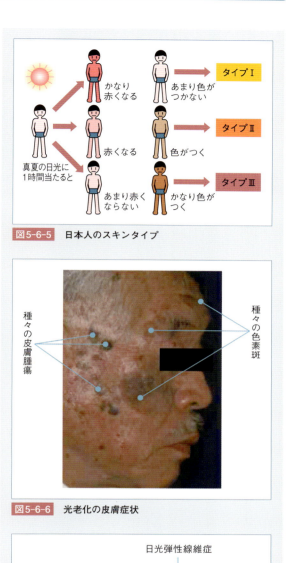

図5-6-5　日本人のスキンタイプ

図5-6-6　光老化の皮膚症状

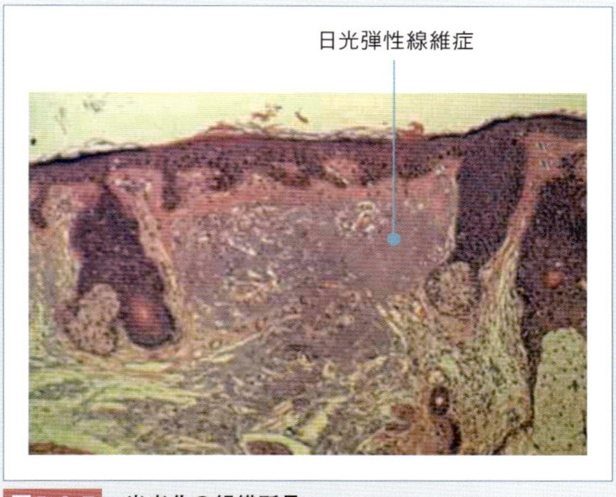

図5-6-7　光老化の組織所見

②色素斑

雀卵斑，日光黒子，肝斑などの色素斑（図5-6-8）が出現したり，悪化する。

③皮膚がん

皮膚がん（皮膚の悪性腫瘍）として，悪性黒色腫・有棘細胞がん・基底細胞がんなどが生じる（図5-6-9）。日光角化症という前がん病変や脂漏性角化症などの良性の皮膚腫瘍も生じる。

（川田　暁）

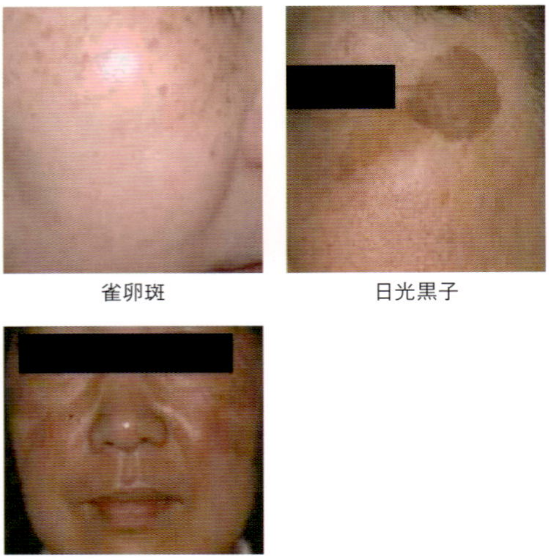

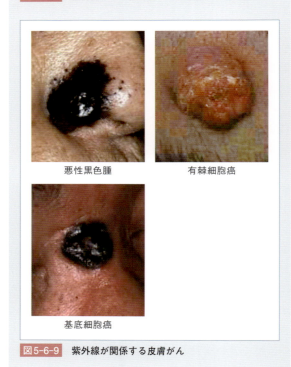

図5-6-8　紫外線によって出現したり悪化する色素斑

図5-6-9　紫外線が関係する皮膚がん

参考文献

1) 川田　暁：紫外線と皮膚．宮地良樹，長沼雅子編集，化粧品・外用薬研究者のための皮膚科学，文光堂，pp45-48, 2005
2) Kawada A：Risk and preventive factors for skin phototype. J Dermatol Sci 23(Suppl 1)：S27-S29, 2000
3) 川田　暁：光老化皮膚のメカニズムとその予防．日皮会誌114：1875-1880, 2004

7 │ 光老化（photoaging）

1 太陽光線

太陽光線は主として紫外線，可視光線，赤外線からなる（図5-7-1）。そのなかで紫外線（Ultraviolet Light：UV）は100〜400nmの波長域の光をいう。さらにUVは，長波長紫外線（UVA，320〜400nm），中波長紫外線（UVB，290〜320nm），短波長紫外線（UVC，190〜290nm），真空紫外線（100〜190nm）に分けられる。地表を包む成層圏オゾン層によって太陽光線のうち300nm以下の光が吸収されるため，地表上には実際には300nmよりも長い波長のUV，可視光線，赤外線が到達している。UV量は緯度が低い地域ほど多く，日本では沖縄の1日のUV量（年間平均）は北海道の約2倍とされている。また各地ともに，UVインデックス8以上の紫外線の強い日が増加している。標高が高いほどUV量が多く，300m上昇するごとに4%増加する。年間では5〜7月が，1日では正午の1時間前後のUV量が最も多い（図5-7-2）。

可視光線は400〜760nm，赤外線は760nm以上の波長を有しており，さらに760〜1400nmの近赤外線（Near Infrared：NIR，またはIRA），1400〜3000nmの中赤外線（IRB），3000nm〜1000μmの遠赤外線（IRC）に分けられる。地球上に到達しているエネルギー量の割合は，赤外線が54%，可視光線が39%，紫外線が7%である。

2 光老化の症状

皮膚の老化には自然老化と光老化の2つが関与している。日光に露出しない臀部の皮膚と，長年太陽光線に曝露されてきた顔面や手背の皮膚では，その外見は年齢を重ねるにつれ明らかに異なってくる。臀部の皮膚の変化はほぼ自然老化であるのに比し，顔面，手背の変化は光老化の関与が80%くらいあるとされている。表5-7-1にその対比をまとめたが，本稿では光老化について述べる。

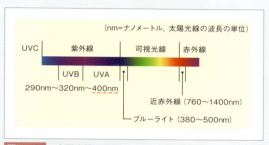

図5-7-1　太陽光線の種類

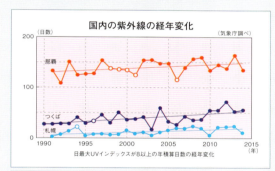

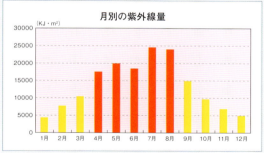

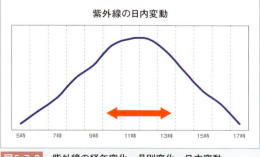

図5-7-2　紫外線の経年変化，月別変化，日内変動

光老化の症状の代表はしみ，しわ，たるみである。これらは加齢に伴う容貌の変化であり老徴と総称される。さらには，顔面，前腕から手背，上胸部，上背部などの日光裸露部に生じる皮膚がんも紫外線の影響が明確であるが，これらの皮膚がんを含めて光老化と呼称される。

表5-7-1 自然老化と光老化の比較

自然老化	光老化
皮膚乾燥 小じわ 表皮，真皮の萎縮 皮膚の脆弱性 たるみ 皮脂分泌の低下 体毛減少 老人性白斑	しみ（老人性色素斑，肝斑など） 中～大じわ たるみ 毛細血管拡張 老人性紫斑 脂漏性角化症 日光角化症 基底細胞がん，有棘細胞がん 悪性黒色腫

3 しみ

しみと称される色素斑は複数あるが，そのなかで光老化が関与し，また最も頻度の高いのは老人性色素斑（日光黒子）である（図5-7-3, 5-7-4）。老人性色素斑には小斑型と大斑型があり，大斑型は境界が明瞭で軽度の角化や表皮肥厚を伴うことが多く，後述する脂漏性角化症への移行が見られる場合がある。その組織像は表皮突起の延長と表皮基底層でメラノサイトの増数ならびに色素増強がある（図5-7-5）。小斑型では角化，表皮肥厚は少ない。

これらの老人性色素斑の発生メカニズムについては，UVBが主として関与し，UVAも補助的な役割を演じている。すなわち，UVBが照射されると表皮細胞からメラノサイト活性化因子のエンドセリン1や幹細胞因子（stem cell factor）が産生され，基底層に存在するメラノサイトの過剰増殖・色素産生亢進をもたらし，メラノサイトの周囲の表皮細胞に多量のメラニンが受け渡され，角層を経由した排泄が遅延することにより，色素斑，しみが生じる（図5-7-6）。その治療は，色調が淡く，角化を伴わない場合は，ハイドロキノンやレチノイドなどの外用療法，あるいはフォトフェイシャルと呼ばれる光治療の継続や最浅層ケミカルピーリングで改善が期待できるが，色調の濃い場合は，Qスイッチレーザー（ルビーあるいはアレキサンドライト）治療が必要である。また，脂漏性角化症への移行が見られる場合は炭酸ガスレーザーによる蒸散などの皮膚再構築（ablative skin resurfacing）を行う。

肝斑もしみの1つであるが，妊娠，出産を契機に発症することが多く，性ホルモンの関与が考えられる色素斑である。日光曝露による悪化が明確であり，光老化の症状の1つととらえられる。両頬に対称性に境界が明瞭な褐色の色素斑が見られる（図

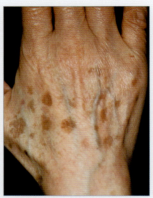

図5-7-3 手背の小斑型老人性色素斑。小型の脂漏性角化症も混じっている

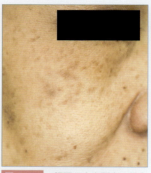

図5-7-4 顔面の小斑型老人性色素斑の多発

5-7-7）．額，口囲にも生じるが，眼囲には見られない．まれではあるが，男性にも生じうる．組織学的には，基底層でのメラノサイトの数の増加に加えメラニン産生亢進があるが，老人性色素斑と異なり表皮細胞の増殖は見られない．その他，慢性の日光曝露の影響による真皮での炎症細胞浸潤や血管の増生がある．ハイドロキノンなど美白剤の外用，トレチノイン外用や最浅層ケミカルピーリング，ビタミンCとトラネキサム酸の内服が治療として選択される．Qスイッチレーザー治療は悪化をもたらすことがあり，選択されない．最近，レーザートーニングという治療法が有効という報告があるが，十分な検証は今後の課題である．

4 しわ

しわには表皮性のしわと真皮性のしわがある．表皮性のしわは，自然老化に伴う表皮細胞の機能低下のための角層の保湿能力の低下による乾燥と表皮の萎縮が関係する小じわであり，細く浅く短い陥凹である．保湿性の高い化粧品により角層の水分量を増加させることにより，目立たなくすることが可能である．真皮性のしわは光老化によるものであり，化粧品学においては中じわから大じわと呼ばれる太く長く深いしわとなる（図5-7-8）．その発生メカニズムは，コラーゲンやエラスチンなどの真皮基質を分解する酵素であるマトリックスメタロプロテアーゼ（matrix metalloproteinase：MMP）が主たる役割を演じている．

UVA照射を受けると線維芽細胞ではMMP-1，UVB照射ではMMP-1，-3，-9のmRNA，蛋白の発現増加および活性の増強が生じる．MMPにより真皮基質が破壊されるが，一方で代償性に基質成分の増生が見られ，その増殖，修復過程が正常に行われないために，乳頭層から網状層に異常な結合組織線維の増殖が見られ，交錯したあるいは結節状の集塊を形成し，日光弾性線維症（solar elastosis）と呼ばれる（図5-7-9，5-7-10）．その結果，皮膚の張りを保つ膠原線維，弾性線維が本来の機能を発揮できなくなりしわが形成される．

光老化によるしわの治療としては，ヒアルロン酸

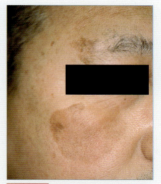
図5-7-5 顔面の大斑型老人性色素斑

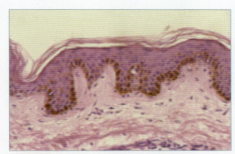
図5-7-6 老人性色素斑での基底層のメラニン沈着

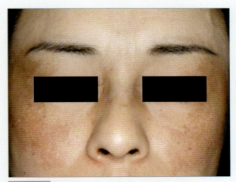
図5-7-7 肝斑

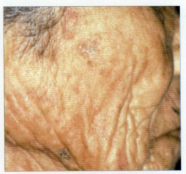
図5-7-8 光老化による真皮性の大じわ

注入によりしわの部位で減少した真皮基質を補い，ヒアルロン酸の有する水分保持機能を利用して陥凹を隆起させ改善させる方法が行われる。光老化による真皮の変化と表情筋の収縮が協働して生じる表情じわ（笑ったり，怒ったりしたときの目尻や眉間のしわ）に対しては，神経筋接合部でアセチルコリンの放出を阻害して筋収縮が起こらないようにしてしわの形成を抑制するボツリヌス毒素注入療法，いわゆるボトックス治療が行われる（図5-7-11）。また，真皮深層から皮下組織にまで到達する性質を利用して，近赤外線を照射して皮膚温を40℃以上に上げることにより heat shock protein（HSP）47 が誘導されて，線維芽細胞からのコラーゲン産生を増加させ，真皮での膠原線維の増加によるリモデリングを誘導してしわを改善する方法も行われている。

なお，最近，医薬部外品で「シワを改善する」という新たな標榜が承認され，真皮での炎症細胞からの蛋白分解酵素の誘導を押さえることによりしわの改善がもたらされる製品が登場した。

5　たるみ

たるみとは，顔面，頸部などにおいて，自然老化と光老化が重なり，皮下組織や，表情筋，表在性筋膜（superficial muscloaponeurotic system：SMAS），靭帯など支持組織が萎縮することにより，真皮や皮下組織の下垂や突出が生じ，頬の位置の低下，頸部皮膚の下垂などの容貌の変化を生じることをいう（図5-7-12）。紫外線も真皮の変性に関与しているが，主たる変化である皮下組織までは到達しないため，最近，太陽光線の中で赤外線，なかでも760〜1400nmの波長を有する近赤外線（NIR）が関与している可能性が示されている。地球上に到達する太陽光線エネルギーのうち，赤外線は54％を占めており，そのエネルギー量は高く，また真皮，皮下組織さらには筋組織まで深く達する性質から，皮膚への作用も想像以上に大きいと思われる。管理された照射条件であれば，前述したように光老化によるしわの改善効果も期待されるが，無防備に近赤外線に曝露されることを繰り返していると，真皮においてMMP-1の誘導，コラーゲン産生低下を生じる

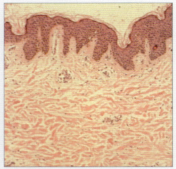

図5-7-9　しわのない正常皮膚（真皮）

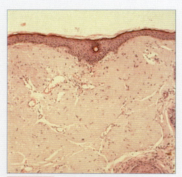

図5-7-10　日光弾性線維症

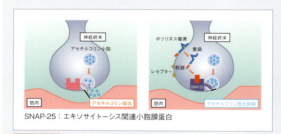

SNAP-25：エキソサイトーシス関連小胞膜蛋白

図5-7-11　ボツリヌス毒素の作用機序

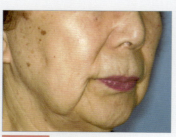

図5-7-12　たるみ

ことが示されている。筋膜から筋層の障害も起こすことが明らかにされており，たるみの形成には紫外線以上に近赤外線の関与があると思われる（図5-7-13）。

6 その他の光老化の症状

顔面，上胸部などに皮膚の萎縮を伴って毛細血管拡張が見られることが多い。紫外線の慢性作用としての血管拡張作用は知られていないが，近年光老化への関与が指摘されている近赤外線には血管拡張作用があり，太陽光線の中で近赤外線が主として作用している可能性がある。

老人性紫斑は，打撲などの誘因は不明であるが，両前腕にコイン大前後の紫斑が生じては1週間ほどで消退することを繰り返すものである。光老化により真皮浅層の血管の支持組織の脆弱化が起こり，本人が気づかない程度の軽い外的衝撃により血管壁が破綻して真皮内に出血を生じるためと考えられる（図5-7-14）。

7 光老化による良性皮膚腫瘍

脂漏性角化症は，頭部，顔面，胸背部，両前腕などに褐色から黒褐色の角化を伴う疣状のしこりが多発するもので，指頭大前後のものが多い（脂漏性角化症の項を参照）。皮膚面から外方性に突出して増殖するが，増殖している細胞に異型性はなく良性の皮膚腫瘍である（図5-7-15）。液体窒素を用いた凍結療法が奏効し，保険診療の範囲内で施行可能である。より早期に短期間で多数の病変を一度に切除したい場合には，炭酸ガスレーザーによる蒸散を自由診療として行う。

8 光老化による皮膚がん

日光角化症は，顔面，手背に角化をわずかに伴い，爪甲大前後のほとんど隆起がない紅色調の扁平なしこりがしばしば多発するものである（図5-7-16）。禿頭では頭部にも生じる。症状からの診断はしばしば困難であり，生検（一部を試験的に切除し，

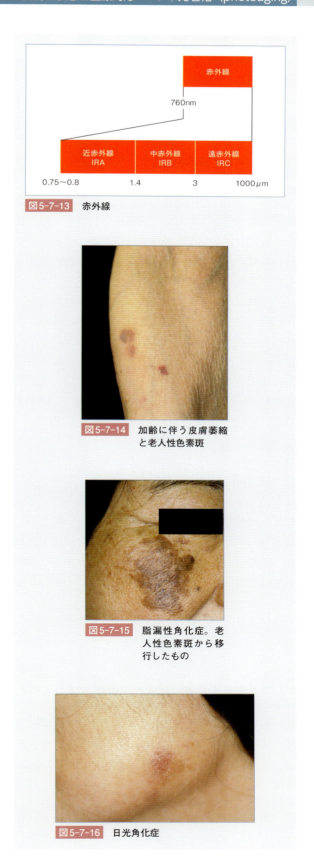

図5-7-13 赤外線

図5-7-14 加齢に伴う皮膚萎縮と老人性色素斑

図5-7-15 脂漏性角化症。老人性色素斑から移行したもの

図5-7-16 日光角化症

組織学的に検討する）が診断確定に必要となる。手術による摘出，十分な凍結療法，炭酸ガスレーザーによる蒸散を行う。進展すると後述する有棘細胞がんに移行することがある。UVBが表皮細胞，特に基底細胞に照射されると，核内の遺伝子DNAに欠失などの傷が生じる。通常はその傷は元どおりに修復されるが，修復過程がうまく働かないと遺伝子情報の異常が生じて，表皮細胞の異常増殖が起こりがんに進展する。その過程には，がん抑制遺伝子が紫外線により変異を生じて，抑制機能を喪失することも知られている。また，紫外線の影響で皮膚におけるがん細胞に対するリンパ球による免疫力の低下ももたらされる。

基底細胞がんは顔面正中部，すなわち眉間から上下眼瞼内側，鼻背に全体としては黒色調の米粒大から爪甲大の扁平に隆起したしこりを生じるもので，徐々に増大してくる，表皮基底細胞のがん化した悪性腫瘍である（図5-7-17）。脂漏性角化症，悪性黒色腫との区別が難しい場合がある。手術にて摘出する。

有棘細胞がんは熱傷瘢痕などを母地として生じることもあるが，紫外線が照射された部位に好発する，表皮細胞ががん化したものである。顔面，手背などにしばしば生じ，角化を伴い，出血や潰瘍形成が見られるさまざまな大きさの褐色から赤褐色のしこりとして見られる（図5-7-18）。リンパ節や他臓器への転移も生じるため，十分な範囲と深さで切除しなければならない。日光性角化症からの移行もしばしばみられる。

悪性黒色腫は皮膚がんのなかで最も悪性度の高いがんである。メラノサイトが悪性化したものであり，全身に生じうるが，顔面に生じたものでは光老化が関与している（図5-7-19）。通常は全体として黒色調を呈し，色むらが見られ，いびつな形を示し，ときに出血を伴うことがある。日本人においては，光の関与しない足底や足趾に生じるものも多い。早期の的確な診断と適切な切除が重要である。最近，新たな抗がん剤が開発されているが，それでも致命率の高い皮膚がんであることには変わりない。

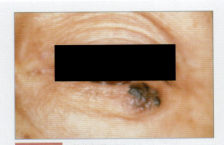

図5-7-17　基底細胞がん

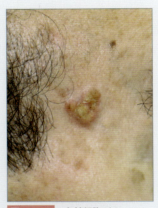

図5-7-18　有棘細胞がん

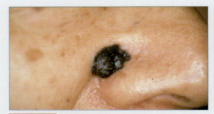

図5-7-19　悪性黒色腫

9 光老化の予防

　光老化を予防するためには，太陽光線の曝露を減らすことが重要であり，そのための手段としては，紫外線の多い時間帯の外出を避ける，帽子を着用する，露出の少ない衣服を着用する，日傘を利用する，などの方策も積極的に行う必要があるが，最も大切なのは日常的に日焼け止め（サンスクリーン剤）を外用することである。日焼け止めには2つの有効成分，すなわち紫外線散乱剤と紫外線吸収剤が配合されている（図5-7-20）。日焼け止めの効果は，UVBに対する効果をSPF（Sun Protection Factor）値で表す。SPF値は50までであり，それ以上のものは50＋と表示される。たとえばSPF30とは，10分間のUVB照射で紅斑を生じる人で，その日焼け止めを外用することにより，赤くなるまでの時間を30倍延長させる（すなわち，10分×30＝300分＝5時間まで延長）ことができることを示している。

　一方，UVAに対する予防効果はPA（Protection Grade of UVA）で表示され，1＋から4＋まであり，効果がある，から，極めて高い効果がある，まで4段階に分けられている（図5-7-21）。屋外でのスポーツなどの場合は高いSPF値，PAの製品が望ましいが，日常生活では「SPF15，PA1＋」の効果があれば，光老化は予防できるとされている。

　ここで問題となるのは，日焼け止めのSPF値，PAの測定時には$2mg/cm^2$の厚さで塗布しているが，一般的な塗布量はおよそその半量であり，製品の表示どおりの効果は期待できないことである。半量塗布では表示の50％程度の効果しかないことがわかっている。よって，SPF15，PA1＋の製品を厚塗りするか，SPF30，PA2＋以上の製品を通常塗布するか，いずれかが必要である。また，汗などで流れた場合は，こまめに塗り直すことも必要である。

　最近の調査でも，一般人での光老化，SPF，PAの認知度はまだまだ低く，それぞれ4.2％，10.9％，6.1％に過ぎない。そのため，日焼け止めを使用したことがない人も，男性では70.5％，女性でも17.3％に上っており，光老化とその予防に関して啓発活動の必要性は高い（図5-7-22，5-7-23）。

　紫外線感受性を表すスキンタイプの分類法として

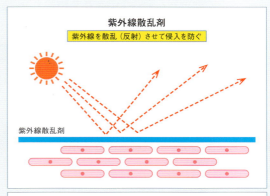

図5-7-20　日焼け止め（サンスクリーン剤）の成分

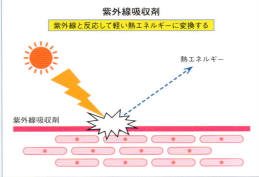

図5-7-21　UVAに対する予防効果

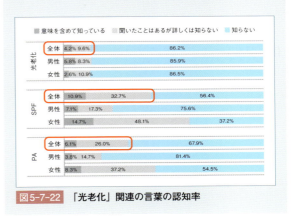

図5-7-22　「光老化」関連の言葉の認知率

Satoh & Kawadaによる日本人の分類法がある。この分類では，タイプⅠは日焼けにより赤くなるが黒くなりにくい，Ⅱは平均的に赤くなり黒くなる，Ⅲは赤くなりにくい，の3型に分けられる。このスキンタイプでⅠ型の紫外線感受性が高いグループでは，光老化による深いしわが多いことが知られている。特に若い時期からの紫外線防御対策が必要なグループといえる。

（川島　眞）

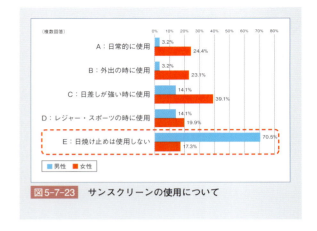

図5-7-23　サンスクリーンの使用について

8 | 肝斑，雀卵斑

はじめに

- 肝斑は成人女性の顔，特に眼や口のまわりによく見られるしみの1つである。妊娠，出産，ホルモン剤の内服がきっかけで発症する。日光に当たることによって悪化する。
- 雀卵斑は小児の顔の頬に見られる褐色の色素斑である。肝斑と違って小型のものが多発する。日光に当たることによって悪化する。
- 肝斑は内服薬や外用薬の治療によって改善する。雀卵斑はレーザーなどの光治療によって改善する。

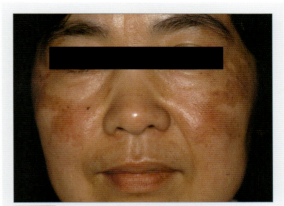

図5-8-1 46才女性。肝斑の典型例（文献1より引用）

肝斑とは

（1）肝斑の疫学と病因

肝斑は顔のしみの1つで，30〜50歳代の女性に好発する。アジア系，ヒスパニック系，アフリカアメリカン系の人に多い。肝斑は英語では通常"melasma"といい，特に妊娠時に出現するものを"chloasma"や"the mask of pregnancy"ということが多い[1]。近畿大学医学部皮膚科の専門外来の1つである女性外来でのデータでは，40歳代が57%と最も多く，次いで50歳代が23%，30歳代が17%と続いた。60歳以上は3%で，20歳代は0であった。

数年かけて徐々に拡大し，夏に濃くなり冬に薄くなる。妊娠，出産，経口避妊薬やホルモン製剤の内服をきっかけに発症することが多い。日光に当たることによって悪化する。メラノサイト刺激ホルモン（MSH）・女性ホルモン（プロゲステロンやエストロゲン）の上昇によって，皮膚の色素細胞（メラノサイト）においてメラニン合成が促進することが原因であると考えられている。

（2）肝斑の症状

肝斑は境界が比較的明瞭な褐色の色素斑が眼や口のまわりに分布する（図5-8-1）。左右対称性にみられることが多いが，非対称のことも多い。筆者は

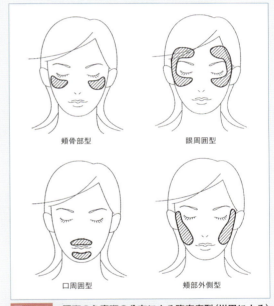

図5-8-2 肝斑の色素斑の分布による臨床病型（川田による）（文献1より引用）

頬骨部型（最も頻度の高いもの），眼周囲型（重症のもの），口周囲型（口を囲むように見えるもの），頬部外側型（頬部外側の耳前部に三日月の形をしたもの）に分類している（図5-8-2）[1]。

（3）肝斑の治療

治療方法としては内服薬・外用薬・ケミカルピー

147

リングがある[1]。通常は内服薬のみ，外用薬のみ，内服薬と外用薬の併用のいずれかで治療することが多い。

①内服薬

わが国ではトラネキサム酸，ビタミンC，あるいは両者の内服がよく使われている。両者併用では60〜80%の効果が見られている。川島らは，ビタミンCとL-システインの合剤と，これにトラネキサム酸を加えた新規内服薬とによる多施設無作為化比較試験を行った。その結果，肝斑改善率はトラネキサム酸含有製剤が60.3%で，非含有製剤の26.5%と比較して有意に高かった。現在，この製剤はトランシーノ®（第一三共ヘルスケア）として市販されている。トラネキサム酸の副作用として多いのは下痢や腹痛などの胃腸障害である。ただし，まれに血栓を生じる可能性があるため注意が必要である。

トラネキサム酸は，抗プラスミン作用を介してのメラニン産生抑制や，プロスタグランジン産生抑制による抗炎症作用などによって肝斑が改善すると考えられている。ビタミンCは酸化型メラニンの還元作用があり，炎症後色素沈着および肝斑に有効である。

②外用薬

外用薬としては，ハイドロキノン外用薬がある。ハイドロキノンは水酸化フェノールの1種で，すでに肝斑治療の標準薬として欧米で使用されてきた。わが国でも2002年に認可されて以来，皮膚科などの医療機関で自費購入が可能となった。それ以来わが国でも多くの患者が使用している。主な副作用は刺激感や接触皮膚炎で，まれに褐色の色素沈着が見られる。

ハイドロキノンは触媒であるドーパ存在下で，チロシナーゼの基質のチロシンと競合し，チロシンからドーパへの酸化反応を抑制し，メラニン合成を阻害する。さらにメラノソームの分解作用やメラノサイトへの障害作用も有する。

その他の外用薬としては，トレチノイン，アゼライン酸，コウジ酸，甘草抽出物，ナイアシンアミド，アスコルビン酸二リン酸，トラネキサム酸，ルシノール，アデノシン一リン酸二ナトリウムなどが

有効であるという報告がある。

③ケミカルピーリング

酸性の液体を皮膚に塗布し，その後反応を止めて，治療する方法である。ケミカルピーリングの作用機序はメラニン除去が主である。副作用として肝斑そのものの悪化や炎症後色素沈着がある。試料としてはサリチル酸，トリクロル酢酸，グリコール酸などの有効例が報告されている。使いやすさや安全性などからグリコール酸が最も使用されている。

④光治療

光治療のうちQスイッチ・ルビーレーザーなどのレーザー治療は禁忌とされている。

（4）肝斑の生活指導

サンスクリーン剤などで適切に光防御を行う。サンスクリーン剤はUVBとUVAに有効な広域サンスクリーン剤が望ましい。また日常使用であれば，SPF（Sun Protection Factor，日焼け止め指数）は15〜30あれば十分と考える。

さらに，メークアップによって患者のQOLや満足度が著明に改善することから，メークアップを含めた化粧も勧められる。

経口避妊薬，悪化因子と思われる化粧品・薬剤などを中止する。

2 雀卵斑とは

（1）雀卵斑の疫学と病因

雀卵斑は幼小児期から思春期に発現する顔面の色素性病変である[2]。中年以降は軽快することが多い。優性遺伝で白人に多い。夏に濃くなり，冬に薄くなる。

（2）雀卵斑の症状

雀卵斑は，小型の褐色色素斑が両頬部に左右対称性に分布する（図5-8-3，5-8-4）。色素斑の大きさがそろっているのが特徴である。肝斑と異なり，局面を作らない。日光黒子（老人性色素斑）としばしば鑑別が困難であるが，日光黒子は左右非対称性のことが多く，色素斑も大小さまざまであることが多い。

（3）雀卵斑の治療

内服薬や外用薬の効果は少ない。レーザーなどの光治療が第一選択となる。

波長が694nmのQスイッチルビーレーザー装置や，755nmのQスイッチアレキサンドライトレーザー装置がよく使用されている。これらはメラニンを標的にしたレーザー光を用いている。

IPL（Intense Pulsed Light）はフラッシュランプを光源とし，レーザー光とは異なる広域可視光である[3]。IPLはメラニン，ヘモグロビン，コラーゲンの吸収波長をカバーしている。したがってメラニンの多い雀卵斑に有効である。

Qスイッチルビーレーザーも IPLのいずれも雀卵斑に有効であるが，保険適用はない。

（4）雀卵斑の生活指導

肝斑と同様にサンスクリーン剤などで適切に光防御を行う。

コラム：IPLとは

IPL（Intense Pulsed Light）はレーザーとは異なる光である。フラッシュランプを光源とする。単色光でエネルギーが極めて強いレーザーと異なり，IPLは広域可視光で出力が比較的弱い。IPLはメラニン，ヘモグロビン，コラーゲンの吸収波長をカバーしている。メラニンを標的とした疾患では，日光黒子，雀卵斑に，ヘモグロビンでは毛細血管拡張，ポートワイン母斑，老人性血管腫に，コラーゲンでは肥厚性瘢痕，ケロイド，ニキビ跡，毛孔の開きなどに有効である。その他 IPL はくすみ・乱れたきめ・浅いしわなど光老化の症状に有効であり，「光による若返り」といわれる。

（川田　暁）

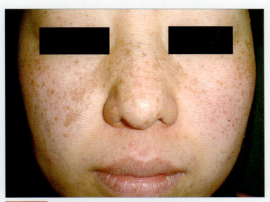

図5-8-3　36歳女性。雀卵斑の典型例

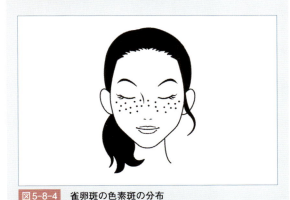

図5-8-4　雀卵斑の色素斑の分布

参考文献

1) 川田　暁：肝斑治療の現状．皮膚病診療，32：427-433，2010
2) 川田　暁：そばかす（雀卵斑），肝斑，黒皮症．山口　徹，北原光夫，福井次矢編集，今日の治療指針2013年版，医学書院，p1068，2013
3) 川田　暁：レーザー等を用いたアンチエイジング治療．五十嵐敦之編集，1冊でわかる最新皮膚科治療，文光堂，pp271-274，2013

9 | 脱毛症，白髪

はじめに

哺乳類において毛髪の機能は，物理的外力からの保護，害虫からの防御，紫外線防御，保温，感覚受容器等と考えられる。ヒトの場合は進化とともに体毛が軟毛化しているが，頭髪や睫毛は依然として防御機能を有しているほか，自己アピールやカモフラージュの機能が大きい。その意味で毛の悩みは人々の心にも大きな影響を及ぼす。その代表的な疾患として，本稿では脱毛症・白髪について解説する。

1 脱毛症

比較的多い脱毛症として，男性型脱毛症，円形脱毛症，休止期脱毛症，瘢痕性脱毛症について述べる。

（1）男性型脱毛症

男性型脱毛症（androgenetic alopecia：AGA）とは，前頭部，頭頂部といった部位にパターン化した脱毛を生じること（パターン脱毛）を特徴とする思春期以降の男性に多い脱毛症である（図5-9-1A）。本邦における統計では20～60歳代の男性の30％が男性型脱毛症といわれている。60歳代以後は約半数の男性が発症する。前頭部と頭頂部が変化を起こすが，額の生え際の後退よりも頭頂の脱毛斑が先に進行するタイプが多く見られるのが日本人の特徴である。また，女性においても男性型脱毛症が生じることが知られている。最近では北アメリカ脱毛症研究グループらの主張に基づき，女性型脱毛症と呼ばれることが多い。女性型脱毛症では頭頂正中線を中心に脱毛を生じる（図5-9-1B）。しかしながら，体内での男性ホルモン過剰産生によって生じた場合では，前頭部，頭頂部の男性型脱毛パターンを呈することもある。

①男性型脱毛症はなぜ起こるか？

その本質は毛周期のうち成長期の短縮で，本来なら十分に長い成長期を経て十分に大きな毛包組織，

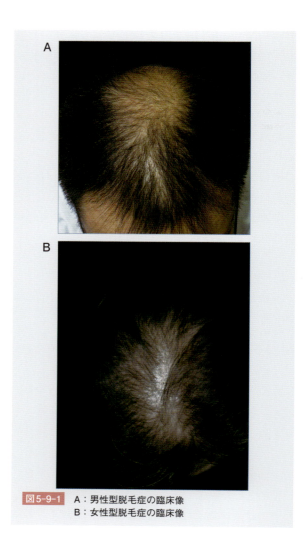

図5-9-1　A：男性型脱毛症の臨床像
B：女性型脱毛症の臨床像

さらに十分に太い毛幹を生じるはずが，短縮した毛周期を繰り返してしまう。そうするうちに毛包のサイズが小さくなり（ミニチュア化），そのため太い毛幹を作れなくなる。通常は平均約4年の成長期が数カ月から約1年に短縮する。その発症には遺伝的素因とともに男性ホルモンが関わることはよく知られている。しかしながら，なぜ同じホルモンが一方で髭を濃くし，他方で頭髪を薄くするのか不明であった。実は，この反応性の違いは毛乳頭細胞が決めている。男性ホルモンが毛乳頭細胞に作用すると，思春期に濃くなってくる髭では毛母細胞の増殖

を刺激する因子（インスリン様成長因子-1）が分泌されて成長期が延長する。逆に，男性型脱毛の前頭部毛乳頭細胞からは男性ホルモンによって毛母細胞の増殖を抑制する因子（TGF-β1）が分泌されて成長期が短縮する。そのほかにも毛周期の調節には多くの因子が関与しており，これらの因子を増加もしくは減少させることが，毛成長促進のストラテジーとなるだろう。

②診断と治療

上述したように，男性では前頭部と頭頂部，女性では正中線を中心とした軟毛化が認められる。診断が難しい場合は，皮面からの光の乱反射を遮って拡大鏡で頭皮を観察するダーモスコピー（トリコスコピー）が有用である。特徴的トリコスコピー所見は毛直径の不均一性（明らかに他と比べて細い毛髪の割合が20%以上を占めている状態）である。

また，日本皮膚科学会による男性型脱毛症治療ガイドラインで推奨されている治療は，フィナステリド内服およびミノキシジル外用液による療法である。

(2) 円形脱毛症

円形脱毛症は，その名のとおり，円形の脱毛斑が頭部，眉毛，須毛（しゅもう）部などに生じる疾患である（図5-9-2）。境界明瞭な脱毛斑で，多発したり全身の毛に及んだりすることもある。爪に点状の陥凹や横溝があることや，爪が弱くなってはがれやすい状態（爪甲剝離）もあり得る。病勢が強い時期は脱毛斑の周囲の毛を軽く引っ張るだけで毛が脱落してしまう状態（易抜毛性）になる。診断的な所見は病的毛といわれ，黒点毛，折毛，感嘆符毛などが見られる。性差はなく，小児を含めどんな年齢層にも起こる。

①円形脱毛症はなぜ起こるか？

病因としては毛包構成細胞もしくは成分に対する自己免疫（自己の身体構成の一部を外敵として免疫系細胞が攻撃してしまう状態）が考えられている。したがって，自己免疫学的な背景をもつ疾患，すなわち，白斑，慢性甲状腺炎や全身性エリテマトーデス，シェーグレン症候群などの膠原病との合併にも注意が必要となる。さらにはアトピー性皮膚炎の合

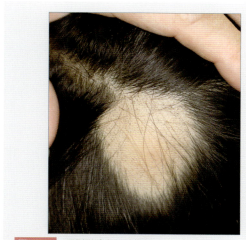

図5-9-2　円形脱毛症の脱毛斑

併もしばしば経験される。精神的ストレスが原因で生じると一般には信じる向きもあるものの，それだけで生じるものではない。いずれにせよ，毛の疾患ではあるものの，毛自体が病的なのではなく，毛を攻撃する自己免疫が病的状態を形成していると理解しておくことは重要である。

②どんな病型があるか？

脱毛斑の数や範囲で分類されている。

a）単発型：脱毛斑が1ヵ所
b）多発型：脱毛斑が複数ヵ所
c）全頭型：頭部全体の脱毛
d）汎発型：頭髪，眉毛，睫毛，体毛などの全身の脱毛
e）蛇行型（ophiasis type）：頭髪の生え際に沿う帯状の脱毛

③診断

以下の疾患との見分けが大切である。

a）トリコチロマニア（抜毛症）：自分で毛を引き抜いてしまった状態で，脱毛斑がさまざまな形をしていて一見奇妙な形状から人工的であると推測できる場合もある。しかし，みかけだけでは円形脱毛症との鑑別が難しい例もしばしばで，小児の場合に多く，毛を抜いていること自体は本人も気づいていないので，慎重な経過観察が必要となる。再生してくる毛が円形脱毛症の場合は生毛であるのに対して，トリコチロマ

ニアでは硬毛であること，トリコチロマニアでは円形脱毛症に見られる前述の易抜毛性，黒点毛，折毛，感嘆符毛などが見られないことが鑑別点となる。

b）頭部白癬：皮膚の表面に鱗屑（フケ）が付着していて，毛を検鏡すると真菌要素が見られる。

c）牽引性脱毛（ポニーテール脱毛）：毎日強く引っ張ってまとめ髪をしているうちに脱毛が生じる状態である。

④治療

a）外用療法：単発型ですでに再生毛のある場合は無治療でも多くは治癒するが，塩化カルプロニウム溶液（フロジン®液）を外用してもらうこともある。進行中の場合や多発型ではローションタイプのステロイド外用薬を用いる。効果が見えるまで数カ月かかる。

b）内服療法：セファランチン，グリチロンの内服を併用する。

c）理学療法：以上の治療で効果が見られなければ，紫外線療法も組み合わせて行うこともある。

d）難治例の治療：広範囲の多発型，全頭型，汎発型，蛇行型で比較的病初期（約半年以内）ではステロイドミニパルス療法（メチルプレドニゾロン500mg／日×3日間）を行う。発症後半年から1年以上経ている場合は，DPCP（diphencypropenone）で感作させたうえで定期的にDPCPの外用を行う感作療法を行う。

（3）休止期脱毛症

毛周期は本来毛包のひとつひとつでランダムに営まれており，その周期がそろうことはないが，成長期から退行期・休止期へ同調が多数の毛包で起きてしまうことで抜け毛（休止期の脱毛）が増えてしまう状態をいう。膠原病，甲状腺疾患，過剰なダイエット，発熱性疾患後，出産後など全身状態を反映して生じることもあるが，特発性に明らかな原因がなく起こることも多い。男性型脱毛症や女性型脱毛症のような部位的なパターン化がなく，頭髪全体にびまん性に生じる。毛直径を観察すると明らかな軟毛化もなく，円形脱毛症に見られるような毛幹の変化もない。拡大鏡で見ても明らかな変化がないことが特徴である。実地臨床においては背景となりうる内科疾患をまずルールアウトすることが重要である。

（4）瘢痕性脱毛症

毛包のバルジ領域が自己のリンパ球など免疫細胞に攻撃され，幹細胞が消失することによって，毛周期という一種の組織再生の繰り返しができなくなり，毛包が線維化組織で置き換わってしまう状態をいう。いったん脱毛を来すと再び発毛してこないため永久脱毛となる。皮表を観察すると毛孔が消失している。毛包を攻撃してくる白血球細胞が好中球であるか，リンパ球であるか，種々のものの混合であるかで分類され，臨床的な形状からいろいろな診断名がつけられている。円形脱毛症ではバルジ領域がそこまで攻撃されず，幹細胞は残存しているので毛包が瘢痕となって永久脱毛とならないことと対照的である。瘢痕性脱毛症の治療はあくまで進行を止めることにつき，抗菌薬内服・外用，ステロイド内服・局所注射・外用などを試みる。

2　白髪（しらが）

白髪は見た目の年齢を大きく左右するので，若白髪の方々には大きな悩みとなる。毛包のバルジ領域は，毛包の上皮系部分の再構成をするための幹細胞を有していると同時に，毛髪に黒色のメラニン色素を与えているメラノサイト（色素細胞）の幹細胞も有している。しかし，年齢とともにこのメラノサイト幹細胞がバルジ領域から失われてしまう。その結果，毛髪にメラニンを与えることができなくなり，白髪という状態になってしまう。幹細胞への障害には酸化ストレスが関与していることを推測する向きもある。加齢による白髪を治療するには毛包幹細胞を復活させるよりなく，再生医療の実現が求められる。一方で，メラノサイトの悪性腫瘍である悪性黒色腫（メラノーマ）は非常に予後が悪いものであるので，組織再生においては幹細胞からの悪性腫瘍化が起こらないよう注意が必要である。現在はまだメ

ラノサイト再生医療は実用化されていないが，その開発には慎重な検討が求められる。いまのところ，白髪を進行させない，もしくは予防するための有効な方法は，明らかに科学的に証明されたものはない状態である。

一方，前述した円形脱毛症の治癒過程においては，当初白髪で生えてくることがほとんどで，そのような場合は，多くの例では白髪が黒色化していくことが日常診療で経験される（図5-9-3）。

（乾　重樹）

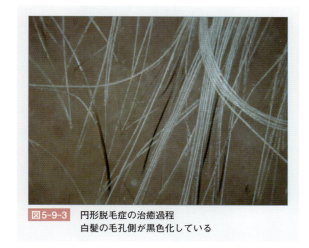

図5-9-3　円形脱毛症の治癒過程
白髪の毛孔側が黒色化している

10 | 爪の変形と色調の変化

はじめに

　一般的に爪の異常として最も有名なものは爪白癬（爪水虫）であるが，爪の混濁や肥厚があっても必ずしも爪白癬とは限らない[1, 2]。爪の変形や色調の変化を来す疾患は他にも数多くある。爪白癬と誤診して不要な治療を行っている（医療機関だけでなく，患者が自己判断でOTCの抗真菌薬を使用していることもある）ことは少なくない。本稿では，まず爪白癬について解説し，続いてその他の代表的な疾患について述べる。本稿は多少専門的になるが，要は「爪に異常を来す疾患はたくさんあり，爪水虫だけではない」ということを理解しておくことである。

　なお，治療に関しては本書の読者層を考慮し簡単に述べるにとどめる。爪や爪疾患についてはすでにすばらしい名著が出ており[3, 4]，詳しく調べる際には是非これらの教本を読まれることをお薦めする。

1 爪白癬

（1）診断

　爪白癬は白癬菌が爪甲に感染したものである[1, 2]。通常，足白癬から白癬菌が爪甲に侵入する。爪白癬と他の疾患を鑑別する最も一般的な方法は，直接鏡検である。爪甲の混濁や爪甲下の角質増殖など何らかの爪甲の変化があれば，必ず鏡検を行う。爪を採取して，KOH溶液で溶解し，顕微鏡で観察して，菌糸や分節胞子など菌要素を検出する。その際，菌要素を検出できれば爪白癬といえるが，一度，鏡検が陰性であったからといってもすぐに爪白癬でないとはいえない。鏡検を繰り返しても菌要素が陰性であって初めて爪白癬を否定できる。その他の検査方法として，培養（培地で真菌を育てる）や，病理組織学的検査法（爪を切片にして真菌を染めて顕微鏡で観察する），分子生物学的方法（真菌の遺伝子を検出する）などがある。注目するべきものとして最近，白癬菌の抗原を検出する糸状菌検出試験紙が体外診断薬として承認された。特殊な器具や技術を必要とせず，インフルエンザ検査や妊娠検査薬のようにその場で簡単に検査ができて結果が出る。

（2）臨床像

　爪白癬は，白癬菌の侵入経路と臨床像によって分類されている。白癬菌が爪の先端や側面から侵入し，爪甲の肥厚や混濁が遠位や側面からはじまる遠位側縁爪甲下爪真菌症（distal and lateral subungual onychomycosis：DLSO）（図5-10-1），爪の表面だけに感染し爪甲表面だけが白濁する表在性白色爪真菌症（superficial white onychomycosis：SWO）（図5-10-2），後爪郭（いわゆるあま皮のところ）から菌が侵入し爪甲の近位部から混濁がはじまる近位爪甲下爪真菌症（proximal subungual onychomycosis：PSO）（図5-10-3），爪甲全体に病変が及び，爪甲が肥厚し脆弱化した全異栄養性爪真菌症（total

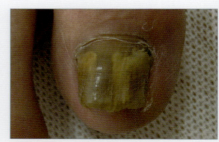

図5-10-1　遠位側縁爪甲下爪真菌症（distal and lateral subungual onychomycosis：DLSO）型爪白癬：爪甲の肥厚や混濁が遠位や側面から始まる

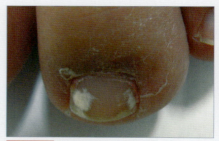

図5-10-2　表在性白色爪真菌症（superficial white onychomycosis：SWO）型爪白癬：爪の表面だけに感染し爪甲表面だけが白濁する

dystrophic onychomycosis：TDO）に分類される。

(3) 治療

経口抗真菌薬の内服が基本であるが，軽症であれば爪白癬外用抗真菌薬も利用できる。

2 爪に異常を来す疾患

爪に異常を来す疾患について概説する[3,4]。爪白癬以外にも多数の疾患があることを理解いただきたい。

①爪カンジダ症・カンジダ性爪囲爪炎

爪カンジダ症は爪そのものへのカンジダ感染であるが，臨床像では爪白癬と区別がつかない（図5-10-4）。ただし，手指の爪の混濁は爪白癬ではなく爪カンジダ症であることが多い。手はカンジダのいる口や陰部に触れるからである。カンジダ性爪囲爪炎は爪のまわりの組織へのカンジダの感染症であり，爪の混濁以外に，爪郭部（爪のまわりの部分）の紅斑，鱗屑，爪上皮（あまがわ）の消失など爪囲の変化を伴う（図5-10-5）。治療は経口抗真菌薬の内服である。

②厚硬爪甲

爪甲が厚くなる（図5-10-6）。高齢者でしばしばみかける変化である。ほとんどが第1趾である。爪甲が遠位へ伸びず，上方（爪床から遠ざかる方向）へ伸びる（積み上がる）ことによって形成される。過度の爪切りにより爪甲を短くしていると起こることがあるが，明らかな原因がないことも多い。爪甲は肥厚することにより透明度が下がるため，一見混濁しているように見える。しかし，爪白癬のような爪甲の脆弱化もなく，爪甲下角質増殖もほとんど来さない。厚く肥厚した爪甲は靴下を履く際にも引っかかるし，靴を履くと圧迫されて疼痛の原因となる。治療は肥厚した爪甲をニッパーなどで削る。

③爪甲鉤弯症

肥厚した爪甲が，その名のとおり鉤（かぎ）状に曲がりながら伸びるものである。表面に蛎殻状のしわのように見えるすじがある（図5-10-7）。高齢者にみられる。第1趾に多いが，他の趾に見られることもある。鉤状に湾曲するため，趾腹に食い込んだり，隣の趾にあたって潰瘍を形成したりする。また

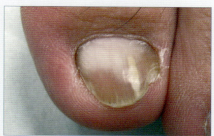

図5-10-3　近位爪甲下爪真菌症（proximal subungual onychomycosis：PSO）型爪白癬：爪甲の近位部から混濁が始まる。この症例では，近位部の爪甲下の白濁に加え，くさび状の混濁も生じている

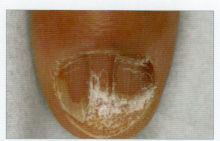

図5-10-4　爪カンジダ症：爪甲の混濁，爪甲下の角質増殖があり，臨床的に爪白癬と区別できない（この写真は検査のために一部削られている）

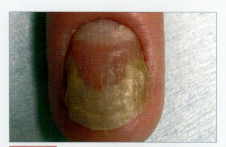

図5-10-5　カンジダ性爪囲爪炎：爪の変形以外に爪郭部の紅斑，鱗屑，爪上皮の消失など爪囲の変化を伴う

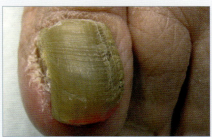

図5-10-6　厚硬爪甲：爪甲が肥厚して，透明度は下がっているが，いわゆる混濁はなく，爪甲を切っても，爪甲下の角質増殖もほとんどない

靴下や靴を履く際の障害にもなる．もちろん，このような爪甲は患者自身では切ることができない．さまざまな治療法が報告されているが，最も多い高齢者では，治療としてニッパーなどで定期的に爪切りをするのが現実的である．削ることにより，歩くときの疼痛が和らいだり，靴下も引っかからなくなり，見た目もよくなり，患者のQOLは格段に向上する．

④緑色爪

爪甲下の緑膿菌感染症で，緑膿菌の産生する色素により，爪甲が緑色～濃緑色～黒緑色となる（図5-10-8）．ただし，まったく正常な爪に緑膿菌が感染することは少なく，爪囲炎，爪甲剥離症，爪白癬，爪乾癬などのあるところに腐生的に緑膿菌が増殖することが多いので，緑色爪の一部には基礎疾患として爪白癬が存在することもある．緑色爪と診断しても，さらに基礎疾患の検索を行わなければならない．治療は，緑膿菌に対する治療と，基礎疾患に対する治療を並行して進める．緑膿菌に対しては，緑膿菌に効果のある抗菌薬の内服または外用を行う．緑膿菌は腐生的に定着しているので，その増殖する場所をなくしてしまうのが最も効果的であり，病爪は可能であれば除去したほうがよい．また，基礎疾患を治療すると緑膿菌が繁殖する母地がなくなるため，緑色爪の治療を行わなくても同時に治癒することもある．

⑤爪乾癬

乾癬は皮膚科を代表する疾患であるが，爪病変を来たす皮膚疾患としても有名である．点状陥凹は頻度も高く，特徴的である．そのほか，粗糙化，爪甲白斑，爪甲下の紅斑や黄色斑，爪甲下線状出血，爪甲剥離や爪甲下角質増殖などを来す（図5-10-9）．爪囲や他の部分の皮膚に乾癬の皮疹が見られれば，診断は容易であるが，爪のみに病変を形成した場合，乾癬に絶対的な所見があるわけではないので，診断が難しくなる．組織学的には皮膚に見られるのと同様な変化が見られる．外用薬では難治で，シクロスポリンなどの経口薬や生物学的製剤が必要となることが多い．

⑥掌蹠膿疱症

掌蹠膿疱症でも，乾癬に類似した爪甲の変化が見

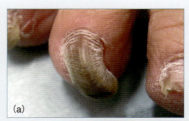
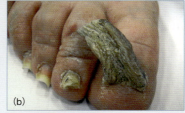
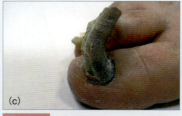

図5-10-7 爪甲鉤弯症：爪甲が肥厚し，その名のとおり湾曲して鉤のようになる．表面に層状のしわのようなすじがみられる．（a）比較的軽度の症例，（b, c）重症例．このように背側に向かって湾曲することもある

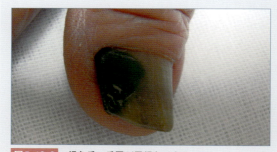

図5-10-8 緑色爪：爪甲が黒緑色である

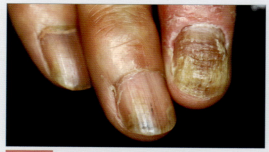

図5-10-9 爪乾癬：表面に点状陥凹や横溝が見られ，遠位部では軽度の爪甲下の角質増殖を来たして，黄色に見える．爪囲にも鱗屑をつける紅斑が見られ，このような場合，爪乾癬の診断は比較的容易である

られることが多い（図5-10-10）。爪甲下の膿疱や爪囲に紅斑，鱗屑，小水疱，膿疱を伴うこともある。通常，手掌や足蹠に掌蹠膿疱症としての皮疹が見られるので診断は難しくない。治療は外用療法を行うが，爪甲の変化が高度な場合は難治であり，爪病変の改善のためにはエトレチナートやシクロスポリン，生物学的製剤などの全身療法を要する。

⑦爪扁平苔癬

扁平苔癬も爪病変を伴うことが多い（図5-10-11）。爪の縦裂，縦線条，翼状爪，菲薄化，爪甲層状剥離，爪甲下角質増殖，爪甲剥離症，爪甲の消失などさまざまな症状が見られる。皮膚病変や粘膜病変とともに爪の病変を生じることもあれば，爪病変のみのこともある。前者の場合，扁平苔癬自体の診断はさほど難しくないため，爪病変が扁平苔癬によるものであることは容易に推測できる。しかし後者の場合，扁平苔癬に特異的な爪変化があるわけではないので診断が難しくなる。診断が難しいときは，生検を行って，扁平苔癬に相当する組織学的変化を確認することで確定する。

⑧黄色爪症候群（yellow nail syndrome）

成長遅延を伴う黄色の爪甲（図5-10-12），リンパ浮腫，呼吸器疾患を3徴候とする症候群で，呼吸器疾患としては特に胸水が多く，その他気管支炎，気管支拡張症，肺炎などの気管支や肺の感染症がある。先天性のリンパ還流異常がベースにあり，後天的に中高年になって感染などを契機として還流障害が助長されることによってリンパ管浮腫や胸水が顕在化すると考えられている。リンパ浮腫は下腿に多い。黄色爪とリンパ浮腫だけの症例もある。爪白癬は白癬菌という外因によるので，罹患爪と健常爪があり，罹患爪もその混濁や爪甲下角質増殖の程度は爪ごとにばらばらである。それに対して，yellow nail syndromeは内因性の疾患であるため，全爪がおかされ，かつ，その症状も均一である。

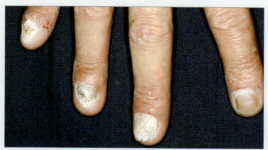

図5-10-10 掌蹠膿疱症の爪病変：爪甲表面の軽度の粗糙化，肥厚が見られる。爪囲の皮膚に乾いた膿疱が見られる。これが掌蹠膿疱症の皮膚病変である

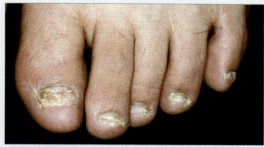

図5-10-11 爪扁平苔癬：爪甲が菲薄化，粗糙化し，消失しかかっている所がある

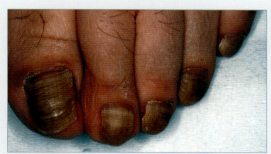

図5-10-12 yellow nail syndrome：爪甲の肥厚，黄色変化，横溝が見られる。内因性の疾患であるため，すべての爪甲の変化が同様である

⑨爪疥癬

　疥癬はヒゼンダニというダニがヒトの角層に感染する疾患で，非常に掻痒が強い皮疹を生じる。ヒトからヒトに感染し，集団感染を起こすこともあり，見逃してはならない。疥癬が爪をおかすと，爪甲の肥厚，混濁，爪甲下角質増殖などが見られ，一見爪白癬のように見える（図5-10-13）。鏡検すると多数の疥癬虫がみつかる。手の疥癬トンネルや，陰部の結節などからの鏡検で疥癬と診断した場合，爪の変化があれば，これも鏡検するべきである。爪疥癬には経口薬の効果が低く，できるだけ肥厚した爪甲を削り，疥癬に有効な外用薬の密封療法を行う。

⑩爪甲剥離症

　爪甲剥離症は爪甲が遠位部で爪床から隔離して，剥離が近位へ進行する状態である。爪甲は爪床と密着していると透明感をもつが，爪床から剥離して爪床との間に空間ができると白色に見える。女性に多く，ほとんどが手指の爪甲にみられる（図5-10-14）。手指に多いのは，手指はさまざまな作業を行うため，爪甲をはがす方向へ外力がかかるためと考えられる。また，女性に多いのは水仕事が多いことに起因するのかもしれない。原因としては，感染症（特にカンジダ感染症は頻度が高い），物理的外力，湿疹（アレルギー性もしくは刺激性接触皮膚炎など）が多い。そのほか，各種皮膚疾患や薬剤，甲状腺疾患や循環不全などの全身性の疾患によることがある。

　また，マニキュアが原因となることもある。しかし，実際にはこれらを検索しても特定の原因が明らかにならないことが多く，その場合は特発性爪甲剥離症という。治療は，原因や原疾患の治療や除去を行う。湿疹が原因の際はもちろんであるが，原因が不明で臨床的には特発性といわざるを得ない場合でもごくわずかな湿疹性変化の場合も多いため，ステロイドを外用する。

⑪その他

　爪甲に外力がかかった際に，爪甲下に出血した爪甲下出血（図5-10-15）や繰り返す外力により変形した第5趾爪もよく見られる（図5-10-16）。周囲に胼胝（べんち：たこ）を伴うことも多い。爪甲下血腫は自然に吸収されるか遠位に押し出されるので

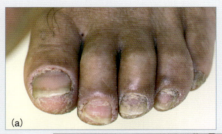
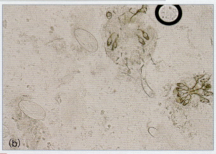

図5-10-13　爪疥癬：(a) 角化型疥癬に見られた爪疥癬。爪囲の皮膚には高度な過角化を来たし，鱗屑を厚く付けている。爪甲表面の白濁や爪甲下角質増殖が見られる。(b) この爪甲下の角質増殖や鱗屑を鏡検すると多数の虫体や虫卵が見られる

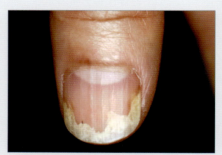

図5-10-14　爪甲剥離症：爪甲が遠位から近位にかけて剥離しているが，爪囲にはほとんど変化が見られない

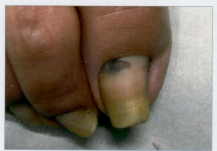

図5-10-15　爪甲下出血：爪甲下に紫斑（いわゆる内出血）が見られる

放置でよい。変形した第5趾爪は整容面以外の問題はないので，基本的に放置してよい。むしろ，爪白癬と誤診して抗真菌薬を使用しないようにすることが大切である。

（常深祐一郎）

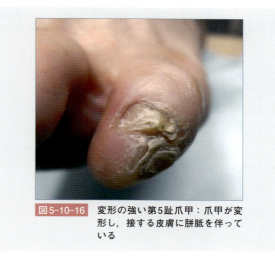

図5-10-16 変形の強い第5趾爪甲：爪甲が変形し，接する皮膚に胼胝を伴っている

参考文献

1) 常深 祐一郎：毎日診ている皮膚真菌症，南山堂，2010
2) 原田 敬之：Med Mycol J, 52：77-95, 2011
3) 西山 茂夫：爪疾患カラーアトラス，南江堂，1993
4) 東 禹彦：爪―基礎から臨床まで―，金原出版，2004

11 ホクロ，脂漏性角化症

はじめに

- ホクロと呼ばれるものには色素性母斑，青色母斑，単純性黒子がある。いずれも良性の疾患である。小型から大型の，黒色から褐色の，結節や局面で見られる。表面が滑らかである。
- 脂漏性角化症は上皮系の良性腫瘍の1つである。褐色から黒色の，やや盛り上がった結節や局面で見られる。表面がガサガサと乾燥している。
- ホクロと脂漏性角化症はともに良性疾患であるため，悪性が疑われたり外観に問題がある場合に，検査や治療を行う。

表5-11-1	ホクロの種類

色素性母斑
　先天性母斑細胞母斑
　後天性母斑細胞母斑
青色母斑
単純性黒子

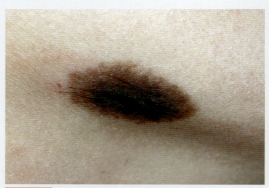
図5-11-1　10代男性顔面の先天性母斑細胞母斑

1 ホクロとは

（1）ホクロの種類

　色素性母斑と単純性黒子が，通常「ホクロ」といわれる。色素性母斑は，神経系由来の母斑細胞が増殖する良性の腫瘍である。分類としては，大きく先天性母斑細胞母斑と後天性母斑細胞母斑に分けられる（表5-11-1）。その他青色母斑という病型がある。

①先天性母斑細胞母斑

　多くは出生時から存在し，小型で単発性である。1.5cm以上の比較的大型のものは生後1カ月から2年以内に生じる。身体の成長に比例して大きくなる。境界がはっきりしていて，表面が滑らかで，黒色から褐色の局面を示す（図5-11-1）。やや盛り上がり，毛が生えていることが多い。病理組織学的には表皮と真皮に母斑細胞が増えている。これは後天性母斑細胞母斑と同様の組織像である。

　20cm以上の巨大なタイプでは，5〜6％に悪性黒色腫を発生する可能性がある。体幹の半分以上に巨大な色素性母斑が見られ，脳神経症状を伴うものを神経皮膚黒皮症という。

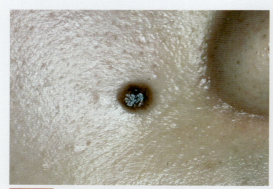
図5-11-2　20代女性の顔面の後天性母斑細胞母斑

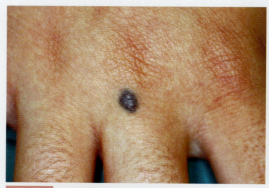
図5-11-3　60代男性の手の青色母斑

②後天性母斑細胞母斑

　小児期や思春期にできるものが多い。30歳を過ぎると小さくなったり薄くなるものが多い。しかし成人で大きくなる傾向がある場合は悪性黒色腫を発

症する可能性がある。母斑細胞が存在する部位が表皮であれば境界母斑，真皮であれば真皮内母斑，両者にあれば複合母斑の3型に分類される。比較的小型（10mm以下）で円形から類円形の形で，色は黒色から褐色である（図5-11-2）。平らなものからドーム状に盛り上がるものまでさまざまである。病理組織学的には，表皮・真皮に母斑細胞がかたまりのように増えている。

③青色母斑

真皮に存在する色素細胞（真皮メラノサイト）が増殖した疾患である。多くは後天性である。単発性で青黒色から灰青色の局面または結節で見られる（図5-11-3）。5〜10mm程度の大きさで，手足の甲・顔面・頭部によく見られる。悪性黒色腫が発症することもある。

④単純性黒子

表皮の基底層に存在する色素細胞（表皮メラノサイト）が増えてメラニンを大量に合成している疾患である。多くは後天性である。黒色から褐色の斑が多数見られることが多い（図5-11-4）。5mm程度の大きさで，手足の甲や裏・顔面によく見られる。

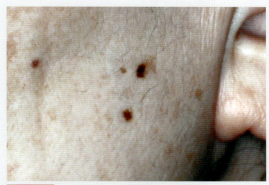

図5-11-4　50代女性の顔面の単純性黒子

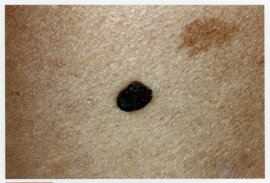

図5-11-5　70代男性背部の脂漏性角化症

2　ホクロの治療

ホクロは基本的に良性の疾患であるため，特に検査や治療の必要はない。しかし悪性腫瘍が疑われた場合は生検という検査を行い，良性か悪性かを確認する。また外観で目立ったり気になる場合は治療の対象となる。完全に除去するためには，局所麻酔下で外科的に切除を行う。この場合傷跡が必ず残るため，手術前に患者さんに詳しい説明をし，理解していただき承諾をとる必要がある。

3　脂漏性角化症とは

老人性疣贅（ゆうぜい）や年寄りいぼともいう。良性の上皮性腫瘍の1つである。褐色から黒色の，やや盛り上がった，境界がはっきりした結節・局面で見られる（図5-11-5）。表面がガサガサと乾燥している。ときにかゆいことがある。1〜5cm程度の大きさで高齢者の顔面・前胸部・背部に多く見られ

る。黒い場合は悪性黒色腫や基底細胞癌などの悪性腫瘍と似ている場合があるので，注意が必要である。病理組織学的には，角質と表皮が厚くなり，表皮に基底細胞様や有棘細胞様の細胞がかたまりのように増える。

4　脂漏性角化症の治療

脂漏性角化症も基本的に良性の疾患であるため，特に検査や治療の必要はない。悪性腫瘍が疑われた場合は生検という検査を行い，良性か悪性かを確認する。外観で目立ったり気になる場合は治療の対象となる。完全に除去するためには，局所麻酔下で外科的に切除を行う。しかし傷跡が残るため，炭酸ガスレーザーによる治療や液体窒素による冷凍凝固術がしばしば選択される。

（川田　暁）

12 にきび

はじめに

にきび（尋常性痤瘡，アクネ，acne vulgaris，以下痤瘡と呼ぶ）は，90％以上の人が経験する一般的な疾患である[1]。小学校6年生くらいから発症し，高校生の頃に症状が最も強くなり，大学生のころになって治まってくる思春期の痤瘡が一般的だが，特に女性では思春期後も継続したり，思春期後に発症したりする思春期後痤瘡（いわゆる「大人にきび」）がある。いずれの場合も数年以上の長い経過をとる。痤瘡は皮脂を分泌する皮脂腺が豊富な脂腺性毛包に生じる。脂腺性毛包は主に顔面，前胸部，上背部に分布するため，痤瘡はこれらの部位にできる。生命予後には影響しないが，顔面の症状が主体であるため感情面での生活の質（Quality of life：QOL）に大きな影響があり[2]，患者にとって苦痛の大きい疾患である。さらに，炎症軽快後もケロイド・肥厚性瘢痕あるいは萎縮性瘢痕のような後遺症を残しうる。20代の女性の60％[3]，痤瘡の受診患者の90％[4]に何らかの瘢痕があるとする報告もある。痤瘡は，慢性の経過，QOLの障害，後遺症の3要素を持つことから，毛包脂腺系の慢性炎症性疾患と位置付けられている[5]。

痤瘡においても，アトピー性皮膚炎や光老化と同様にスキンケアは重要であるが，一方で瘢痕を残しうる疾患であり，単なる生活改善やスキンケア指導だけでは治癒しない。患者の生活の質を早期に改善し，瘢痕を残さないためには，積極的に医療機関で治療することが望ましい。マスメディアで取り上げられるスキンケアは思春期後の成人女性を対象として乾燥肌対策が強調されているが，脂性肌の思春期の中高生にも配慮し，肌質に適したスキンケアを啓発することが肝要である。

1 痤瘡の症状と発症機序

痤瘡の症状には，面皰（めんぽう），丘疹，膿疱，囊腫（のうしゅ），炎症後紅斑，炎症後色素沈着，萎縮性瘢痕，肥厚性瘢痕，ケロイドなどがある。

面皰は，英語ではcomedoneあるいはcomedo（コメド）と呼ばれ，皮脂が毛包内にたまっているが，炎症のないにきびの初期症状を指す。毛孔の先が閉じていて白く盛り上がって見えるものが，閉鎖面皰あるいは白色面皰（通称：白にきび）であり，毛孔の先が開いているものは，開放面皰あるいは黒色面皰（通称：黒にきび）である。

思春期になると性ホルモンの分泌が盛んになり，男性ホルモンの作用で皮脂の分泌が増える。女性でも卵巣などで男性ホルモンは産生されている。皮脂の分泌が亢進し，毛孔の先の皮膚が厚くなって毛孔が詰まると，皮脂の出口がなくなり，毛孔の中に貯留する。この状態が面皰である。面皰は痤瘡の初期症状であり，以下に述べる丘疹や膿疱の周囲には，面皰が必ず混在している。

Propionibacterium acnes（痤瘡桿菌：通称，アクネ菌）は皮膚の常在菌だが，特に面皰の中は酸素が少なく皮脂が豊富で，好脂性通性嫌気性菌である痤瘡桿菌が増殖して炎症を起こす。皮膚症状としては，赤く腫れた丘疹や膿がたまった膿疱となる。皮膚のやや深いところに膿がたまり，袋状になったものを囊腫と呼ぶ。

丘疹や膿疱が治ると，隆起はなくなるが，紅斑が残る。これが炎症後紅斑で，さらに時間がたつと炎症後色素沈着となり，その後時間の経過とともに自然に消失する。一部の丘疹や膿疱は，凹んだ瘢痕を残すことがあり，萎縮性瘢痕と呼ぶ。また，盛り上がった瘢痕は肥厚性瘢痕やケロイドという。萎縮性瘢痕や肥厚性瘢痕，ケロイドは，不可逆性のにきび痕である。

2 日本における痤瘡治療の歴史

2008年まで，日本には面皰に高い有効性を持つ薬剤がなかった。治療の主体は抗菌薬であり，治療の対象は炎症性皮疹のみで，医師も患者も炎症が悪化した場合のみ医療機関を受診することが当然とと

らえ，症状が軽快したら抗菌薬を中止し，悪化したら再開することを繰り返していた。また，炎症の程度が軽い場合には洗顔などのスキンケアで対処し，医療機関への受診は不要と考えていた。

アダパレンが承認されて状況は大きく変化した。面皰の治療が可能となり，軽症あるいは炎症が生じる前の受診を促し，早期の積極的な治療が推奨されるようになった。また，アダパレンは耐性菌の懸念がなく，長期に継続して面皰の新生を抑制することで炎症性皮疹の予防となることから，医療機関での治療の1つとして維持療法を行うことが可能となった。

しかし，海外では抗菌薬の長期使用による薬剤耐性痤瘡桿菌の増加が問題視されるようになり[6, 7)]，日本でも薬剤耐性痤瘡桿菌の増加[8)]が懸念され，過酸化ベンゾイルという耐性菌を誘導しない薬剤の日本への導入が強く求められていた。そして，2015年から2016年にかけて2.5%過酸化ベンゾイルゲルと，3%過酸化ベンゾイルと1%クリンダマイシンの配合剤や，2.5%過酸化ベンゾイルと0.1%アダパレンの配合剤が発売され，日本の痤瘡治療は新しいステージに入った。

3 主な痤瘡の治療薬

尋常性痤瘡に対する治療で主に用いられる薬剤は，アダパレン，過酸化ベンゾイル，外用抗菌薬，内服抗菌薬である。それぞれについて治療上の要点をまとめる。

(1) アダパレン

表皮細胞のレチノイン酸受容体に結合するレチノイド様物質であり，毛包漏斗部の角化異常を是正する。内外で多数の臨床研究が行われ，面皰に対する有効性が確立している[9, 10)]。長期連用が可能で[11)]，外用抗菌薬[12〜16)]や内服抗菌薬[17〜18)]と併用することでより高い効果を示す。急性炎症期には抗菌薬や過酸化ベンゾイルのような抗菌作用のある薬剤と組み合わせて使用し，維持期には単独あるいは過酸化ベンゾイルとの併用を行うこととなる。問題点として，妊婦に禁忌であることに加え，塗布部位の乾燥，紅斑，刺激感，瘙痒感などの副作用がある。対処方法として，塗布量，塗布回数を減らしたり，保湿剤を併用したりする。保湿剤をあらかじめ併用することでの，アダパレンの副作用の軽減と脱落例の減少が報告されている[19)]。

(2) 過酸化ベンゾイル

痤瘡桿菌に対して殺菌的に作用し，毛孔の角化異常による閉塞を改善する作用も有していて，面皰にも炎症性皮疹にも有効である[20)]。耐性菌の報告がなく，また耐性菌を持つ痤瘡にも有効であることから，急性炎症期のみならず，維持期[21)]にも使用可能である。アダパレンと同様の局所の副作用がある。また，まれではあるがアレルギー性の接触皮膚炎の報告があり，瘙痒を訴える場合には注意が必要である。日本には，2015年から2016年にかけて2.5%含有の単剤と0.1%アダパレンとの配合剤，3%含有する本剤と1%クリンダマイシンとの配合剤[22)]が導入された。

(3) 抗菌薬

抗生物質は細菌由来の抗菌作用を持つ薬剤を指すため，ニューキノロン系抗菌薬のように合成で作られた薬剤を含まない。したがって，抗生物質も含めて抗菌薬という名称を使う。日本で承認されている痤瘡に適応のある外用抗菌薬は，クリンダマイシンゲル，クリンダマイシンローション，ナジフロキサシンクリーム，ナジフロキサシンローション，オゼノキサシンローションの3種類5剤型である。痤瘡に用いる内服抗菌薬には，ドキシサイクリン[23, 24)]，ミノサイクリン[24, 25)]，ロキシスロマイシン[26〜28)]，ファロペネム[29〜31)]などがある。

抗菌薬の問題点は，薬剤耐性菌の増加である。海外では痤瘡に対して抗菌薬を単独で使用しないことが推奨されている[32)]。急性炎症期に抗菌薬を使用する場合には，アダパレンあるいは過酸化ベンゾイルと併用，あるいは過酸化ベンゾイルとクリンダマイシンの配合剤を用いる。また，維持療法として抗菌薬を使用してはいけない。

4 そのほかの痤瘡治療

（1）面皰圧出

　面皰圧出は，毛包内に貯留している皮脂を押し出すことであり，溜まっている膿を出すこととは異なる。注射針などで出口を作り，面皰圧子という専用の器具で押し出す。患者が自分で「にきびを潰す」のは，組織を挫滅させて瘢痕の原因になったり，内容物が十分に出なくて炎症が広がったりするため，行ってはいけない。

（2）ケミカルピーリング

　グリコール酸やサリチル酸マクロゴールを用いたケミカルピーリングは，皮膚の角層を剥離して，毛孔の詰まりを取る作用があり，面皰に有効な治療法[33, 34]の1つである。痤瘡桿菌への作用[35]も報告されている。特に，アダパレンや過酸化ベンゾイルなどで塗布部位の副作用を示す場合や，効果が不十分な場合などに適している。標準的な外用療法は自身による治療であるためアドヒアランスが低いと効果がない。しかし，ケミカルピーリングの施術はアドヒアランスが確実に把握できる点が大きなメリットになる。なお，ケミカルピーリングは医療行為であり，医療機関以外では業として行うことはできない。

（3）アゼライン酸

　アゼライン酸は毛漏斗の角化異常，皮脂の分泌亢進，抗菌作用，抗炎症作用など幅広い作用を示し，面皰と炎症性皮疹の両者に有効である。海外では医薬品として承認され，ガイドライン[32]等でも広く採用されている。自家製剤で高い刺激性を示す報告もあったが，刺激指数の低い製剤が開発されて臨床試験で面皰，炎症性皮疹の両者に対する有効性が確認され[36, 37]，日本では医家取り扱いの化粧品に配合されている。

5 実際の痤瘡治療

　現在の痤瘡の治療の主たるターゲットは，毛孔の詰まりと痤瘡桿菌である。毛孔の詰まりを改善する薬剤，すなわち面皰に有効な薬剤は，アダパレンと過酸化ベンゾイルである。また，痤瘡桿菌に対して有効な薬剤として抗菌薬と過酸化ベンゾイルがある。日本皮膚科学会では2016年と2017年に尋常性痤瘡治療ガイドラインを改訂し[38, 39]，エビデンスに基づく標準的治療を提示している。これらのガイドラインでは治療期を炎症が主体の急性炎症期と，炎症が軽快した後の維持期に分けている。

（1）急性炎症期の治療

　急性炎症期は，炎症性皮疹が主体の時期で，治療開始からおよそ3カ月以内をさす。この時期には，早期に炎症を抑えることを目標に積極的な併用療法を行う。症状の程度により異なり，軽症から中等症であれば過酸化ベンゾイル，アダパレン，外用抗菌薬の3種の外用薬を肌質やアドヒアランスを考慮して組み合わせて使用する。最も高く推奨されている配合剤には，過酸化ベンゾイルと外用抗菌薬の1つであるクリンダマイシンの配合剤と，過酸化ベンゾイルとアダパレンの配合剤がある。中等症以上であれば，症状により内服抗菌薬を加える。重症や最重症では内服抗菌薬の位置付けが高くなる。

（2）維持期の治療

　症状軽快後の維持期には，再発の抑制と薬剤耐性菌出現の回避を目標に，耐性菌の出現を回避できる安全性の高い治療が望まれる。これらを満たす薬剤としては，アダパレンと過酸化ベンゾイルがあり，これらを単独あるいは両者の配合剤を用いて，維持療法を行う。

6 ニキビのスキンケア

　痤瘡におけるスキンケアは，治療の補助，悪化の回避のために重要である。ここでは，洗顔，保湿，メークアップについて取り上げる。

（1）洗顔

　洗顔は，余分な皮脂を除去し，皮膚を清潔に保つために必要である。痤瘡の場合には1日2回の洗顔料を用いた洗顔が推奨されている[40]。また，オイル

クレンジングは悪化因子とならないとする報告[41]があり，適切にデザインされたクレンジング剤で化粧を十分に落とすことが重要である。

(2) 保湿

保湿で痤瘡が改善することはない。特に思春期の脂性肌の痤瘡患者に不要な保湿を指導することは，医学的な根拠がなく避けるべきである。保湿は，乾燥肌，混合肌の患者の乾燥症状に対する対処や塗布している薬（アダパレンや過酸化ベンゾイル）の副作用の予防や軽減のために行う。その際には，痤瘡を悪化させないために，ノンコメドジェニックあるいはコメドジェニック試験が行われている製品を使用する。

(3) メークアップ

化粧品によって生じるcosmetic acneが報告され，痤瘡患者のメークアップを禁止する医師が多かったが，適切なメークアップであれば，痤瘡の治療を妨げず患者のQOLを改善することが報告されている[42〜44]。リップメークやアイメークを強調し，補色を用いて紅斑を目立たなくするようなメークアップは，痤瘡患者の感情面での生活の質を改善することが知られており，安易に化粧を禁止するのではなく，悪化しないように指導することが重要となる。

(4) 食事の痤瘡への影響

痤瘡の悪化因子として，チョコレート，ミルク，ケーキ，ピーナッツなどさまざまな食べ物が問題となる。いくつかの論文が発表されている[45〜50]が，現時点では，これらの食べ物の摂取制限で痤瘡が改善することを示す十分な医学的根拠はない。特定の食べ物で痤瘡が悪化した経験があれば，その食べ物の摂取を控えるのがよいが，一律に悪化因子といわれているものを全摂取しないことは好ましくない。

まとめ

日本の痤瘡治療は，海外の標準治療を取り入れながら進化してきている。従来は，抗菌薬を中心とする炎症性皮疹のみが治療対象であったのが，現在ではアダパレンや過酸化ベンゾイルが承認され，面皰も治療と炎症性皮疹軽快後の維持療法も可能となっている。

痤瘡は皮膚の疾患であり，生活改善やスキンケアのみでは治療できない。痤瘡瘢痕を残さないためには，痤瘡があれば早期に医療機関を受診し，症状軽快後も維持療法のための通院を継続するように啓発することが重要となる。

（林　伸和）

参考文献

1) 林 伸和, 川島 眞, 渡辺 晋一, 中田 土起丈, 飯島 正文, 松山 友彦, 原田 昭太郎：本邦における尋常性ざ瘡のアンケートによる疫学的調査成績. 日皮会誌 111: 1347-1355, 2001.
2) Hayashi N, Higaki Y, Kawamoto K, Kamo T, Shimizu S, Kawashima M: A cross-sectional analysis of quality of life in Japanese acne patients using the Japanese version of Skindex-16. J Dermatol. 2004; 31: 971-6.
3) 堀内 祐紀, 矢田 佳子, 高橋 詠姿, 林 伸和：20歳代女性のざ瘡とざ瘡瘢痕の実態調査. 日臨皮会誌 30: 636-642, 2013.
4) Hayashi N, Miyachi Y, Kawashima M.: Prevalence of scars and "mini-scars", and their impact on quality of life in Japanese patients with acne. J Dermatol. 2015; 42: 690-6.
5) 林 伸和, 赤松 浩彦, 岩月 啓氏, 黒川 一郎, 幸野 健, 谷岡 未樹, 日高 良子, 古川 福実, 山崎 修, 山崎 雙次, 山本 有紀, 宮地 良樹, 川島 眞, 日本皮膚科学会尋常性ざ瘡治療ガイドライン策定委員会：日本皮膚科学会ガイドライン　尋常性ざ瘡治療ガイドライン 日皮会誌 118: 1893-1923, 2008.
6) Coates P1, Vyakrnam S, Eady EA, Jones CE, Cove JH, Cunliffe WJ: Prevalence of antibiotic-resistant propionibacteria on the skin of acne patients: 10-year surveillance data and snapshot distribution study. Br J Dermatol. 2002; 146: 840-848.
7) Ross JI, Snelling AM, Carnegie E, Coates P, Cunliffe WJ, Bettoli V, Tosti G, Katsambas A, Galvan Peréz Del Pulgar JI, Rollman O, Török L, Eady EA, Cove JH: Antibiotic-resistant acne: lessons from Europe. Br J Dermatol. 2003; 148: 467-78.
8) Nakase K, Nakaminami H, Takenaka Y, Hayashi N, Kawashima M, Noguchi N: Relationship between the severity of acne vulgaris and antimicrobial resistance of bacteria isolated from acne lesions in a hospital in Japan. J Med Microbiol. 2014; 63: 721-8.
9) Kawashima M, Harada S, Loesche C, Miyachi Y:

Adapalene gel 0.1% is effective and safe for Japanese patients with acne vulgaris: a randomized, multicenter, investigator-blinded, controlled study. J Dermatol Sci. 2008; 49: 241-8.

10) Kawashima M, Harada S, Czernielewski J, Miyachi Y: Adapalene Gel 0.1%-Topical Retinoid-Like Molecule-for the Treatment of Japanese Patients with Acne Vulgaris: a Multicenter, Randomized, Investigator-Blinded, Dose-Ranging Study: Skin Research, 2007; 6: 494-503.

11) Kawashima M, Harada S, Andres P, Miyachi Y: One-year efficacy and safety of adapalene gel 0.1% gel in Japanese patients with acne vulgaris, Skin Research, 2007; 6: 504-512.

12) Wolf JE, Kaplan D, Kraus SJ, et al: Efficacy and tolerability of combined topical treatment of acne vulgaris with adapalene and clindamycin: a multicenter, randomized, investigator-blinded study, *J Am Acad Dermatol*, 2003; 49: S211-217.

13) Takigawa M, Tokura Y, Shimada S, et al: Clinical and bacteriological evaluation of adapalene 0.1% gel plus nadifloxacin 1% cream versus adapalene 0.1% gel in patients with acne vulgaris, *J Dermatol*, 2013; 40: 620-625.

14) 林 伸和, 宮地良樹, 川島 眞：尋常性痤瘡に対する外用抗菌薬（クリンダマイシンゲル）とアダパレンゲルの併用効果と適切な併用期間の検討, 臨皮, 2011; 65: 181-189.

15) Kobayashi M, Nakagawa T, Fukamachi K, Nakamura M, Tokura Y: Efficacy of combined topical treatment of acne vulgaris with adapalene and nadifloxacin: a randomized study, *J Dermatol*, 2011; 38: 1163-1166.

16) 川島 眞, 林 伸和, 宮地良樹：尋常性痤瘡治療ガイドラインに沿ったアダパレンと抗菌薬の併用療法とアダパレンによる寛解維持療法の有用性の検証, 臨床医薬, 2013; 29: 951-960.

17) Thiboutot DM, Shalita AR, Yamauchi PS, et al: Combination therapy with adapalene gel 0.1% and doxycycline for severe acne vulgaris, Skinmed, 2005; 4: 138-146.

18) Hayashi N, Kawashima M: Multicenter randomized controlled trial on combination therapy with 0.1% adapalene gel and oral antibiotics for acne vulgaris: comparison of the efficacy of adapalene gel alone and in combination with oral faropenem. J Dermatol. 2012; 39: 511-5.

19) Hayashi N, Kawashima M: Study of the usefulness of moisturizers on adherence of acne patients treated with adapalene. J Dermatol. 2014; 41: 592-7.

20) 川島 眞, 佐藤伸一, 古川福実 ほか：過酸化ベンゾイルゲルの尋常性痤瘡を対象とした第Ⅱ/Ⅲ相臨床試験 プラセボ対照, ランダム化, 二重盲検, 並行群間比較, 多施設共同試験, 臨床医薬, 2014; 30: 651-668.

21) 川島 眞, 流 利孝, 桂巻常夫：尋常性痤瘡患者での過

酸化ベンゾイルゲル長期投与時（52週間）の安全性および有効性評価 非盲検, ランダム化, 多施設共同第Ⅲ相臨床試験, 臨床医薬, 2014; 30：669-689.

22) Kawashima M, Hashimoto H, Alió Sáenz AB, Ono M, Yamada M: Clindamycin phosphate 1・2%-benzoyl peroxide 3・0% fixed-dose combination gel has an effective and acceptable safety and tolerability profile for the treatment of acne vulgaris in Japanese patients: a phase III, multicentre, randomized, single-blinded, active-controlled, parallel group study, Br J Dermatol, 2015; 172: 494-503.

23) Plewig G, Petrozzi JW, Berendes U: Double-blind study of doxycycline in acne vulgaris, *Arch Dermatol*, 1970; 101: 435-438.

24) Harrison PV : A comparison of doxycycline and minocycline in the treatment of acne vulgaris, *Clin Exp Dermatol*, 1988; 13: 242-244.

25) Garner SE, Eady A, Bennett C, Newton JN, Thomas K, Popescu CM: Minocycline for acne vulgaris: efficacy and safety, Cochrane Database Syst Rev, 2012 Aug 15; 8: CD002086. doi: 10.1002/14651858. CD002086.

26) Ferahbas A, Utas S, Aykol D, Borlu M, Uksal U：Clinical evaluation of roxithromycin: A double-blind, placebo-controlled and crossover trial in patients with acne vulgaris, *J Dermatol*, 2004; 31: 6-9.

27) 橋本明彦, 坪井廣美, 平松正浩, 関根敦子, 米元康蔵, 西山茂夫：痤瘡に対するRoxithromycin（ルリッド）の有用性 Minocyclineとの比較検討, 西日皮膚, 1996; 58: 135-137.

28) Hayashi N, Kawashima M: Efficacy of oral antibiotics on acne vulgaris and their effects on quality of life: a multicenter randomized controlled trial using minocycline, roxithromycin and faropenem, *J Dermatol*, 2011; 38: 111-119.

29) Hayashi N, Kawashima M: Multicenter randomized controlled trial on combination therapy with 0.1% adapalene gel and oral antibiotics for acne vulgaris: comparison of the efficacy of adapalene gel alone and in combination with oral faropenem, *J Dermatol*, 2012; 39: 511-515.

30) 乃木田俊辰：炎症性皮疹を伴う尋常性痤瘡に対するfaropenem内服とアダパレンゲル0.1%外用の併用療法の検討, 新薬と臨床, 2010; 59: 392-404.

31) 戸田憲一, 下中美香, 松島佐都子, 西脇冬子, 横田日高：尋常性痤瘡に対するファロペネムナトリウム（ファロム®錠）の治療効果, 新薬と臨床, 2006; 55: 1439-1445.

32) Nast A, Dréno B, Bettoli V, et al: European evidence-based (S3) guidelines for the treatment of acne, *J Eur Acad Dermatol Venereol*, 2012; 26 Suppl 1: 1-29.

33) Kaminaka C, Uede M, Matsunaka H, Furukawa F,

Yamomoto Y: Clinical evaluation of glycolic acid chemical peeling in patients with acne vulgaris: a randomized, double-blind, placebo-controlled, split-face comparative study, Dermatol Surg, 2014; 40: 314-322.

34) 大日 輝記, 川口 淳, 上田 説子, 内 小保理, 占部 和敬, 小林 美和, 下田 貴子, 十亀 良介, 高守 史子, 田中 倫子, 寺原 慶子, 中園 亜矢子, 文森 健明, 師井 美樹, 山本 有紀, 渡邉 徹心, 須賀 康, 古江 増隆, 戸倉 新樹, 川名 誠司, 古川 福実, 山元 修, 橋本 隆: サリチル酸マクロゴールピーリングによる尋常性痤瘡の治療効果 – 多施設無作為化二重盲検ハーフサイド対照比較試験, Aesthet Dermatol, 2012; 22: 31-39.

35) Takenaka Y, Hayashi N, Takeda M, Ashikaga S, Kawashima M: Glycolic acid chemical peeling improves inflammatory acne eruptions through its inhibitory and bactericidal effects on Propionibacterium acnes. J Dermatol. 2012; 39: 350-4.

36) 林 伸和, 小柳衣吏子, 乃木田俊辰, 藤山美夏, 川島 眞: 尋常性痤瘡を対象とした20%アゼライン酸クリーム（DRX AZAクリア）の基剤対照評価者盲検無作為化左右比較試験, Aesthetic Dermatology, 2012; 22: 40-49.

37) 川島 眞, 林 伸和, 小柳衣吏子: 20%アゼライン酸クリーム（R410）の本邦尋常性痤瘡患者における有効性および安全性の検討, Aesthetic Dermatology, 2011; 21: 32-41.

38) 日本皮膚科学会ガイドライン改訂委員会: 林 伸和, 赤松浩彦, 岩月啓氏, 大森遼子, 上中智香子, 黒川一郎, 幸野 健, 小林美和, 谷岡未樹, 古川福実, 古村南夫, 山崎 修, 山崎研志, 山本有紀, 宮地良樹, 川島 眞, 日本皮膚科学会ガイドライン 尋常性ざ瘡治療ガイドライン2017（解説）, 日本皮膚科学会雑誌（0021-499X）127巻6号, pp.1261-1302（2017.05）

39) 日本皮膚科学会: 林 伸和, 赤松浩彦, 岩月啓氏, 大森遼子, 上中智香子, 黒川一郎, 幸野 健, 小林美和, 谷岡未樹, 古川福実, 古村南夫, 山崎 修, 山崎研志, 山本有紀, 宮地良樹, 川島 眞, 尋常性ざ瘡治療ガイドライン2016（解説）, 日本皮膚科学会雑誌（0021-499X）126巻6号, pp.1045-1086（2016.05）

40) Choi JM, Lew VK, Kimball AB: A single-blinded, randomized, controlled clinical trial evaluating the effect of face washing on acne vulgaris, Pediatr Dermatol, 2006; 23: 421 - 427.

41) 川島 眞, 根本 治, 森川玲子 ほか: 尋常性痤瘡を対象としたクレンジングオイルの使用経験, 臨皮, 2007; 61: 654 - 659.

42) Hayashi N, Imori M, Yanagisawa M, Seto Y, Nagata O, Kawashima M. Make-up improves the quality of life of acne patients without aggravating acne eruptions during treatments. Eur J Dermatol. 2005; 15: 284-7.

43) Matsuoka Y, Yoneda K, Sadahira C, Katsuura J,

Moriue T, Kubota Y : Effects of skin care and makeup under instructions from dermatologists on the quality of life of female patients with acne vulgaris. J Dermatol, 2006; 33: 745-752.

44) 谷岡未樹, 松永 佳世子, 秋田 浩孝, 片山 一朗, 乾 重樹, 石井 正光, 小林 裕美, 相場 節也, 菊地 克子, 石川 治, 永井 弥生, 照井 正, 高柳 たかね, 古江 増隆, 吹譯 紀子, 加藤 敦子, 山崎 貞男, 宮地 良樹: 尋常性痤瘡患者を対象としたメーキャップ化粧品の使用試験, 皮膚の科学, 2011; 10: 170-182.

45) 林 伸和, 佐藤 隆: 大学生を対象とするざ瘡の有無と生活習慣に関するアンケート解析結果の報告. 皮膚病診療35: 314-318. 2013.

46) 高山 有由美, 林 伸和: 生活指導のコツ ニキビ患者の食事指導. Derma. 170: 119-124, 2010.

47) Fulton JE Jr, Plewig G, Kligman AM: Effect of chocolate on acne vulgaris. JAMA 210: 2071-74, 1969.

48) Caperton C, Block S, Viera M, Keri J, Berman B: Double-blind, Placebo-controlled Study Assessing the Effect of Chocolate Consumption in Subjects with a History of Acne Vulgaris, J Clin Aesthet Dermatol, 2014; 7: 19-23.

49) Adebamowo CA, Spiegelman D, Danby FW, Frazier AL, Willett WC, Holmes MD: High school dietary dairy intake and teenage acne. J Am Acad Dermatol. 2005; 52: 207-214.

50) Kwon HH, Yoon JY, Hong JS, Jung JY, Park MS, Suh DH: Clinical and histological effect of a low glycaemic load diet in treatment of acne vulgaris in Korean patients: a randomized, controlled trial, Acta Derm Venereol, 2012; 92: 241-246.

13 | 皮膚の機器診断法

 はじめに

　皮膚の生理特性や内部構造に関して皮膚を傷つけずに皮膚表面から測定する機器が多く開発されており，測定対象は，保湿機能やバリア機能，きめやしわなどの表面形状，力学特性，光学特性，発汗，皮脂分泌，皮膚血流，代謝活性などである。これらは機器を用いた物理計測であるが，これら以外に粘着テープで皮膚表面の角層を1層剥がし（テープストリッピングという），得られた角層中のサイトカインや酵素活性など生物化学的指標を測定して肌状態を調べる方法もある。いずれの方法も化粧品研究において有用性の評価などに広く用いられている[1]。

　皮膚の計測法は技術の進歩とともに大きく変化した（表5-13-1）。例えば，角層水分量測定において以前は皮膚表面の電気特性から間接的に推定する方法が主流であったが，最近では in vivo 共焦点ラマン顕微鏡によって水分子を測定し，角層・表皮の深さ方向における分布状態について詳細に検討できるようになってきた。また，皮膚内部の観察においては，超音波やMRI（Magnetic Resonance Imaging）を用いた断層撮影以外に，OCT（Optical Coherence Tomography：光干渉断層撮影法），in vivo 共焦点レーザー走査型顕微鏡（Confocal Laser Scanning Microscope：CLSM），SHG顕微鏡（Second Harmonic Generation：第二高調波発生），多光子（励起蛍光）

表5-13-1　有用性評価に用いられる in vivo 皮膚計測法

測定項目	第一世代	第二世代	第三世代
皮膚（角層）水分量 （保湿機能）	電気特性測定 （Skicon Corneometer）	ATR-FTIR NIR MRI	In vivo 共焦点ラマン顕微鏡
TEWL（バリア機能）	密閉型（Meeco） 開放型（Evaporimeter, Tewameter）	密閉型（Vapometer） 密閉型（AquaFlux）	
皮膚表面形態 （きめ，しわ）	レプリカ二次元画像処理	レプリカ三次元測定 レーザー3D-Profilometer	In vivo 3D測定 （PRIMOS, Derma-Top Blue）
皮膚力学特性	歪一応力測定（吸引法：Cutometer，強制振動法） 機械インピーダンス	共鳴振動法（Venustron） 音響インピーダンス Reviscometer 非接触法	
皮膚内部構造	超音波断層撮影 MRI	OCT，機能的OCT In vivo 共焦点レーザー顕微鏡	In vivo SHG顕微鏡 In vivo 多光子顕微鏡
皮膚色 色素沈着（しみ），紅斑	（L*a*b*）表色系 マンセル表色系（H, V, C） 反射分光光度計	メラニン，ヘモグロビンの定量（Mexameter，SIAシステム）	表皮のメラニン分布 （In vivo 共焦点顕微鏡） （In vivo 多光子顕微鏡）
皮膚血流	レーザードップラー （点測定）	レーザードップラー レーザースペックル （二次元測定）	ドップラーOCT（ODT）
表皮増殖速度 （代謝活性）	角層ターンオーバー測定 （ダンシルクロライド法，角層細胞面積法）	In vivo 蛍光スペクトル （トリプトファン，NADPH）	
ROS AGE 抗酸化機能	・EPR ・ケミルミネッセンス ・AGE Reader		

顕微鏡（Multi Photon Microscope：MPM），CARS（Coherent Anti-Stokes Raman Scattering）顕微鏡など，生体顕微鏡と呼ばれる新しい測定機器が多く開発され，皮膚の組織構造だけでなく皮膚内の成分分析も可能になってきている。

ここでは表5-13-1に掲げた項目の中から，肌状態や化粧品の機能評価において基本と考えられている保湿機能（角層水分量），バリア機能，きめ，力学特性，しわ，しみ，皮膚色，肌のくすみや透明感，くまなどの測定について述べるとともに，最近，進歩のめざましい生体顕微鏡について述べる。

1 角層水分量測定

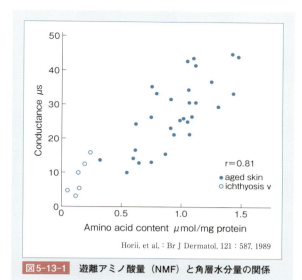

図5-13-1 遊離アミノ酸量（NMF）と角層水分量の関係

外気が乾燥すると皮膚の最外に位置する角層中の水分量は低下し，表皮ターンオーバーが亢進して機能の劣った角層が形成される。その結果，皮膚バリア機能や保湿機能が低下し，角層はさらに乾燥してきめは悪化し，表面には鱗屑が生じざらつき，肌の透明感や柔軟性が失われる。このように角層中の水分量は皮膚の恒常性や美しさを維持するうえで重要な役割を果たしており，その測定にはさまざまな機器が用いられている。

（1）高周波電流法

MHz程度の高周波電流を皮膚表面に流し皮表コンダクタンスあるいはキャパシタンスを測定する。皮表の水分量が多いほど測定値が高くなることを利用した測定器で，SKICON™（株式会社ヤヨイ）やCorneometer™（C+K社，ドイツ）など多くのものが市販されている。測定深度，再現性，ダイナミックレンジ（測定域）などにおいてそれぞれ特徴があるものの機種間の相関は高い。電極を一定の圧力で数秒間皮膚に押しつけるだけで容易に測定できるが，周囲の環境条件に影響されやすいので温度20～22℃，湿度50％前後など発汗の影響のない一定環境下で行う。測定値はNMF（Natural Moisturizing Factor，角層中に存在する遊離アミノ酸を主成分とする吸湿性の高い物質）量ときわめてよい相関[2]があるが（図5-13-1），測定深度は明確ではなく，角層および表皮生細胞層の一部を測定していると考え られている。

（2）ATR-FTIR法（Attenuated Total Reflectance-Fourier Transform Infrared）

赤外線吸収スペクトルを用いた方法である。皮膚に対する測定深度は1μm程度で角層表面の水分を測定している。アミドⅠ（1,645cm^{-1}）の吸収は蛋白と水分の影響を受けるが，アミドⅡ（1,545cm^{-1}）は蛋白の影響だけなので2つの吸収の比（アミドⅠ／アミドⅡ：MF moisture factor）を用いて相対的な水分量が測定できる。アミドⅠ，Ⅱのピーク以外では，2,100cm^{-1}近辺のブロードな水の吸収ピークを用いる[3]。

赤外吸収によるこの方法は，角層水分量だけでなく角層細胞間脂質の規則性や量的な検討，また結晶構造についても情報が得られるので，テープストリッピングを繰り返しながら測定すれば深さ方向において，水，脂質に関してさまざまな観点から検討できる[4]。

（3）近赤外線分光法（Near Infrared Spectroscopy：NIRS）

近赤外の波長領域で水分子は2つの明瞭な吸収帯（1,450nmと1,940nm）を持つ。皮膚による吸収が小さい1,100nm（比較するための基準値）と水分子に

よる吸収の大きい1,940nmのピーク差はSKICON™で測定した値やドライスキンの臨床スコアとよく対応する[5]。しかし，近赤外光は皮膚内への到達深度が深く（数百μm程度），1,940nmのピーク強度は角層の水分だけでなく表皮生細胞層や真皮層の水分にも影響を受けるので，この方法を用いて角層水分量を推定する場合は注意しなければいけない。一方，短時間（1～2時間程度）におけるワセリンやクリーム塗布による皮膚水和効果を調べる場合は，表皮生細胞層や真皮層における水分の変動は小さいので，測定された水分量の変化は塗布によって生じたと考えてよい。NIRSは皮膚に接触せずに測定できるので，塗布物が表面に残っている場合でも評価可能である。

以前から顔面全体における水分の分布状態をNIR画像で撮影されてきたが，もっぱら用いる光の波長領域は1,000～1,700nmで感度が低かった。最近，1,000～2,200nmの波長領域で撮影可能なNIRカメラが開発され，水による吸収の最も大きい1,950nm近辺のピークから水分を，1,775nm近辺のピークから油分を測定する方法が提案され，素顔だけでなく化粧品塗布による水分や油分の変化を調べることが可能である（図5-13-2）[6]。

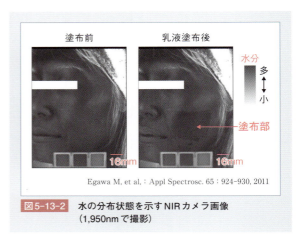

図5-13-2 水の分布状態を示すNIRカメラ画像（1,950nmで撮影）

(4) 磁気共鳴画像法（MRI：Magnetic Resonance Imaging）

プロトン（^{1}H）のシグナルを検出して皮膚深さ方向における水の分布状態を断層像で示す方法である。通常のMRIでは深さ方向の分解能が50μm程度で顔面や前腕などの角層（10～20μm程度の厚さ）をターゲットにして測定することは難しく，指先や踵のように厚い部位（角層厚は100μm程度）に限られ，ワセリン塗布の影響や水浸漬による変化などが検討されてきた[7]。最近，GARfield（Gradient At Right angles to field）MRIを用いて10μm以下の分解能で測定できるようになり，緩和時間T_1から水分を，T_2からNMFを求め，深さ方向における分布状態が調べられている[8]。後述するin vivo共焦点ラマン分光法で得られた結果とも比較的よい対応が認められており，また水分量だけでなく水の特性（結合水など）や^{31}Pについても調べることがで

きるので，今後，肌評価への適用が期待される。

(5) in vivo 共焦点ラマン分光法（Confocal Raman Spectroscopy：CRS）

ある物質に振動数V_0の光が照射されると入射光と等しい振動数をもつ散乱光（レイリー散乱）以外に振動数がV_0-V（ストークス散乱）あるいはV_0+V（アンチストークス散乱）の弱い光が散乱される（ラマン散乱光）。入射光とラマン散乱光の振動数の差（V）をラマンシフトといい，この値は分子構造（官能基）に固有の値を示すのでVの分布状態（ラマンスペクトル）から物質の構造がわかる。一般的には入射光より振動数の小さいストークス散乱光が解析され，共焦点ピンホールを装着することにより深さ方向の情報が得られる。

近年，in vivo共焦点ラマン顕微鏡[9]を用いて，角層を含む表皮中の深さ方向における水分やNMFの分布状態が調べられている。図5-13-3に頬，前腕，上腕，手甲，手掌における測定結果を示す。どの部位においても水分は皮膚表面から内部に向かって増加するが，その変化は部位によって大きく異なる。前腕や頬では角層内部に向かって急激に水分量は増加し，約15～20μmの深さでほぼ一定になるのに対し，手掌では約100μmの深さまで滑らかな増加が続く。水分量がほぼ一定になる深さが角層の厚さに相当し，角層の厚さは手掌＞手甲＞前腕＞頬の順になる。これまで角層水分量測定に使われてきた高周波電流法もNIRSも測定深度が明確でなく，ど

170

こまでの深さの水分を測っているのかについては不明であったが，初めて*vivo*で角層・表皮の深さ方向における水分量変化を調べることが可能になった。また，水分やNMF以外の生体成分や皮膚に塗布された薬剤の分布状態（経皮吸収性）などについても調べることができる。

2 皮膚バリア機能測定

皮膚にはさまざまな防御機能があり，これらのほとんどは角層が担っている[10]。防御機能はそれぞれの作用に対応して抗酸化（バリア）機能，抗微生物（バリア）機能などと呼ばれているが，その中で最も重要な機能が「透過に対するバリア機能」なので，これを単にバリア機能と略すことが多い。透過に対するバリア機能には外界からの異物の侵入に対する防御作用（out-in barrier）と，体内からの過剰な水分の蒸散を抑え乾燥から生体を守る防御作用（in-out barrier）がある。両方を合わせて透過に対するバリア機能と呼んでおり，角層および表皮顆粒層にあるタイトジャンクションが関与している。in-out barrierは角層水分量とならんでスキンケアを考えるうえで重要な皮膚特性で，体の内側から外側に向かって単位時間，単位面積あたりに蒸散する水分量$[g/m^2/hr]$，すなわち，TEWL（transepidermal water loss：経表皮水分損失量）であらわされ，測定にはEvaporimeter™（ServoMed社，スウェーデン），Tevameter™（C+K社，ドイツ）などが用いられている[11]。TEWL値は身体各部位によって異なり，顔面（頬，cheek）では前腕（forehead）や手甲（hand dors）などと比べて高い（図5-13-4）。すなわち，顔面のバリア機能は前腕に比べて劣っている。

一方，out-in barrierを測定する市販機器はないが，最近，水溶性着色料を皮膚に一定時間，接触させた後の皮膚色を測定し，その変化から皮膚のバリア機能を簡便に調べる方法が提案されている[12]。皮膚色の変化が大きいほど皮膚バリア機能が劣っていると考える。

タートラジンを生理食塩水に溶解させ，その水溶液を皮膚に接触させた後，皮膚色（b^*）を測定し，

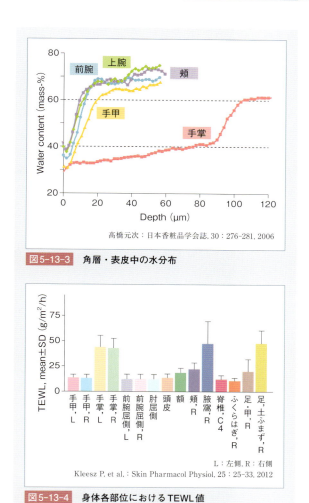

図5-13-3　角層・表皮中の水分布

図5-13-4　身体各部位におけるTEWL値

b^*の増加率からバリア機能を評価する。この方法はいくつか問題点を残してはいるものの，TEWL測定とは違う原理で外部からの物質の浸透性を調べ，バリア機能を評価しているので両者を並行して行えば皮膚バリアに対する新たな切り口になると思われる。

3 きめ測定

皮溝と皮丘で織りなされた皮膚表面の紋様はきめ（肌理）と呼ばれる。きめが整っていると皮膚内部反射光が増え，肌の透明感が上がり，きめの良さは美しい肌の条件の1つである。また，皮膚が伸展されたときめはその応力を緩和して簡単に角層が破

断されないように働く．

　きめを調べるには大別して二通りの方法がある．1つはシリコンラバーなどの印象剤を用いて皮膚表面のレプリカを採り，それを解析する方法（レプリカ法）と，もう1つはレプリカを介さずに直接，皮膚表面形状を調べる方法（in vivo法）である．さらにレプリカ法は，CCDカメラでレプリカを拡大撮像して画像を解析する方法（二次元画像解析法[13]）とレーザー光を用いてレプリカ表面の凹凸を精度よく三次元計測する方法（三次元解析法[14～16]）に分かれる．in vivo法においても同様で，マイクロスコープを用いて皮膚表面を撮影し画像解析する方法（二次元画像解析法[17]）と，格子状のパターンを皮膚に投影しその画像の歪みから皮膚の三次元情報を得る方法（三次元解析法[18,19]）に分かれる．それぞれ操作法，操作時間，測定精度などにおいて特徴があり，二次元画像解析法は深さ方向の精度が劣ること，三次元in vivo法は脈動や体動の影響を受けやすく測定精度が上がらないことなどから，レプリカ三次元計測法がよく用いられている．

　きめの異方性は加齢変化，あるいはスキンケアによる肌状態の変化を調べるうえで有効な指標である．若年の肌ではきめはどの方向にも均一に走向しているが，加齢とともに一方向に流れ異方性が強くなる（図5-13-5）[13]．また，ドライスキンの程度が進むほど異方性が目立つようになる．きめの異方性は二次元画像解析からも測定可能であるが，三次元形状データからFFT（Fast Fourier Transform：高速フーリエ変換）を行い，きめの方向性を解析するのが一般的である[14～16]．

4　皮膚力学測定

　皮膚力学特性は皮膚の柔らかさ，硬さなどの感触や，はり・たるみなどを評価するうえで重要で，皮膚の応力―歪特性や音波の伝播速度，反発力などを利用したさまざまな測定原理に基づいた機器が開発されている[20]．vivoの測定では角層，表皮，真皮に分けてその力学特性を調べることは難しいが，皮膚に与える変位量を変えることにより，ある程度皮膚深さ方向における違いを検討することができる．変

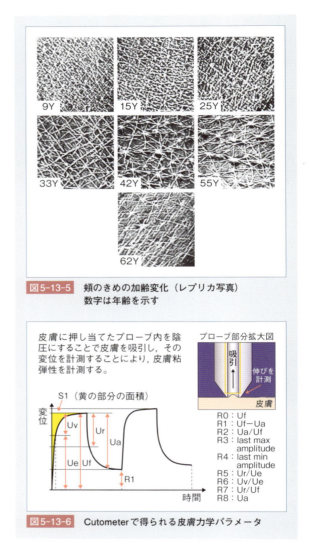

図5-13-5　頬のきめの加齢変化（レプリカ写真）
数字は年齢を示す

図5-13-6　Cutometerで得られる皮膚力学パラメータ

位を小さくすれば主として皮膚表面（角層・表皮）の特性が測定でき，変位が大きい場合には真皮や皮下組織の影響が強くなる．

　多くある機器の中でもセンサー内部を減圧して隆起した皮膚の高さから力学特性を調べるCutometer™（C+K社，ドイツ）は一般的に広く用いられている[21]．減圧状態（100～500mbの範囲で可変）を2秒間保ち，その後，開放したときの時間に対する変位（皮膚の隆起）曲線から多くのパラメータが測定される（図5-13-6）．Uf（減圧2秒後の変位量）やUv（遅延的変位量）などは角層水和測定に，Ur/UfやUa/Ufなどは皮膚の加齢変化やはり・たるみの測定に適している．Urは減圧を解除したとき

172

に瞬間的に戻った変位量を，Uaは2秒後に戻った変位量を示す。プローブの口径や減圧の程度を変えることにより皮膚に与える変位が変わり，皮膚深さに応じた力学特性が測定できる。例えば，口径を小さくして減圧量を下げれば表皮・角層の特性が強く反映する。

皮膚は皮膚割線（Langer line，ランガー割線）と呼ばれる方向に張力が高いため力学的異方性を示す。この方向は真皮中のコラーゲンやエラスチン線維の配向に基づいている。力学的異方性を調べるには音波の伝播速度を利用したReviscometer™（C+K社，ドイツ）が用いられ，ランガー割線に沿った方向では弾性率が高いことや，加齢に伴って力学的異方性が増すことが報告されている[22]。

5 しわ測定

しわ測定にはきめ測定と同様，大別するとレプリカを介してその凹凸を調べる方法とレプリカを採らずに直接，皮膚を三次元計測する方法（in vivo法）とがある。きめと同一の手法を用いるものの，きめ測定では皮溝，皮丘のパターンの変化が重要であるのに対し，しわ測定では個々のしわの深さ，長さ，数などが対象となり用いる解析パラメータが異なる。また，しわ改善評価においては施術前後における部位の厳密なマッチングが必要である。なお，しわ測定に関しては日本香粧品学会よりガイドラインが作成されている[23]。

(1) 斜光照明によるレプリカ二次元画像解析法（斜光照明法）

簡便で一般的に用いられる方法である。しわを強調した画像を作るため，きめ測定とは異なりレプリカに対し斜め一方向（伏角20～30度）から光を照射し影を作り，二値化処理して得られた影の部分の高さ，長さなどからしわの深さ，大きさを算出する。深いしわの陰に隠れた小ジワの解析ができないこと，しわの深さに関する精度が低いこと，二値化の条件によって抽出されるしわが異なることなど欠点はあるが，照明および撮影装置があればよいので安価で手軽に評価できる。

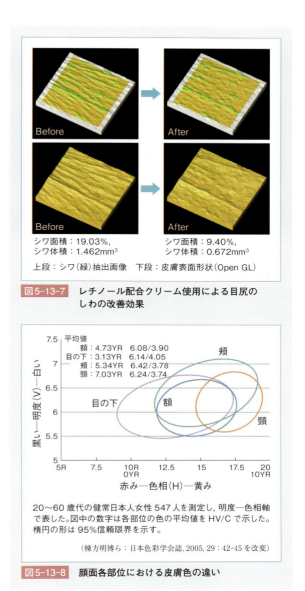

図5-13-7 レチノール配合クリーム使用による目尻のしわの改善効果

図5-13-8 顔面各部位における皮膚色の違い

(2) レプリカを用いた三次元解析法

きめ測定と同様，共焦点顕微鏡法やレーザー光切断法，パターン投影法などがある。三次元座標が得られるので，斜光照明による画像解析法よりも正確に，また，しわ体積，しわ横断面（深さのプロフィール）など二次元画像解析では求められない有用なパラメータも計算できる。三次元表示が可能なのでしわ改善の程度を明瞭に表示することができる（図5-13-7）。

(3) In vivo 三次元計測法

しわはきめよりも溝が深いのでvivoでの三次元計測が可能である。レプリカ剤の粘稠度によってはしわの奥まで入らず皮膚表面形状を正しく再現していないケースがまれにあること，レプリカ剤による閉塞に伴う皮膚水和によって表面形態が変わる可能性などが考えられ，レプリカ作成の巧拙によらず非接触で測定できる本方法は有用である。

6 皮膚色測定

皮膚色に関与する因子としてはメラニン，ヘモグロビン，カロチン，ビリルビンなど皮膚内に存在する色素や皮膚の構造などがある。これらの中で大きな影響を与えるのがメラニンとヘモグロビンで，メラニンは皮膚の明度や黄味に，ヘモグロビンは赤みに影響する。皮膚色の表し方には国際照明委員会 (CIE) で定められた色空間であるXYZ表色系 (X: 赤, Y: 緑, Z: 青) やL*a*b*表色系 (L*は明度, a*は赤み, b*は黄みを表す)，マンセル表色系 (H: 色相, V: 明度, C: 彩度) などがある。通常，多くの被験者を対象に部位や年齢による皮膚色の分布状態やその違いについて述べるのに感覚的にわかりやすいHVCがよく用いられている。その表記の仕方はHV/Cで表し，例えば5YR6.0/3.8という表記は，色相が5YR (Yellow Red)，明度が6.0，彩度が3.8を示す。

図5-13-8は20〜60歳代の日本人健常女性547人を対象に，額，目の下，頬，頸部の皮膚色の分布状態を明度 (V) と色相 (H) を軸に95%信頼楕円で示した結果である。平均値でみると，頬は額に比べて明るく，頸は目の下に比べて黄色いことがわかる。また日本人と白人 (イギリス人およびフランス人) の頬における皮膚色の比較では，日本人は白人に比べ色相は黄色の方向にあるが，明度には大きな差はない。加齢変化では日本人，白人ともに明度が低下し，黄みが強くなる (図5-13-9)。このようにHVCを使うと部位や年齢，人種の違いなどがわかりやすい。測定には分光測色計や色彩計が用いられる。

7 肌のくすみ・透明感，黄色化，くまの測定

肌のくすみは常に女性の肌悩みの上位にあげられ，20歳代後半から40歳代にかけて増加することから，加齢による影響が強いと考えられている。日本化粧品工業連合会によれば，肌のくすみとは顔の全体あるいは目のまわりや頬に生じ，肌の赤みが減少し黄みが増し，また皮膚のツヤや透明感が減少し，皮膚表面の凹凸などによる影によって明度が低下して暗く見える視覚的現象で，その境界は不明瞭である。その発生要因として，①血行不良による肌色の赤みの低下，②瀰漫 (びまん) 的なメラニンの沈着，③皮膚の弾力の低下や毛穴の開き，たるみな

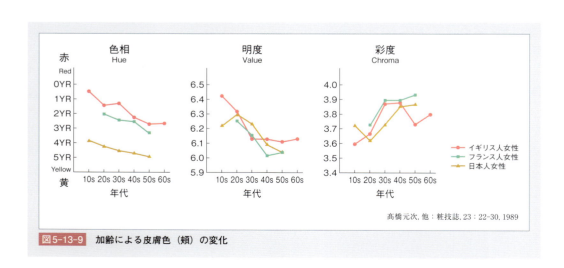

図5-13-9 加齢による皮膚色 (頬) の変化

どにより生じる皮膚表面の凹凸による影，④角層の肥厚などによる皮膚透明度（光透過性）の低下，⑤皮膚表面での乱反射によるツヤの低下，⑥加齢に伴う皮膚の黄色化，などがあげられている。皮膚科学的に考えた上記の要因以外に，肌の汚れ（メーク，ほこりなど）もくすみに関与する。このようにくすみには多くの因子が関連しており，皮膚メラニン量，皮膚血流，皮膚表面形状や光透過性の測定などを組み合わせることによりくすみ評価が行われている[1]。

肌のくすみの反対語として肌の透明感があり，透明感が増せばくすみは低下する。透明感は角層を通過して皮膚内に入る光の量に関係する。舛田ら[24]はゴニオメーターの入射光部と受光部に偏光フィルターを組み込むことで，皮膚での反射光を表面反射成分（皮膚表面で反射され皮膚内には入らない成分。表面反射光）と内部反射成分（皮膚内を反射・散乱して皮膚外に出る成分。内部反射光）に分離して計測する機器（変角偏光反射率測定装置：偏光ゴニオメーター）を開発した（図5-13-10）。入射光側と受光側の偏光フィルターを並列および直交に配置して測定することにより表面反射成分と内部反射成分の強さ（光量）を求めることができる。光の入射角度45°，反射角45°における皮膚内部反射率は透明感と対応しており，皮膚内部反射率が大きいほど肌の透明感は高い。皮膚生理指標と透明感とでPLS（Partial Least Square）解析した結果，透明感の高い肌は角層水分量が高く，きめは細かく（皮溝の間隔が狭い），皮溝は深く，メラニン量およびヘモグロビン量が低いことが示されている。

光が皮膚にあたったときに，光の5%程度は皮膚表面で反射され，残りの95%は皮膚内に入り，そのうち40%程度はヘモグロビンやメラニンなどで吸収され，残り55%程度が皮膚外に出てくる。皮膚内に入る光の量は角層の状態に大きく依存し，角層細胞の配列に乱れがある（キメが悪くなる）と皮膚内に入る光の量が低下し，肌の透明感は低下する。一方，皮膚（角層）が潤っている場合には角層の屈折率が低下して皮膚内に入る光の量が増え，皮膚内部反射光が上昇し透明感は増す。このように皮膚内部反射光の多寡から肌の透明感が評価できる。

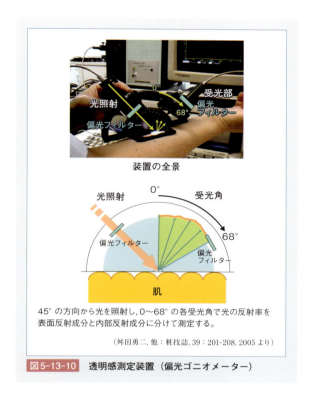

図5-13-10　透明感測定装置（偏光ゴニオメーター）

前述したように，加齢に伴う皮膚色の変化として黄色化があげられる（図5-13-9）。カロテノイドを多く含む食事を摂り続けると皮膚は黄色くなることや，皮膚中のメラニン量が増加するとL*は低下しb*（黄みを表す）が上昇することが知られているが，最近，皮膚のAGE（Advanced Glycation End Products）やカルボニル化蛋白が加齢による顔面の黄色化に関係することが報告されている。Ohshimaらによると蛍光測定[25]から求めた顔面皮膚のAGE指標はb*と対応する。一方，Oguraら[26]は光老化した顔面皮膚真皮では黄色化が認められるが，顔面表皮や非露光部位（腹部，臀部）の真皮では認められないこと，皮膚の黄色化は紫外線によって真皮中に生成したカルボニル化蛋白が原因であることを報告している。また真皮モデルを用いて黄色化に対する寄与の大きさをAGEと比較した結果，カルボニル化のほうがより顕著であることも述べている。

目のまわりのくまには血行不良によるもの（青いくま），メラニン色素の沈着によるもの（茶色のくま），皮膚のたるみでできた窪みによって影のように見えるもの（黒っぽいくま）がある。青いくまで

は血流速度の低下，酸化ヘモグロビンの低下が認められ，茶色いくまではメラニンの上昇が認められる。また青いくまは比較的若い年代に多く，茶色いくまは高齢者に多い。くまの部分は周囲と皮膚の色調が異なるため（VやL*が低い），その測定には皮膚色，血流速度，酸素ヘモグロビン量，メラニン量などの計測が行われている[27]。

8 しみ測定

しみはメラニンが皮膚に沈着し褐色を呈する斑で，明度や色調が周囲と異なることから，これまで評価には色彩色差計が広く用いられてきた。もっぱらL*値から調べられているが，L*値は皮膚の赤みの影響を受けるので微妙な変化を論じることは難しい。この影響を避けるため2波長における皮膚の反射率を利用してメラニン指数を測定するMexameter™（C+K社，ドイツ）やDermaspectrometer™（Cortex Technology社，デンマーク）が市販されている。最近では7波長を用いてメラニン量を二次元で表示できる（測定領域は56mm×56mm）Antera 3D™（Miravex社，アイルランド）もあるが，これらの機器は，まだ若干ヘモグロビン（赤み）の影響を受ける。この欠点を改良するため500〜700nmの範囲

で皮膚分光反射率曲線をメラニン，ヘモグロビン（酸化型および還元型）のスペクトルで重回帰し，それぞれの量を推定する方法が考案されている[28]。また，デジタルカメラで撮影した画像のRGBから各画素におけるメラニン指数や紅斑指数を算出する方法[29]や，RGB画像からXYZ画像へ変換し，重回帰式を用いてメラニン量を表示する方法も提案されている（図5-13-11）。

9 皮膚内部を調べる in vivo 生体顕微鏡

体内の組織を非侵襲的に観察する方法として超音波断層撮影やMRI，X線CTなどは医療分野で広く用いられているが，厚さわずか1mm程度の皮膚に対しては分解能が低く，そのままの条件では適用が難しい。近年，光バイオプシーと呼ばれ非侵襲的に皮膚内部の構造や構成成分を高分解能で調べることのできる技術，in vivo生体顕微鏡が開発されている。非線形光学現象を利用した多光子顕微鏡やSHG顕微鏡などは皮膚内部の観察だけでなく，経皮吸収測定にも活用され皮膚組織と併せて調べることができる。

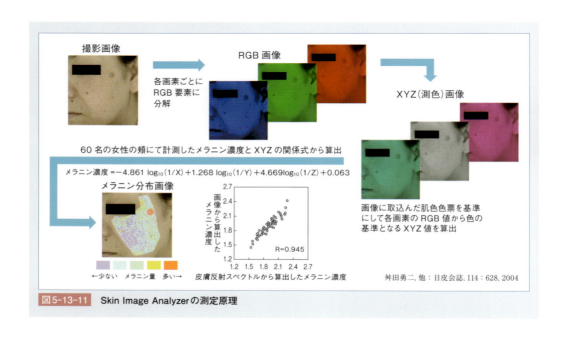

図5-13-11　Skin Image Analyzerの測定原理

（1）超音波断層撮影（Ultrasonography）

皮膚の測定には20〜50MHzの高周波数の機器が用いられている。空気と角層，表皮と真皮，真皮と脂肪層の界面など密度の異なる2つの層が接する界面では超音波の反射が強く起こるため，皮膚表面から入った超音波の反射強度（エコー強度）から皮膚深さ方向における断層像を作ることができる。エコー強度の違いから表皮，真皮，皮下脂肪が識別でき，皮膚厚や脂肪厚の測定，セルライトや加齢に伴う真皮の状態変化（コラーゲンの粗密）の観察などに使われている。

非露光部では加齢とともに表皮厚，皮膚厚は薄くなる。一方，露光部においてはsubepidermal low-echogenic band（SLEB）[30]と呼ばれる真皮上層のエコー強度の弱い領域が加齢とともに広くなる（図5-13-12）。これは日光を長い間浴びたことによって，真皮上層におけるコラーゲンが変性・分解するのでエコーが弱くなるためである。このコラーゲンの分布状態に着目してコラーゲンスコアとして簡便に測定する機器（DermaLab™，Cortex Technology社，デンマーク）が市販されており，サプリメントの効果評価などに使われている[31]。

（2）光コヒーレンス・トモグラフィー（Optical Coherence Tomography：OCT）

OCTは生体に入射された光が組織によって反射され，戻ってくる位置と強度を光の干渉から測定する装置である。いってみれば超音波の代わりに光を用いた断層撮影法であり，超音波やMRIと比べて分解能は高い。OCTを用いて表皮―真皮界面の形状，表皮厚などが調べられている。また，手掌のように角層の厚い部位では汗管の観察や角層厚の測定が可能である。

OCTプローブ光には強度信号だけでなく位相信号も含まれているので，これを解析することによって皮膚断層像と同時に種々の情報を得ることができる。ドップラーシフトから血流状態を調べるDoppler-OCT[32]や偏光を用いて真皮コラーゲンの状態（光老化[33,34]，熱傷[35,36]，基底細胞がんの侵入[37]など）を調べる偏光OCT（Polarization Sensitive-OCT；PS-OCT）など機能的OCTと呼ばれる方法が開発

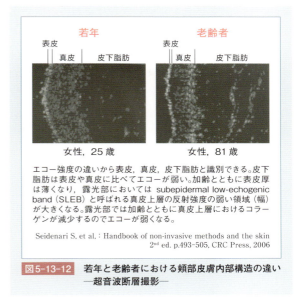

図5-13-12 若年と老齢者における頬部皮膚内部構造の違い ―超音波断層撮影―

されている。いまや，ただ単に皮膚の断層像を撮るだけでなく，他の情報も含めた解析が行われるようになっている。

（3）In vivo共焦点レーザー走査型顕微鏡（CLSM）

皮膚内に焦点をあててレーザー光を照射し，皮膚の中から返ってくる反射光を検出・撮像し皮膚水平断面像を得る。数μmごとに焦点位置を変えながら皮膚表面から内部に向かって観察すると，角層，顆粒層，有棘層，基底層とその特徴的な細胞が観察される。角層では反射が強く特徴的な画像は得られないが，角層から顆粒層への移行は核の有無によって，また，基底層においてはメラニンキャップ（メラニンの集合塊）の輝度の高い画像が得られることから，その位置がわかる。表皮―真皮界面では凹凸（表皮突起，真皮乳頭）があるため，ところどころ基底層に混じって真皮（ほとんど映像のない暗い部分）が認められる（図5-13-13）[38]。真皮では血管や血球の動き[39]，走行したコラーゲンも観察される。

（4）多光子顕微鏡（MPM）

多光子顕微鏡は近赤外光（波長700〜1,100nm）を励起光として皮膚に照射し，存在する物質の蛍光

特性(蛍光波長や蛍光寿命)から皮膚組織を観察する。フェムト(10^{-15})秒オーダーの超短パルスレーザーを光源とするため,焦点位置に存在する物質だけが励起される(非線形光学現象を利用した多光子励起)ので,その蛍光を検出すれば共焦点装置を使わずに任意の深さの皮膚水平断面像が得られる。皮膚にはケラチン,メラニン,NAD(P)H,エラスチン,コラーゲン,リポフスチンなど多くのフルオロフォア(蛍光を放つ物質)が存在するので,これらをもとに組織像が得られる。測定深度を変えて,皮膚各層における水平断面像を調べると,角層ではケラチンによる強い蛍光と六角形を基調とする細胞が観察され,顆粒層では細胞質がNAD(P)Hとケラチンによる蛍光によって明るく,また中央の核は暗く見える。有棘層では核が2つに分裂している像が時々見られ,細胞の大きさは顆粒層から基底層に向かうに従って小さくなる。基底層ではメラニンによる強い蛍光が観察される。さらに真皮においては真皮乳頭でコラーゲンやエラスチンが観察され,網状層ではこれらの線維はより鮮明になる(図5-13-14)[40]。このように多光子顕微鏡は生体成分特有の蛍光特性を利用して非侵襲的に皮膚内部構造を細胞レベルで調べることができる。

皮膚内に存在する物質に対してその蛍光寿命を用いて画像化する技術,FLIM(fluorescence lifetime imaging microscopy)はより鮮明な画像を示す。例えば,ケラチノサイト(主にNADPHの蛍光寿命特性を示す)とメラノサイト(主にメラニンの蛍光寿命特性を示す)の蛍光減衰曲線の違いからメラノーマのイメージングが行われている[41]。

(5) SHG顕微鏡(Second Harmonic Generation microscope)

多光子顕微鏡と同様に,フェムト秒オーダーの超短パルスレーザーを皮膚組織に照射するとコラーゲンは入射光の半分の波長の光(SHG光)を発生する。SHG光も非線形光学現象で,焦点の合った位置でしか発生しない。焦点位置を変えながらSHG光を検出すれば,任意の深さにおけるコラーゲンの分布状態が水平断面像で観察できる。

このSHG顕微鏡と多光子顕微鏡とを組み合わせ

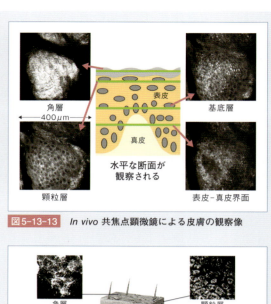

図5-13-13 In vivo 共焦点顕微鏡による皮膚の観察像

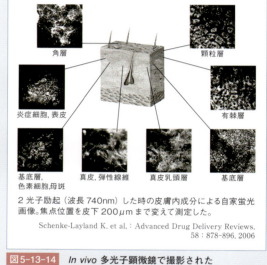

図5-13-14 In vivo 多光子顕微鏡で撮影されたヒト皮膚水平断面像

ることにより,vivoで真皮中のコラーゲンとエラスチンを同一画像上で示すことができる。通常,多光子顕微鏡で真皮を観察すると,コラーゲンとエラスチンの蛍光波長は近似しており両者を分離して示すことは難しいが,800nm以上の光源を用いて450nm以上の波長の長い蛍光をロングパスフィルターで検出すればエラスチンだけが抽出される。例えば850nmの光源を用いれば半分の波長である425nmにSHG光が(すなわちコラーゲンが)観察され,多光子顕微鏡で450nm以上の波長の光を検出すればエラスチンが観察される(図5-13-15)[42]。

SHG光はコラーゲンだけでなくナノ粒子からも生じ,これをHyper-Rayleigh Scattering:HRS,超

レーリー散乱と呼ぶ。SHG（HRS）を検出することにより皮膚中でのナノ粒子の存在を調べることができる。コラーゲンによるSHG光は真皮で発生するので表皮でのナノ粒子（HRS）とは測定深度から区別され，多光子顕微鏡で得られた皮膚組織像と対応させればナノ粒子の存在位置が確認できる。

Darvinら[43]は平均粒径が30nmの酸化亜鉛ナノ粒子の分散液（8％）を前腕に塗布（塗布量は$2mg/cm^2$）した後，MPM/SHG/HRS（DermaInspect™, JenLab, ドイツ）を用いて粒子の皮内分布状態を調べている。その結果，SHG/HRS光は角層上層，皮溝，しわ，毛穴だけに観察され，酸化亜鉛ナノ粒子は表皮生細胞層には浸透しないと結論づけている。

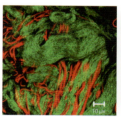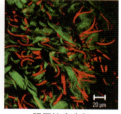

健常部　　　　　　　肥厚性瘢痕部

λex＝850nm, 被験者：50歳
緑：コラーゲン（SHG光：414～436nm）
赤：エラスチン（2光子蛍光：457～714nm）

肥厚性瘢痕部ではコラーゲンは過剰に産生され，不規則，断裂化し，そのためSHG強度は低下している。エラスチンも同様に分断化され，その結果皮膚は固く弾力性がない。

Chen G, et al.：Br J Dermatol, 161：48-55, 2009

図5-13-15　肥厚性瘢痕部におけるコラーゲン，エラスチンの可視化像

おわりに

非侵襲的な方法を用いて皮膚の状態を調べる技術はこの40年ほどの間に急速に進歩した。R.MarksとH.Blank[44]が，「modern electronic and other devices have become available for measurements of very small changes in physical or chemical characteristics—, applying these new techniques to the skin—」と記し，第1回 International Society for Bioengineering and the Skinをマイアミで開催したのが1976年で，以後，表5-13-1に見られるように多くの計測技術・機器が開発された。

最近の大きな特徴は，光の非侵襲性を利用し皮膚を切除せずに皮膚内部の構造や構成成分を調べることのできる in vivo 生体顕微鏡の開発である。なかでも非線形光学現象を利用した多光子顕微鏡，SHG顕微鏡などは分解能がきわめて高く細胞レベルで観察できる。今後，可視化センサー分子の開発が進み，ヒト皮膚上で細胞内の微小な構造や分子の動態を電子顕微鏡に迫る空間分解能で観察できる日も近いと思われる。

皮膚計測技術の発展とともに，「化粧品の効能・効果を科学的な方法によって評価し（evidence based cosmetics），より機能的で有用な化粧品の開発」が一段と進んだ。いまや，皮膚生体工学測定は化粧品研究において必須の技術となっている。

（髙橋元次）

参考文献

1) 髙橋 元次：化粧品・食品の有用性研究に役立つ効能評価と皮膚測定，じほう，2016
2) I.Horii, Y.Nakayama, M.Obata, H.Tagami：Stratum corneum hydration and amino acid content in xerotic skin. Br J Dermatol, 121：587-592, 1989
3) RO Potts, DB Guzek, RR Harris, JE Mckie：A noninvasive, in vivo technique to quantitatively measure water concentration of the stratum corneum using attenuating total-reflectance infrared spectroscopy, Arch Dermatol Res, 277：489-495, 1985
4) F Damien, M Boncheva,：The extent of orthorhombic lipid phases in the stratum corneum determines the barrier efficiency of human skin *in vivo*, J Invest Dernatol, 130：611-614, 2010
5) de Rigal J, Losch MJ, Bazin R, et al.：Near-infrared spectroscopy：A new approach to the characterization of dry skin, J Soc Cosmet Chem, 44：197-209, 1993
6) M Egawa, M Yanai, K Kikuchi, Y Masuda,：Extended range Near-Infrared imaging of water and oil in facial skin, Applied Spectroscopy, 65：924-930, 2011
7) Mirraashed F, Sharp JC：*In vivo* quantitative analysis of the effect of hydration (immersion and vaseline treatment) in skin layers using high-resolution MRI and magnetisation transfer contrast. Skin Res Technol, 10：14-22, 2004
8) E Ciampi, M van Ginkel, PJ Mcdonald, et al.：Dynamic *in vivo* mapping of model moisturizer ingress into human skin by GARfield MRI, NMR

Biomed, 24：135-144, 2011

9) P.J.Caspers, G.W.Lucassen, E.A.Carter, H.A.Bruining, and G.J.Puppels：*In vivo* confocal Raman microspectroscopy of the skin：noninvasive determination of molecular concentration profiles. J Invest Dermatol., 116：434-442, 2001

10) Elias PM：Stratum corneum defensive functions：an integrated view. J Invest Dermatol, 125：183-200, 2005

11) 髙橋 元次：皮膚バリア機能評価とTEWL測定. COSME TECH JAPAN, 9月号, p.5-18, 2012

12) Mochizuki H, Tadaki H, Takami S, et al.：Evaluation of out-in skin transparency using colorimeter and food dye in patients with atopic dermatitis. Br J Dermatol, 160：972-979, 2009

13) 髙橋 元次：皮表画像解析, 現代皮膚科学大系, 年刊版'90-B, 13-28, 中山書店, 1990

14) Zahouani H, Vargiolu R, Humbert P：3D morphological tree representation of the skin relief. A new approach of skin imaging characterization. 20th IFSCC Congress, Cannes, 1998

15) Setaro M, Sparavigna：Irregularity skin index (ISI)：a tool to evaluate skin surface texture. Skin Res Technol, 7：159-163, 2001

16) Lagarde JM, Rouvrais, Black D：Topography and anisotropy of the skin surface with ageing. Skin Res Technol, 11：110-119, 2005

17) 荒川 尚美, 大西 浩之, 舛田 勇二：ビデオマイクロスコープを用いた皮膚の表面形態解析法とキメ・毛穴の実態調査, 日本化粧品技術者会誌, 41：173-180, 2007

18) S.Jaspers, H.Hopermann, G.Sauermann, U.Hoppe, R.Lunderstadt and J.Ennen,：Rapid in vivo measurement of the topography of human skin by active image triangulation using a digital micromirror device, Skin Research and Technology, 5, 195-207, 1999

19) M.Rohr, K.Schrader：Fast optical *in vivo* topometry of human skin (FOITS), SOFW, 124：52-59, 1998

20) 髙橋 元次：肌の力学測定, COSME TECH JAPAN, 2：19-31, 2012

21) A.B.Cua, K.P.Wilhelm, H.I.Maibach,：Elastic properties of human skin：relation to age, sex, and anatomical region. Arch Dermatol Res. 282：283-288, 1990

22) E.C.Ruvolo, G.N.Stmatas, N.Kollias,：Skin viscoelasticity displays site- and age- dependent angular anisotropy. Skin Pharmacol. Physiol, 20：313-321, 2007

23) 日本香粧品学会 抗老化機能評価専門委員会：新規効能取得のための抗シワ製品評価ガイドライン, 日本香粧品学会誌, 30：316-332, 2006

24) 舛田 勇二, 國澤 直美, 髙橋 元次：肌の透明感測定とその対応化粧品の有用性評価, 日本化粧品技術者

会誌, 39：201-208, 2005

25) Ohshima H, Oyobikawa M, Tada A, et al.：Melanin and facial skin fluorescence as a marker of yellowish discoloration with aging. Skin Res Technol, 15：496-502, 2009

26) Ogura Y, Kuwahara T, Akiyama M, et al.：Dermal carbonyl modification is related to the yellowish color change of photo-aged Japanese facial skin. J Dermatol Sci, 64：45-52, 2011

27) 舛田 勇二, 他：目の周りのくまに対する皮膚科学的検討とその対処法について, 日本化粧品技術者会誌, 38：202-210, 2004

28) 舛田 勇二, 髙橋 元次, 坂本 哲夫, 島田 美帆, 伊藤 雅英, 谷田貝豊彦：新しいシミ計測法の開発, 日本化粧品技術者会誌35：325-332, 2001

29) Yamamoto T, Takaiwaki H, Arase S, et al.：Derivation and clinical application of special imaging by means of digital cameras and Image J freeware for quantification of erythema and pigmentation. Skin Res Technol, 14, 26-34, 2008

30) Seidenari S, et al.：Handbook of non-invasive methods and the skin 2nd ed. p.493-505, CRC Press, 2006

31) De Spirt S, et al.：An encapsulated fruit and vegetable juice concentrate increases skin microcirculation in healthy women. Skin Pharmacol Physiol, 25：2-8, 2012

32) L.L.Otis, D.Piao, C.W.Gibson, Q.Zhu：Quantifying labial blood flow using optical Doppler tomography. Oral Surg Oral Med Oral Pathol Oral Radiol Endod, 98：189-194, 2004

33) M.C.Pierce, J.Strasswimmer, B.H.Park, J.F. de Boer：Birefringence measurements in human skin using polarization-sensitive optical coherence tomography. J Biomed Opt, 9：287-291, 2004

34) Sakai S, et al.：*In vivo* three-dimensional birefringence analysis shows collagen differences between young and old photo-aged human skin. J Invest Dermatol, 128：1641-1647, 2008

35) S.M.Srinivas, J.F.de Boer, H.Park, K.Keikhanzadeh：Determination of burn depth by polarization-sensitive optical coherence tomography. J Biomed Opt, 9：207-212, 2004

36) M.C.Pierce, R.L.Sheridan, B.H.Park, B.Cense, J.F. de Boer：Collagen denaturation can be quantified in burned human skin using polarization-sensitive optical coherence tomography. Burns, 30：511-517, 2004

37) J.Strasswimmer, M.C.Pierce, V.Neel, J.F.de Boer：Polarization-sensitive optical coherence tomography of invasive basal cell carcinoma. J Biomed Opt, 9：292-298, 2004

38) 髙橋 元次：皮膚の機器診断. 美容皮膚科学, 南山堂, p.160-183, 2009

39) Hegyi J, Hegyi V, Messer G, et al.：Confocal laser-

scanning capillaroscopy : a novel approach to the analysis of skin capillaries *in vivo*. Skin Res Technol, 15 : 476-481, 2009

40) Schenke-Layland K, et al. : Two-photon microscopes and *in vivo* multiphoton tomographs-Powerful diagnostic tools for tissue engineering and drug delivery. Advanced Drug Delivery Reviews, 58 : 878-896, 2006

41) Dimitrow E, et al. : Spectral fluorescence life time detection and selective melanin imaging by multiphoton laser tomography for melanoma diagnosis. Exp Dermatol, 18 : 509-515, 2009

42) Chen G, et al. : Non-linear spectral imaging of human hypertrophic scar based on two-photon excited fluorescence and second-harmonic generation. Br J Dermatol, 161 : 48-55, 2009

43) ME Darvin, et al. : Safety assessment by multiphoton fluorescence/second harmonic generation/hyper-Rayleigh scattering tomography of ZnO nanoparticles used in cosmetic products. Skin Pharmacol Physiol, 25, 219-226, 2012

44) R Marks, H Blank : Preface. J Invest Dermatol, 69 : 275, 1977

14 メディカルメイク

1 メディカルメイクとは

あらゆる皮膚障害や皮膚の色調変化をメイクによって目立たなくする医療補助手段の1つである。私たちが普段行っている綺麗に見せるためのメイクと違い，傷やアザなどを隠し，従来の皮膚の色を再現することを目的としている。

特に顔や首，手などの露出部の皮膚トラブルは，精神的なダメージが大きく，QOLの低下にもつながる。メディカルメイクは，その精神的な負担を軽減し，QOLの向上に役立つと思われる[1]。

2 対象疾患

メディカルメイクの対象となる症状は皮膚変色である。疾患としては，母斑（太田母斑，色素性母斑，扁平母斑など），血管腫（単純性血管腫，海綿状血管腫，イチゴ状血管腫など），白斑，交通外傷の跡，熱傷痕，リストカット，タトゥ（入れ墨），肝斑，雀卵斑，全身性エリテマトーデスなどがあげられる[1]。

3 メディカルメイクの基本

(1) 基本となる使用法[1]

①化粧としてカバーしていく方法―メイクアップカバー

女性で顔に変色がある場合に該当し，自分の好みの色を使って化粧をしながらカバーしていく。

②変色の部分だけをカバーしていく方法―部分カバー

男性，学生，あるいは身体などに変色がある場合に該当。変色のない部分の肌の色をつくり，カバーして自然に見せていく。

③使用製品とその種類

グラファラボラトリーズ株式会社のカバーマークオリジナルファンデーションを用いる場合について説明する（図5-14-1）。

カバーマークオリジナルファンデーションの特徴

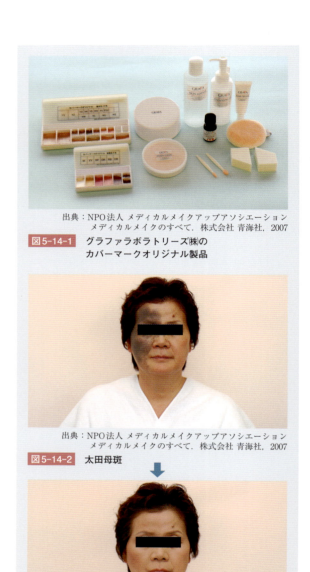

出典：NPO法人 メディカルメイクアップアソシエーション メディカルメイクのすべて．株式会社 青海社，2007

図5-14-1 グラファラボラトリーズ㈱のカバーマークオリジナル製品

出典：NPO法人 メディカルメイクアップアソシエーション メディカルメイクのすべて．株式会社 青海社，2007

図5-14-2 太田母斑

出典：NPO法人 メディカルメイクアップアソシエーション メディカルメイクのすべて．株式会社 青海社，2007

図5-14-3 太田母斑メディカルメイク後

として下記があげられる[1]。

①優れたカバー力で，皮膚の変色を自然に隠すことができる。

②使用する色が18色であり，どのような皮膚の色でも作り出すことができる。

そのため，女性，男性，子供，身体など，誰でもどの部分でも使用することができる。
③汗，雨にも落ちない。
④紫外線から肌を守る。

4 実際の症例

メイクアップカバーの症例として太田母斑（図5-14-2，図5-14-3），また部分カバーの症例として血管腫（図5-14-4，図5-14-5），治療痕，白斑などがあげられる。

白斑の部分カバーは，肌色着色料（タドレス）を用いる場合とファンデーションを用いる場合がある。肌色着色料（タドレス）の場合，チップに肌色着色料を適宜含ませ，変色部分につけていく。液体をつけるとすぐ乾くが，発色までに3時間くらいかかり，色が定着するまでには6時間くらいかかる。就寝前につけると，朝には色がでているので便利である[1]（図5-14-6，図5-14-7）。

5 医療の現場での問題点

表5-14-1に医療とメディカルメイクの特徴を示した。手術，レーザー治療は痛みや合併症のリスクを伴うため，乳幼児の場合は治療を懸念する両親も多くメディカルメイクが有用となる場合が多い。また手術・レーザー治療は，治癒までに時間がかかる。その治療期間中に並行してメディカルメイクを行い，術後の赤みやレーザー後の色素沈着をカバーすることもできる。

このように，メディカルメイクは医療の現場では補助的手段であるが，その使用方法によっては選択肢を1つ増やすことになりうる。医療とメディカルメイクがそれぞれの特徴を理解し，互いに補い合うことで，患者さんのQOLの向上につながると思われる[1]。

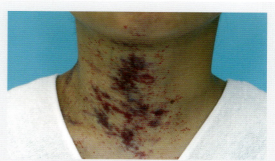

図5-14-4　血管腫

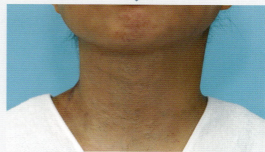

図5-14-5　血管腫メディカルメイク後

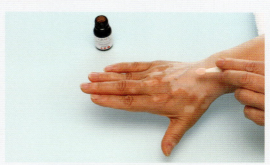

図5-14-6　尋常性白斑

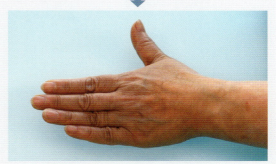

図5-14-7　肌色着色料（タドレス）使用後

表5-14-1	メディカルメイクと医療の長所と短所	
	メディカルメイク	手術・レーザー
長所	痛みがない，合併症がない 自分で自宅でできる	根治・改善が見込める 凹凸のある傷の修正ができる
短所	補助的手段である 凹凸にある傷を隠しにくい テクニック習得が必要	痛み，合併症のリスクを伴う 完全治癒までに時間がかかる 通院が必要

メディカルメイクアップアソシエーション：
メディカルメイクのすべて．株式会社 青海社，2007より改変

（山本晴代）

参考・引用文献

1) NPO法人 メディカルメイクアップアソシエーション：メディカルメイクのすべて．株式会社 青海社，2007
2) 笹屋 晴代：美容皮膚科 外来実践マニュアル．南江堂．151-167, 2011

15 | 脂肪吸引・脂肪幹細胞移植

はじめに

　美容外科領域において扱う組織には、皮膚、筋肉、骨以外に皮下脂肪がある。皮下脂肪組織は生体の本来の目的以外に、外見上のさまざまな形態に影響を与え、顔面においては、若年者であればふっくらとしている顔貌が元気で若々しい印象を与えるが、すっきり見せたい、あるいは小顔に見せたいという願望から、皮下脂肪組織の減量を希望する人が非常に多いのも事実である。一方、加齢とともに皮下脂肪組織は減少する傾向があるが、脂肪沈着が遷延することによって、脂肪量自体が皮膚のたるみを助長する結果にもなっている。また、体幹においては、顔面と同様に痩身目的で皮下脂肪組織を減量するための脂肪吸引が行われている一方、乳房の発育不良などによる小さな乳房を増大させたいという目的のために、脂肪注入が行われることが多い。

1 皮下脂肪組織の役割

　皮下脂肪組織は、脂肪細胞と結合組織から構成されるが、役割としてエネルギーの貯蔵源以外に、体内の保温や外界からの保護などがある。また、美容的には、老化とともに脂肪萎縮が起こることで顔面や乳房などの組織量が減少したり、しわやたるみができやすくなることから、ハリのある若々しさを保つという役割も担っているといえる。

2 皮下脂肪組織の構造（解剖学的特徴）

　皮下脂肪組織は、マクロ的には脂肪細胞と疎性結合組織から構成されており、真皮のより深層に位置する。ミクロ的には、集塊した脂肪細胞は脂肪隔壁によって隔てられ、分葉状の脂肪小葉を形成している（図5-15-1）。また、脂肪細胞はトリグリセリドによる脂肪滴によって細胞質の大部分を占拠されている。
　皮下脂肪組織は体幹、顔面のあらゆる部位に分布しているが、下腹部や大腿内側部および外側部などでは深部脂肪層が存在し、これらの部位に脂肪が沈着すると、形態的には部分的な突出を呈するため、美容的な観点からこれらの脂肪除去を希望する患者は多い。

3 脂肪組織過多と過少

（1）脂肪吸引

①脂肪吸引の歴史

　脂肪吸引の始まりは1921年のキュレッテージ法（curettage method）という方法で、吸引する方法というよりは掻き出す方法であったが、下肢が壊死を起こすという重篤な合併症があったため、それからしばらくは歴史が足踏み状態となった。その後、1976年にフィッシャー（Fischer）医師が吸引ポンプを使用した脂肪吸引を行い、その後、1980年Illouz[1,2]が鈍的なカニューラを用いて脂肪吸引を行い、これが現在の脂肪吸引の原型といえる。その後、脂肪吸引は世界中で急速に普及していくことになった。脂

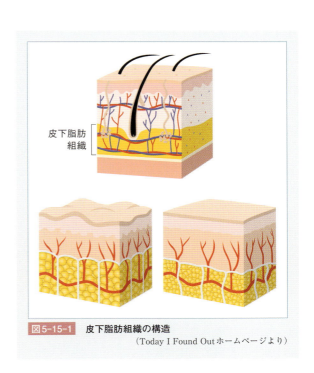

図5-15-1　皮下脂肪組織の構造
（Today I Found Outホームページより）

肪吸引の進歩は，手技的な進歩はもちろんであるが，使用する道具や麻酔方法，さらには吸引機器の進歩に起因するところが大きい。

②カニューラの進歩

現在使用することが多い吸引用カニューラの直径は2〜3.5mm程度であることが多い。しかしながら，前述したイルーツ医師の初期の時代に使用していたカニューラの直径が6〜10mmであった。脂肪吸引の変遷とともに使用するカニューラの直径が小さくなってきたことがわかる。直径が小さいカニューラを使用すると，術中の組織損傷が少なくなるばかりでなく，皮下組織の浅層まで繊細に吸引できるというメリットがある。また，カニューラの先端には脂肪の吸引口があるが，初期は1個だったものが，2〜3個と複数あることによりカニューラの直径が小さくても，吸引効率の低下を回避することができるようになった。

③麻酔の進歩

脂肪吸引の初期時代には，全身麻酔下にドライテクニックという局所麻酔を用いずに脂肪吸引を行っていた。しかしながら，出血量が多かったため，その後少量の局所麻酔を含む溶液を浸潤麻酔するウェットテクニック，さらに吸引する脂肪量と同量の溶液を使用するスーパーウェットテクニックへと進化した。そして，1985年 Klein が吸引する脂肪量の1.5〜2倍量の溶液を浸潤させるチューメセントテクニックを報告し，このクライン組成液が現在の脂肪吸引における標準麻酔法として確立されたのである。

④吸引機器の進歩

脂肪吸引では，陰圧を用いて脂肪を採取する方法として機器を用いる方法とシリンジを用いる方法がある。シリンジを用いる方法は採取した脂肪組織を再利用して，脂肪注入を行いたい場合に用いられることが多い。一方，脂肪吸引は吸引する脂肪量にもよるが，吸引カニューラを継続的に前後させながら，脂肪組織を破砕しつつ吸引作業を行うため，肉体労働的な手術である。そのため，効率的に吸引できることが手術時間の軽減になるし，麻酔時間の短縮にもなる。さらに，脂肪周囲組織への負担を最小限に抑えるために，脂肪細胞を破砕・吸引しやすい

状態にすることも必要である。これらを理由に吸引機器は進歩を遂げてきた。単なる吸引ポンプから，対外式超音波を用いて脂肪組織を軟化させ吸引するシルバーグ法，水圧を用いて脂肪組織を破砕しながら吸引するウォータージェット法，体内式超音波を用いて脂肪細胞を軟化させ吸引するベーザー法などがある（図5-15-2）。

⑤吸引手技

脂肪吸引は，上記の吸引カニューラ，麻酔溶液，吸引機器を用いて手術を行うが，基本的な手技としては，まず吸引予定部位の近位部に小切開を加え，注入用カニューラを用いてチューメセントテクニックで麻酔溶液を浸潤させる。麻酔溶液には血管収縮剤も含まれるために，脂肪吸引に伴う出血を最小限にとどめることができる。麻酔が終了したら，15〜20分ほど時間をおいた後，脂肪組織深層から吸引を始め，徐々に浅層へと進める。脂肪組織浅層をどこまで吸引するかは皮膚の厚みや伸縮性を加味し決定する。また，吸引部位と吸引しない部位の境界が明瞭にならないように，グラデーションをかける（図5-15-3）。

⑥脂肪吸引後のケア

脂肪吸引後のケアによって，治療効果は大きく左右されるため，きわめて重要である。脂肪吸引部位は，内出血や疼痛が生じるとともに，浮腫が出現する。脂肪組織が減少したことで，血管透過性が亢進し，あたかも熱傷を引き起こしたように，細胞外マトリックスに体液が貯留する。そのため，術後には吸引部位を専用のガードルやストッキング等の装着具やテープなどでしっかりと固定することが重要となる。特に脂肪吸引量の多い腹部や大腿部などの体幹部では2〜4週間は状態を観察しながら，継続的な圧迫が必要である。

4 脂肪移植

脂肪移植は，脂肪吸引によって得られた脂肪組織の組織増大を目的として再利用する方法である[3]。脂肪移植部位としては，疾病による陥凹変形部位や美容目的で，顔面の老化に伴う骨や脂肪組織等の組織量が減少した部位，乳房や臀部など組織量を増大

させたい部位などである。実際には，脂肪吸引によって採取された半ジェル状の脂肪組織を，洗浄後濾過した状態で，細いカニューラを持いて注入するため，脂肪注入と呼ばれることが多い。脂肪注入の優位性は，①自己組織であるため拒絶反応がなく，異物を用いた場合に起こりうる異物反応が見られない，②脂肪注入は細いカニューラを用いるため傷跡が小さい，③治療部位の形状が不規則な場合においても，脂肪注入での形成の自由度が高いため治療が可能である，④自己脂肪を用いるため，治療部位の感触が柔らかく自然であるなどがあげられる。

一方で欠点として，①注入した脂肪の生着率にばらつきがある，②嚢胞などのしこりを形成する場合がある，③組織増大の持続期間にもばらつきがあるなどがある。また，脂肪注入では注入手技が生着率やしこり形成に大きく影響を与える。豊胸術を例にあげると，乳腺下のみならず，皮下，大胸筋下ないしは大胸筋内など多くの層に対して，少量ずつ注入することが重要となる。これにより生着率を高め，しこり形成のリスクを軽減することができる（図5-15-4）。

5 脂肪幹細胞の発見

2001年，Zukらは脂肪組織の中に多能性を有する幹細胞が豊富に存在することを報告した。脂肪幹細胞は骨，軟骨，血管，心筋，骨格筋，脂肪，神経に分化する能力を有すると同時に，さまざまな成長因子を分泌することによって周囲の環境を調整する能力も兼ね備えていることがわかった。その後，脂肪幹細胞を用いて，国内外でいくつもの臨床的効果を証明する報告が見られた。

6 脂肪幹細胞を用いた再生医療

乳癌術後の部分変形や虚血性心疾患に対する臨床効果が報告され，国内においても乳癌術後の部分変形，腹圧性尿失禁，消化器外科手術に伴う難治性皮膚瘻，重症虚血肢などに対して脂肪幹細胞を用いた再生治療が報告された。筆者らの施設においても，脂肪幹細胞を用いた豊胸術を論文報告し[4]，その後

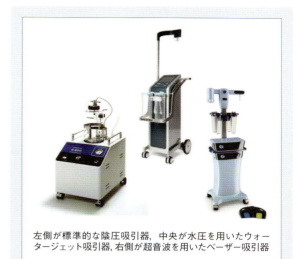

左側が標準的な陰圧吸引器，中央が水圧を用いたウォータージェット吸引器，右側が超音波を用いたベーザー吸引器

図5-15-2 さまざまな脂肪吸引機器

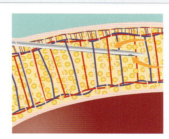
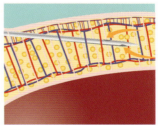

上は吸引中のもの，下は吸引後で皮下脂肪が減少している。

図5-15-3 脂肪吸引のイメージ

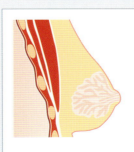
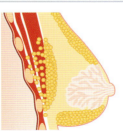

乳腺下のみならず，皮下，大胸筋下ないしは大胸筋内など多くの層に対して，少量ずつ注入する。

図5-15-4 豊胸術における脂肪注入層　　（参考文献3）より）

顔面に対する若返り，脱毛症に対しても本治療を継続的に行っており，良好な結果が得られている．

具体的な方法としては，脂肪吸引を用いて脂肪を採取後，脂肪幹細胞を抽出するが，当院ではセルーションという全自動式の抽出機を用いて採取しており（図5-15-5），CPC（中央処理センター）において用手的に採取する方法もある．実際には，脂肪注入と同時に行うことが多く，注入脂肪を足場（スキャフォールド）としてそこに脂肪幹細胞の濃縮液を添加させて，治療部位に注入する．脂肪注入において脂肪幹細胞を添加する目的は，注入脂肪の生着率を高めることと同時に，囊胞形成などの合併症を低減することにある（図5-15-6）．

さらには，脂肪幹細胞を添加した脂肪注入部位の皮膚のテクスチャーが改善する症例もしばしば見られるため，本来の目的である組織増大以外に，周囲組織の環境を改善させる効果も期待できる．

（鎌倉達郎）

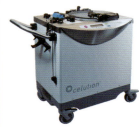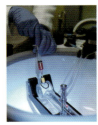

左側が脂肪組織から脂肪幹細胞を抽出するセルーション抽出器．
右側がセルーションにより抽出された脂肪幹細胞の濃縮液．

図5-15-5　脂肪幹細胞を抽出する機器と脂肪幹細胞の濃縮液の採取

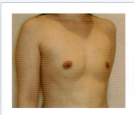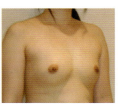

30歳代女性，両側乳房に対して脂肪幹細胞を添加した脂肪注入にした．
注入脂肪量は片側270ccずつである．乳房下縁部と乳頭部での周径差が術前に比べて，術後9カ月で6cm改善した．

図5-15-6　脂肪幹細胞を用いた豊胸術の症例

参考文献

1) Illouz YG：Body contouring by lipolysis：a 5-ywar experience with over 3000 cases. *Plast Reconstr Surg*, Nov 72(5)：591-597, 1983
2) Hetter GP, Herhahn F：Experience with "lipolysis"：the Illouz technique of blunt suction lepectomy in North America. *Aesthetic Plast Surg*, 7(2)：69-76, 1983
3) 鎌倉 達郎：「整容的乳房増大術―シリコンインプラントvs自家脂肪注入移植―」（波利井清紀編）『日本人のための美容外科手術―Knack and Pitfalls―』．pp1009-1016．克誠堂出版，2014
4) Kamakura T, Ito K：Autologous cell-enriched fat grafting for breast augmentation. *Aesthetic Plast Surg*, Des 35(6)：1022-1030, 2011

第6章 栄養と美容

健康な皮膚と栄養との関係

はじめに

健康で美しい肌を作るためには，皮膚や毛髪をすこやかに保つ成分を与える化粧品等だけではなく，皮膚の内部から健康になる必要がある。そのために重要になるのが，正しい食生活である。

本章では健康な肌を作るために重要になる栄養学を中心に学んでいく。

1 栄養学とは

栄養学とは「生命の維持および心身の健康を保つために栄養の状態や必要度について研究する学問」とされている。肌は体の表面を覆っているものであり，"心身の健康"のバロメーターの1つとなる。偏った食生活によって肌荒れを経験した方もいるであろう。では偏った食生活にならないためには何が必要なのであろうか。

まず，栄養学のベースとなる食品の構成要素である栄養素の5大要素は以下のとおりである。

- タンパク質（動物性食品に多く含まれるほか，穀類や野菜類にも含まれている。約20種類存在するL-アミノ酸が重合してできた高分子化合物）
- 脂質（油脂，脂肪の多い肉，乳製品などに含まれる）
- 糖質（食物繊維ではない炭水化物）
- 無機質（ミネラル）
- ビタミン（水溶性ビタミン：ビタミンB，ビタミンC，脂溶性ビタミン：ビタミンA，ビタミンDなど）

これらの成分を人間は食事から摂取しており，これらのうち人間の体を構成しているのがタンパク質，そして主として人間の体が活動するために必要なエネルギーを発生させるのが脂質，糖質である。これらの3つは食事から摂取する以外に体内で合成することもできるが，無機質とビタミンは体内で合成することができない，または不足してしまう傾向にあるものである。しかしこれらは体内で重要な役割を果たすものである。ビタミン類は，①微量でありながら生体の機能を支配するとともに，物質代謝や生体機能を調節する，②欠乏すると機能に影響するとともに，過剰になるとビタミンの種類によっては過剰症になる，などの特徴を持つ。

以下に各種栄養素の栄養学的意義を示す。

(1) 栄養素の種類
①タンパク質

人間の体の主要な構成成分。消化酵素や抗体もタンパク質の一種である。また成人男性の体重の約60％，成人女性の体重の約55％を占める液状成分である体液中には一定濃度のタンパク質が溶存しており，体液の浸透圧維持の役割を一部担っている。そのため一定量のタンパク質を摂取することは重要であり，特に発育期や妊娠，授乳期などは通常よりも多くのタンパク質の摂取が求められる。

摂取されたタンパク質は約20種類（アラニン，アルギニン，アスパラギン，アスパラギン酸，システイン，グルタミン，グルタミン酸，グリシン，ヒスチジン，イソロイシン，ロイシン，リジン，メチオニン，フェニルアラニン，プロリン，セリン，ス

189

レオニン，トリプトファン，チロシン，バリン）のアミノ酸に加水分解されるが，人間が体内で合成できないアミノ酸を必須アミノ酸という。

人間の必須アミノ酸は，イソロイシン，ロイシン，バリン，メチオニン，フェニルアラニン，スレオニン，トリプトファン，リジン，ヒスチジンなどである。これらは食物から摂取する必要がある。

なお，タンパク質，アミノ酸の栄養素は必要以上に摂取されても体内に貯蔵されない。一方，グルコース（ブドウ糖）はグリコーゲンとして肝臓や筋肉に，脂質は中性脂肪として脂肪組織に貯蔵される。

タンパク質の所要量は，1日当たり20歳代男性70g，女性60gといわれている。

②脂質

脂質は単純脂質，複合脂質，誘導脂質の3種類に分けられる。

単純脂質：中性脂肪（常温で固体の中性脂肪），ロウ

複合脂質：リン脂質（細胞膜の主要な構成成分），糖脂質（エネルギーを供給），リポタンパク質

誘導脂質：ステロイド，脂肪酸（エネルギー源）

複合脂質や誘導脂質は身体の構成成分となるとともに，生体機能を調整している。

脂肪は脂肪酸とグリセロールに分解される。脂肪は糖質やタンパク質よりも体内で酸化された際に多くのエネルギーを産生する。

③炭水化物

炭水化物は人間の骨格形成，代謝等に重要な物質であり，食物繊維と糖質に分類される。また糖質は単糖類と多糖類に分けられる。

食物繊維：人間の消化酵素では消化できない成分の総称。エネルギー源にはならない。植物の葉，茎，果実に含まれる水溶性繊維のペクチン，植物細胞の細胞壁や繊維の主成分である非水溶性繊維のセルロースなどがある。水溶性繊維はコレステロールの再吸収を妨げることで血中コレステロールを低下させる。また，非水溶性繊維は消化管吸収を刺激し便秘を防ぐ。

糖質：大部分がエネルギー源となる。食事中の糖質では多糖類のデンプンが最も多い。デンプンが唾液に含まれている酵素であるアミラーゼによって麦芽糖に分解され，小腸で消化酵素のアミラーゼによってブドウ糖に分解されることで体内に吸収される。グルコース（ブドウ糖）の一部は肝臓でグリコーゲンとして貯蔵され，それ以外はエネルギー源となる。グリコーゲンが消費されると貯蔵脂肪がエネルギーとして消費され，また肝臓や腎臓でブドウ糖を糖新生させる。

④無機質（ミネラル）

無機質（ミネラル）は身体の機能の維持，調節に欠かせない栄養素である。

無機質（ミネラル）にはカリウム，カルシウム，マグネシウム，リン，鉄，亜鉛，銅，マンガン，ヨウ素などがある。これらは毎日一定量が尿や汗で排泄されるので食物から摂取する必要があるが，過剰摂取による弊害も知られているため，厚生労働省「日本人の食事摂取基準（2010年版）」では耐容上限量を設定している。

カリウム：身体のpHの安定や浸透圧を維持する。神経の興奮を弱めるなど。高カリウム血漿では筋緊張低下を起こす。

カルシウム：骨・歯の形成，体液のアルカリ性維持，血液の凝固，骨格筋の収縮，心筋の収縮など。

マグネシウム：神経の興奮伝達や筋肉の収縮の調整，酵素の活性化など。

リン：骨や歯の主成分。補酵素の役割やエネルギーの貯蔵・供給など。さまざまな食物に含まれているため不足することはなく，腎機能が正常であれば過剰摂取しても排泄される。スナック菓子などにpH緩衝剤などの目的でリン酸塩や添加物が配合されているためそれらを過剰摂取することによって骨組織が弱くなることがあるといわれている。

鉄：酸素運搬，組織内酸化作用など。過剰摂取しても糞便中に排出される。

亜鉛：皮膚タンパク質やコラーゲンの合成など。欠乏することで脱毛，湿疹などを引き起こす。

銅：骨髄における造血促進など。欠乏によって貧血になる。

マンガン：酵素の活性化など。欠乏によって骨格

第6章　栄養と美容　　健康な皮膚と栄養との関係

異常を引き起こす要因になるといわれている。

ヨウ素：甲状腺ホルモンの成分となるなど。日本人はヨウ素を多く含む海藻等を食べる機会が多いため不足することは少ないといわれるが，過剰摂取によって甲状腺腫になることもあるといわれている。

⑤ビタミン

ビタミンは生体にとって必要な微量の栄養素の総称（無機物は前述のミネラル）。ビタミンのほとんどは生体内で合成することができないため食事から摂取する必要がある。脂溶性ビタミンと水溶性ビタミンに分類され，脂溶性ビタミンは体内に蓄積されるため過剰摂取に注意すべきである。

脂溶性ビタミン

ビタミンA：成長促進，上皮組織保護，生殖機能の維持，正常な視覚。欠乏することで皮膚が乾燥し異常角化，角膜乾燥症になることもある。過剰摂取により頭痛，嘔吐などを起こす。

ビタミンD：小腸でもカルシウムやリンの吸収を促進し，骨からのカルシウム移動を調整する。小児期に不足すると，くる病になったり骨盤が変形することがある。一方，過剰に摂取しても成長停止や嘔吐などの消化器症状を呈する。

ビタミンE：抗酸化剤。欠乏によって過酸化物産生による組織等の障害が起こる。

ビタミンK：抗出血性因子。欠乏することで血液凝固障害を起こす。健康な人間の場合，腸内細菌がビタミンKを合成するため不足することはまれである。

水溶性ビタミン

ビタミンB1：抗神経炎因子および糖代謝の酵素反応の補酵素。欠乏すると脚気，疲労，神経症状や循環障害なども起こる。

ビタミンB2：成長促進因子。欠乏すると口内炎や脂漏性皮膚炎が発症する。

ビタミンB5：パントテン酸ともいわれ，副腎皮質ホルモンなどの合成に関与している。

ビタミンB6：補酵素。通常は体内で生産されるので欠乏することはないが，脂漏性皮膚炎，貧血を起こすことがある。

ビタミンB12：抗悪性貧血因子。欠乏すると悪性貧血を起こす。

ニコチン酸：エネルギー産生に関与。欠乏することで代謝内分泌疾患である「ペラグラ」を発症し，光線過敏症などによって赤い発疹が発生する。しかし通常は体内で生産されるので発症することは少ない。

ビタミンC：抗壊血病性因子。強い還元性がある。色素合成を抑える美白剤として使用されることがある。

上記の5大要素をバランスよく摂取することは健康な肌を実現させるためにも重要であることがおわかりいただけるであろう。

（2）エネルギー摂取と代謝

では，健康な肌を保つために必要な栄養素をバランスよくいかに摂取すべきであろうか。

厚生労働省のホームページによると，「1日の必要なエネルギー（Cal）＝標準体重（kg）×標準体重1kg当たりに必要なエネルギー」と表記されている。またエネルギーを取りすぎるタイプとして，

①食べる量が多すぎるタイプ
②間食やアルコールのエネルギーを計算に入れていないタイプ

などがあげられている。

自身に必要な摂取カロリーを考える場合に，基礎代謝に注力することが重要である。

基礎代謝とは生命維持のために最低限必要なエネルギー源のことを指し，運動などをしていない睡眠時などを含む1日の総エネルギー量の約70%を占めており，そのうちの約40%が筋肉で消費されているといわれている。そして日々の通勤や通学，運動や勉強に必要な摂取エネルギーは総エネルギーの30%が充てられている。

女性誌等で「やせたければ代謝量が多い筋肉を鍛えなさい」という文言が見うけられるが，上記のように筋肉の消費エネルギーが多いことが根拠となっている。筋肉をつけることで脂肪の燃焼がしやすい体作りにつなげることができるのである。

191

なお，食品の栄養的価値を示す数値を栄養価と称し，食品のエネルギー源であるエネルギー価と，身体の構成素の有効性を示すタンパク質の栄養価の2種類が汎用されている。

1) エネルギー価：タンパク質，脂質，糖質を含む食品に用いられ，栄養素1g，食品は可食部（食品から食べられない部分である種，皮，骨などを除いた部分）が体内で発生するエネルギー量。

2) タンパク質の栄養価：卵タンパク質と米タンパク質では栄養的価値が異なるため，動物等に摂取させて調べる生物学的評価法と，食品のアミノ酸の分析値からその効果を調べる化学的評価法がある。

　肥満の原因は消費エネルギーよりも食事の摂取エネルギー過多であるといわれているが，精神的ストレス，遺伝，食生活などの影響もあると思われる。
　また，それ以外にもホルモンの影響も関係しており，女性ホルモンであるエストロゲン不足による閉経後の肥満や副腎皮質ホルモンによる体幹への脂肪増加なども知られている。
　美容に重要な事項としては，前記したように5大栄養素をバランスよく摂取すること，また適度な運動と，ストレスをためずホルモンバランスを整えることによって，身体組織を健全・効率的に維持する"良質な"エネルギーを取得するとともに，過剰な体脂肪を減らすことがあげられる。そのためにも，前述したように微量であるが必須なビタミンやミネラルを含む栄養素を正しく摂取することが重要になるであろう。

2　機能性食品（サプリメント・健康食品）

（1）機能性食品とは
　一般的な食品の3つの機能は以下のとおりである。
①1次機能：身体に対する栄養素の働き
②2次機能：嗜好や感覚器官に対する香味成分の働き

③3次機能：生理機能を調節し，健康維持や健康回復の効果の働き
　上記のうち③の機能をもつ食品のことを機能性食品と称している。
　機能性食品（含健康食品）は前述した5大栄養素等が不足した場合に栄養補給・健康維持の目的で摂取されている。通常，錠剤，カプセル剤，液体，粉末剤などの形状をしており，グルコサミン，プラセンタエキスなど聞きなれた成分を配合した製品がテレビコマーシャル等でも頻繁に宣伝されている。
　これらは大きく分けて「保健機能食品」「栄養機能性食品」「特定保健用食品」「特別用途食品」に分類されているが，これまではわが国で食品の機能性に関して表示することは栄養機能性食品および特定保健用食品のみとされていた。
　栄養機能性食品とは，食生活において特定の栄養成分の補給を目的として摂取する者に対し，当該栄養成分の機能を表示するものとされており，これまでは12種類のビタミンおよび5種類のミネラルについて，1日当たりの摂取目安量に含まれる当該栄養性分量が定められた上下限範囲内にあれば，個別の許可申請を行う必要がない自己認証制度となっており，それらは栄養表示基準に定められた機能性表示が行うことができた。
　また，特定保健用食品とは，体調調節機能を有する成分（関与成分）を含み，健康増進法第26条第1項の承認を受け，その摂取により特定の保健の目的が期待できる旨の表示（保健の用途の表示：「お腹の調子を整える」「コレステロールの吸収を抑える」「食後の血中中性脂肪の上昇をおだやかにする」等の表示など）をする食品のことで，平成25年12月12日現在，1,091件の食品が許可等を受けている。
　これまでは栄養機能性食品と特定保健用食品以外の食品は機能性について謳うことは禁止されていた。
　しかし消費者庁が中心となって平成25年12月から平成26年7月まで「食品の新たな機能性表示制度に関する検討会」を開催し，企業等の責任において化学的根拠をもとに機能性を表示できる新たな方策の検討を行ってきていた。
　その検討会の中では，新制度に関わる安全性確保

のあり方，機能性表示に必要な科学的根拠の考え方，消費者にとって誤認のない機能性表示のあり方などが議論されてきた。

その結果，科学的根拠が不十分な製品が流通することがないように，安全性や有効性等の根拠情報を含めた製品情報について，当該企業は消費者庁に対して販売前の定められた期日までに届出を行うことなどが条件として付されたが，安全性や機能性に係る科学的根拠等について，一定の基準を満たした製品に，企業等の責任において機能性を表示するという，これまでの機能性表示制度とはまったく異なる考え方の制度が施行されることになった。

（2）サプリメントと表示事項

美容効果が期待されるサプリメントとして，ビタミンC，ビタミンB，コラーゲンなどが多数販売されているが，サプリメントの製品パッケージには必ず成分名が表示されているので，使用目的ごとに成分名をチェックすることで効果的に製品を活用することができる。

サプリメントには，JAS法（農林物資の規格化及び品質表示の適正化に関する法律）に基づいて容器または包装に記載しなければならない事項として，

 ①名称
 ②原材料名
 ③内容量
 ④賞味期限
 ⑤保存方法
 ⑥製造業者当の氏名又は名称及び住所
が定められている。

また健康増進法に基づいて，当該食品の単位当たりの熱量（カロリー），タンパク質，脂質，炭水化物，ナトリウムの栄養成分を記載することが定められている。さらに，前述したように以下のビタミン類12種およびミネラル類5種については条件内であれば当該栄養成分の機能表示および摂取するうえでの注意事項を記載することができる。

ミネラル類：カルシウム，鉄，銅，マグネシウム，亜鉛

ビタミン類：ビタミンA，ビタミンB1，ビタミンB2，ビタミンB6，ビタミンB12，ビタミンC，ビタミンD，ビタミンE，ナイアシン，パントテン酸，ビオチン，葉酸

これらの表示をチェックし，かつ，前述した各栄養素の働き・機能を認識しておくことで自分に最適なサプリメントを選択する一助になると思われる。

なお，疾患等によって身体に不安を抱えている方が健康食品等を摂取する場合は，事前に摂取の可否等について医療機関等に相談すべきである。

健康食品等に関する健康被害事例は時折発生しており，詳細は厚生労働省のホームページに「健康被害情報・無承認無許可医薬品情報」に公表されている。

（山下理絵）

参考文献

1) 機能性表示食品の届出等に関するガイドライン（平成30年3月28日一部改正）（平成30年3月28日から運用）

第7章 エステティック

1 エステティック業界に関する法令

エステティック業は1970年代より需要が増大している一方，安全性の問題や営業手法などで物議を醸し出してきた。

そのような背景のもと，平成14年3月にエステティック業は日本標準産業分類（小分類番号829，再分類番号8292）にサービス業のなかで初めて独立分類され，「手技又は化粧品・機器等を用いて，人の皮膚を美化し，体型を整えるなどの指導又は施術を行う事業所」として定義されている。また，特定商取引に関する法律におけるエステティック業の定義は，「人の皮膚を清潔にし若しくは美化し，体型を整え，又は体重を減ずるための施術を行うこと」としている。

わが国におけるエステティック業界に関連し間接的に規制されている法律は，①あん摩マッサージ指圧師，はり師，きゅう師等に関する法律などの保健医療関係法令，②美容師法，理容師法等の生活衛生関係法令，③薬事法などの薬務関係法令，④民法，商法等の一般民事関係法令，⑤消費者契約法，不当景品類及び不当表示防止法，個人情報保護法等の社会・経済関係法令，⑥消費生活条例などの不適正取引防止等に関する条例など多岐にわたる。

このなかで消費者契約法とは，商品やサービスの契約をめぐるトラブルから消費者を守ることを目的としており，契約を締結する上で重要なことについて虚偽を伝える「不実告知」や，消費者にとって有利な点ばかりを強調して不利益なことを伝えない「不利益事実の不告知」などが認められた場合は，契約取り消しの対象となることが定められている。

また，不当景品類及び不当表示防止法とは商品やサービスの品質，内容，価格等を消費者が誤認してしまう表示を規制するものである。不当表示には，①優良誤認表示，②有利誤認表示，③その他誤認させる恐れのある表示の3種類がある。

日本エステティック振興協議会では加盟各団体が関連法令を遵守し，適正な営業を行い消費者を保護するために「エステティック業統一自主基準」を定めているが，そのなかで，①営業に関する遵守事項（未成年との契約，クーリング・オフ，中途解約，広告表示など），②施術に関する遵守事項，③施設，設備に関する遵守事項，④衛生に関する遵守事項，⑤教育に関する遵守事項などを設定している。

2 エステティックサロンで行っている施術

エステティック業が行ってよい施術は大きく分けて，①フェイシャル，②ボディケア，③脱毛（ワックス脱毛，ケミカルリムービング，毛抜きで抜く，剃刀で剃る，はさみで切る），④その他である。

（1）薬品等を使用した施術
①ケミカルピーリング

ケミカルピーリングとは，皮膚にグリコール酸を主とするα-ハイドロキシ酸などを塗布し，表皮または真皮を剥離させ，その再生する自然治癒過程を利用し，主に若返りを図ることを目的としている。グリコール酸には角質層下部のヘミデスモゾーム（上皮細胞が細胞外マトリックスの1つである基底膜に接着する接着装置の一種）を破壊し，角化細胞間の接着を弱め表皮を剥離しターンオーバーを早める作用がある。

②ワックス脱毛

油性タイプの脱毛ワックスを専用ヒーターで適温に温めて体毛を脱毛ワックスで抜き取る。

③ケミカルリムービング（脱毛クリーム）

硫化バリウムやチオグリコール酸塩などの強アルカリによる化学的な作用で毛を溶かし切る。

（2）機器を使用した施術

エステティックサロンでは効果的な施術を行うために多様な機器や器具を採用している。これらの機器では電気，光，熱，力などの物理的エネルギーを用いており，一般的に理学療法といわれている。理学療法には鍼治療，灸治療，指圧などの物理療法も含まれる。

理学療法について世界保健機関（WHO）では「運動療法，熱，光，水，電気，マッサージなどを用いる身体的治療の科学および技術であり，治療目的は鎮痛，循環促進，障害の防止と矯正，筋力の可動性・協同性などの最大限の回復をはかる療法である」と規定している。理学療法は病気やけがなどによって運動機能が低下した状態から運動機能を維持・改善することを目的としているが，エステティックサロンで使用される機器はこれらの作用を緩和させた仕様となっている。医学用機器を利用して，たとえば医学用レーザーを使ってエステティックサロンでレーザー美顔術を施術したとすると，医師法違反となる。

エステティックサロンでは肌状態を視覚的に診断して，水分量を測定するなどのカウンセリング装置も使用されている。

①低周波機器

200Hz以下，10mA程度の電流を流すことで筋収縮を起こさせ，血管やリンパ管の筋肉運動をさせることで循環を促進，筋肉組織を強化する。持続的に筋収縮することで筋肉の周囲の脂肪をエネルギーとして代謝させる。

②高周波機器

10,000Hz以上の高周波は生体の脂肪には吸収されず，皮下脂肪を加熱することなく深部を温めることで血液やリンパ液の循環を促進し，新陳代謝を高める。リラクゼーション効果をもたらす。

③超音波機器

18,000Hz以上の超音波による組織へマイクロ振動によって生体組織に熱を発生させるとともに，高速でのマッサージにより組織の新陳代謝を高める。血液やリンパの循環を促進する。

④イオン導入機器

電気の同じ極，異なる極の反発，引き合う力を利用して，水に溶けてイオン化している化粧品成分等を皮膚内部に導入するもの。

⑤スチーム機器

蒸気によって毛穴を開き，深部の汚れや余分な皮脂を取り除きやすくする。

⑥吸引機器

専用のガラス管を使って毛穴につまった汚れを取り除き，新陳代謝を高めるとともにマッサージ効果ももたらす。

⑦レーザー脱毛機

黒い色素のみに反応し強い熱エネルギーとなるレーザー光によって，瞬間的に黒い色素を分解する。

（山下理絵）

美容の科学

定価　本体5,000円（税別）

2018年7月31日　発　行
2019年1月25日　第2刷発行

監　修　　日本コスメティック協会
編　集　　川島 眞　川田 暁　神田 吉弘
　　　　　世喜 利彦　能﨑 章輔
発行人　　武田 正一郎
発行所　　株式会社 じほう

　　　　　101-8421　東京都千代田区神田猿楽町1-5-15（猿楽町SSビル）
　　　　　電話　編集　03-3233-6361　販売　03-3233-6333
　　　　　振替　00190-0-900481
　　　　　＜大阪支局＞
　　　　　541-0044　大阪市中央区伏見町2-1-1（三井住友銀行高麗橋ビル）
　　　　　電話　06-6231-7061

©2018　　　　　　　組版　(有)アロンデザイン　　印刷　シナノ印刷(株)
Printed in Japan

本書の複写にかかる複製，上映，譲渡，公衆送信（送信可能化を含む）の各権利は
株式会社じほうが管理の委託を受けています。

JCOPY ＜出版者著作権管理機構 委託出版物＞
本書の無断複製は著作権法上での例外を除き禁じられています。
複製される場合は，そのつど事前に，出版者著作権管理機構（電話 03-5244-5088,
FAX 03-5244-5089, e-mail：info@jcopy.or.jp）の許諾を得てください。

万一落丁，乱丁の場合は，お取替えいたします。
ISBN 978-4-8407-5058-5